W0268772

DR. WILHELM NEUMANN

DIE KLINIK DER BEGINNENDEN TUBERKULOSE ERWACHSENER

II.

DIE KLINIK DER BEGINNENDEN TUBERKULOSE ERWACHSENER

II.

DER FORMENKREIS DER TUBERKULOSE

VON

PROFESSOR DR. WILHELM NEUMANN

PRIVATDOZENT AN DER UNIVERSITÄT WIEN
VORSTAND DER III. MED. ABT. DES WILHELMINENSPITALES

SPRINGER-VERLAG WIEN GMBH
1924

ISBN 978-3-662-01928-3   ISBN 978-3-662-02223-8 (eBook)
DOI 10.1007/978-3-662-02223-8

DEN MANEN HOFRAT von NEUSSERS

*An einem Novembertage des Jahres 1909 übergab mir
NEUSSER in seinem Bibliothekszimmer ein kleines
braunes Heftchen: „BARD, Formes cliniques de la
tuberculose pulmonaire" mit der Aufforderung, dasselbe
durchzustudieren und zu sehen, ob sich damit ein besserer
Einblick in die Mannigfaltigkeit der Lungentuberkulose
gewinnen ließe. Heute lege ich das Ergebnis dieser
damaligen Anregung vor. Es war eine ungeheure Aufgabe,
und sie wuchs unter der Arbeit lawinenartig an. Ich mußte
mir eine eigene Registratur anlegen, um ehemals untersuchte
und rubrizierte Fälle immer wieder finden und so jahrelang
verfolgen zu können. Leider hat mein ehemaliger Chef die
Lösung der Aufgabe nicht mehr erlebt.*

II. TEIL:

DER FORMENKREIS DER TUBERKULOSE

I. KAPITEL

DIE EINTEILUNG DER LUNGENTUBERKULOSE

Durch die im ersten Teil geschilderten Untersuchungsmethoden gewinnen wir von jedem Fall ein ausführliches und genaues Bild der bestehenden Lungenveränderungen. Es erhebt sich dann die Frage, ob wir es mit tuberkulösen Veränderungen daselbst zu tun haben oder nicht. Können wir die tuberkulöse Aetiologie mit mehr minder großer Sicherheit annehmen, dann handelt es sich um die weitere Aufgabe, aus diesem Bild mit möglichst großer Sicherheit uns über den voraussichtlichen Verlauf der betreffenden Lungenaffektionen Klarheit zu verschaffen. Wenn wir jede Veränderung des physikalischen Befundes über den Lungenspitzen als Lungenspitzenkatarrh oder Apicitis bezeichnen, wie dies zumeist geschieht, dann fallen in diese große Gruppe die allerverschiedensten Verlaufsformen. Es gibt dann Fälle darunter, deren Leben vom Beginn der zuerst nachweisbaren Veränderungen bis zum tödlichen Ausgang nur einige Monate zählt, wo sich eine galoppierende Schwindsucht daraus entwickelt. Andere wieder enden unter dem Bilde der gewöhnlichen Phthise nach Ablauf von mehreren Jahren, längstens sieben, tödlich, wieder andere dagegen überwinden nach mehrmonatlicher Krankheitsdauer ihr Leiden und erfreuen sich dann bis zum erneuten, ebenfalls meist gut ausgehenden Rückfall eines ungestörten oder nur wenig getrübten Wohlbefindens. Die einen kann vom ersten Nachweis des „Lungenspitzenkatarrhs" an auch die sorgfältigste Kur oft nicht mehr zur Heilung bringen, andere wieder mit anscheinend gleichem Leiden genesen dauernd oder vorübergehend bei irgendeiner therapeutischen Maßnahme, sei es irgend einer kräftigenden Medikation, sei es einer spezifischen Kur oder leichten Schonung, ja selbst bei Fortsetzen ihrer angestrengten Berufstätigkeit. Wir haben eben mit der Diagnose „Lungenspitzenkatarrh" oder „beginnende Tuberkulose" gar keine prognostisch verwertbare Diagnose gestellt. Vielmehr müssen wir uns bemühen, tiefer in das proteusartige Bild der Lungentuberkulose einzudringen.

Zu diesem Behufe stehen uns eine große Reihe von Einteilungsprinzipien zur Verfügung, deren wichtigste ich zunächst einer etwas summarischen Besprechung unterziehen muß, bevor wir darangehen können, aus der Fülle die für unsere Zwecke tauglichste Methode auszusuchen.

1. Am häufigsten gebraucht wird die Turban-Gerhardtsche Stadieneinteilung. Dieselbe scheidet die Lungentuberkulose in drei grcße Gruppen. Das erste Stadium umfaßt leichte, auf kleine Bezirke eines Lappens beschränkte Erkrankungen, bei Doppelseitigkeit nicht über die Spina scapulae und über die Clavicula, bei Einseitigkeit nicht über die zweite Rippe hinuntergehend. Dabei wird unter „leicht" verstanden: disseminierte Herde mit leichter Dämpfung, unreinem, rauhem, abgeschwächtem Vesikuläratmen oder Vesikobronchialatmen mit oder ohne fein- bis mittelblasigem Rasseln. Zum zweiten Stadium gehören alle Fälle, wo die eben erwähnte leichte Erkrankung das Volumen höchstens eines Lappens einnimmt, oder eine schwere Erkrankung höchstens eines halben Lappens vorliegt. Dabei wird unter schweren Veränderungen verstanden eine Infiltration mit starker Dämpfung, mit stark abgeschwächtem, unbestimmtem bronchovesikulärem bis bronchialem Atmen mit und ohne Rasselgeräuschen. Zum dritten Stadium gehören alle Fälle, welche räumlich über das zweite hinausgehen, und alle, wo Höhlenbildung besteht. Als Charakteristika der Höhlenbildung werden dabei angegeben: tympanitischer Höhlenschall, amphorisches Atmen und ausgebreitete, grob klingende Rasselgeräusche. Bei dieser Stadieneinteilung werden pleuritische Dämpfungen, wenn sie nur einige Zentimeter hoch sind. nicht berücksichtigt, wenn sie erheblich sind, als Komplikationen besonders notiert. Das Stadium jeder Seite wird gesondert bezeichnet, also z. B. R. II, L. I. Das Gesamtstadium richtet sich dann nach der stärker befallenen Seite.

Berücksichtigen wir dieses Einteilungsprinzip, so sehen wir gleich, daß für unsere Zwecke der beginnenden Tuberkulose wohl zumeist nur das I. Turban-Gerhardtsche Stadium in Betracht kommt. Wir können also für den oben als unzulänglich gekennzeichneten Begriff „Apicitis" meist einfach den Ausdruck Lungentuberkulose des I. Stadiums nach Turban-Gerhardt setzen. Damit haben wir aber ebenso wenig für die Prognosestellung gewonnen wie mit dem

Ausdruck Lungenspitzenkatarrh. Auch da werden sich die verschiedensten Lungentuberkulosefälle unter dieser Bezeichnung finden. Wohl scheiden dann die schweren Veränderungen, also die durch starke Dämpfung einer Spitze und durch die anderen oben angegebenen Befunde gekennzeichneten Infiltrationen als trotz ihrer geringen Ausdehnung zum II. Stadium gehörig aus, auch rückt die Kavernenbildung einer Spitze den Fall in das III. Stadium, aber die größte Mehrzahl der Fälle gehört zum I. Stadium, und daher schließt dieses Stadium noch genügend ungleichwertiges Material in sich. Deshalb ist auch mit dieser Einteilung für die Prognose irgendeines Falles nur wenig gewonnen, ganz abgesehen davon, daß die Bronchialdrüsentuberkulose in diesem Rahmen überhaupt keinen Platz findet.

Etwas günstiger gestalten sich die Verhältnisse, wenn man diese Stadieneinteilung mit der Klassenstadieneinteilung C. Spenglers kombiniert. Wir müßten dann bei jedem Fall noch unterscheiden, ob er aktiv ist oder nicht. Als Kriterium dafür benützt C. Spengler die Temperaturmessung. Jeden Fall mit erhöhter Temperatur nennt er aktiv. Außerdem hat man noch anzugeben, ob er offen oder geschlossen ist, ob man also Tuberkelbazillen im Auswurf finden kann oder nicht. Wir bekommen dadurch eine weit größere Mannigfaltigkeit der möglichen Tuberkuloseformen, denn dann zerfällt das I. Stadium in eine fieberlose geschlossene, fieberlose offene, aktiv geschlossene und aktiv offene Form, wodurch für die Prognosenstellung schon wichtige Anhaltspunkte gegeben sind. Inwieweit dieses Einteilungsprinzip allen Formen gerecht wird, werden wir später bei der Besprechung der einzelnen Verlaufsarten sehen. Vollkommen ist es jedenfalls nicht.

Weiter ausgeführt und für statistische Zwecke besser brauchbar gemacht, ist die Stadieneinteilung von Grau (2). Er unterscheidet vier Stadien und wird vor allem auch anderswo als in der Spitze gelegenen kleinen Herden gerecht.

I. Stadium: Leichte Erkrankungen: Umschriebene, klinisch gutartige Herdbildungen nicht bis über die erste Rippe und die Schulterblattgräte hinausgehend, ebenso umschriebene Herdbildungen an anderen Stellen der Lunge.

II. Stadium: Mittelschwere, noch günstige Erkrankungen: Alle über I. hinausgehende Erkrankungen mit vorwiegender Neigung zu Schrumpfungen ohne Rücksicht auf die räumliche Ausdehnung, mit Ausnahme der Endstadien und der Fälle mit erheblicher Höhlenbildung. Ferner alle Fälle, bei denen die Neigung zum chronischen Verlauf überwiegt und bei denen der ergriffene Bezirk der Lungen über die Größe eines Lappens (2 × ½ oder $^1/_3$ + $^2/_3$) nicht wesentlich hinausgeht.

III. Stadium: Schwere, zweifelhafte Erkrankungen: Alle weiter als II. hinausgehende Fälle, soweit sie nicht zur letzten Gruppe gehören.

IV. Stadium: Schwerste, ungünstige Erkrankungen: Akute, verbreitete Aussaat, pneumonische Form, erhebliche Höhlenbildung. Auch bei dieser Einteilung umfaßt aber das I. Stadium noch viel zu heterogenes Material, als daß wir diese Einteilung mit Nutzen unseren Ausführungen zugrunde legen könnten.

2. Eine ganz eigenartige, wegen ihrer einfachen und kurzen Terminologie recht bestechende Einteilung hat dann Gabrilowitsch für die chronische Tuberkulose gebracht· Er unterscheidet zunächst drei große Gruppen. Alle tuberkulösen Affektionen der oberen Lungenanteile bezeichnet er mit dem Namen Tuberculosis pulmonum chronica; alle Prozesse, bei welchen eine ganze Lunge befallen ist, als Pneumonia tuberculosa chronica und jene, bei denen zwei Herde nachweisbar sind, einer im Oberlappen, der andere im Unterlappen, beide getrennt durch normales Lungengewebe, bezeichnet er mit dem Namen Bronchopneumonia metastatica chronica. Da uns für die Zwecke der beginnenden Tuberkulose hauptsächlich nur seine erste Gruppe der Tuberculosis chronica interessiert, wollen wir nur deren nähere Unterteilung hier erwähnen und müssen für das übrige auf die Originalarbeit selbst verweisen. Er bezeichnet nämlich alle Spitzenprozesse, die nur oberhalb der Spina scapulae, bzw. der Clavicula lokalisiert sind, als Tuberculosis sicca, sofern dabei verschärftes oder rauhes Atmen mit verlängertem Exspirium besteht und Rasseln fehlt, höchstens sich als trockenes Rasseln über den Spitzen und Reiben in der Schulterblattgegend findet. Gehen die Veränderungen weiter, aber höchstens bis zum Angulus scapulae, so benennt er die Prozesse als Tuberculosis catarrhalis, wenn abgeschwächtes Atmen und krepitierendes Rasseln besteht. Er nennt diese Form Tuberculosis fibrosa, wenn Bronchialatmen hörbar ist und kleinblasiges Rasseln oder Krepitieren, oder Tuberculosis ulcerosa, wenn amphorisches Atmen und metallische oder gurgelnde Rasselgeräusche gehört werden.

Auch hier fallen aber noch gar zu viel heterogen verlaufende

Fälle in die erste Gruppe der Tuberculosis sicca, so daß auch diese, sonst wegen ihrer Einfachheit sehr ansprechende Einteilung für unsere Zwecke nicht genügt. Denn die Fälle, mit denen wir uns im folgenden beschäftigen wollen, gehören ja zumeist in diese Gruppe hinein.

3. An diese beiden Versuche einer Tuberkuloseeinteilung schließt sich nun eine Reihe von Autoren an, die hauptsächlich die pathologisch-anatomischen Veränderungen dabei berücksichtigen. Die Bestrebungen dieser Art setzen mit Albrecht im Jahre 1907 ein, der die Tuberkulose in eine indurierend-zirrhotische, eine knotige und in eine pneumonische Form unterscheidet. Schon 1906 hatten Rosthorn und Fraenkel ein ähnliches Einteilungsprinzip zur Grundlage ihrer Untersuchungen über die Indikation zur Unterbrechung der Schwangerschaft gemacht. A. Fraenkel (2) und sein Schüler Büttner-Wobst hat sie dann weiter ausgebaut. Mit großem Geschick hat Aschoff diese Einteilung weitergeführt und dabei einige Unterteilungen getroffen. Er unterscheidet bei der Tuberkulose eine miliare Form, u. zw. einerseits eine lokale, anderseits eine generelle; dann eine fokale Form mit azinöser, bzw. lobulär-käsiger Ausbreitung und eine diffuse, u. zw. zirrhotische einerseits, käsig-pneumonische Form anderseits. Nicol hat diese Einteilung dann zu einem ganzen System ausgebaut und Romberg (2), sowie De la Camp (2) diese rein anatomischen Gesichtspunkte für klinische Zwecke mundgerecht gemacht. Dieselben Wege wandelt auch Ribbert, der für die betreffenden Zustände die Ausdrücke zirrhotisch-vernarbende, granulierend-exsudative und exsudative Tuberkulose prägt.

Die klinischen Unterscheidungsmerkmale der verschiedenen Formen sind dann nach Büttner-Wobst: Die Zirrhose hat eine charakteristische Anamnese, die für ein altes Leiden spricht. Sie hat vor allen Dingen das Charakteristische des Aspekts für sich: Nachschleppen und Einziehungen. Bei ihr fehlt länger dauerndes Fieber. Die physikalischen Zeichen über den erkrankten Lungenpartien sind: Verschärftes Vesikuläratmen, verkürzter Perkussionsschall, tiefer stehende obere Lungengrenze und höher stehende, schlechter verschiebliche untere Lungengrenze, abgeschwächter Stimmfremitus und fehlendes oder fein- bis mittelblasiges Rasseln, nie von klingendem Charakter. Die knotige Form hat die für akuten oder subakuten Beginn charakteristische Anamnese. An ihr fehlen die Einziehungen. Die physikalischen Erscheinungen sind Schallverkürzung bis Dämpfung, verstärkter Stimmfremitus, meist abgeschwächtes Atemgeräusch mit bronchialem Beiklang bis zu bronchialem Atmen und Rasselgeräusche, auch klingenden Charakters. Meist besteht Subfebrilität. Die p n e u m o n i s c h e Form bietet ein weit schwereres Krankheitsbild, zeichnet sich durch den raschen, von Fieber begleiteten Kräfteverfall aus und durch ausgedehntere Dämpfungsbezirke und viel reichlicheres Sputum.

So wertvoll auch alle diese Bestrebungen sind, so gestatten sie doch nur eine gute Anwendung bei schon einigermaßen ausgebildeten, also weiter vorgeschrittenen Fällen. Für die beginnende Tuberkulose der Lungenspitzen lassen sie sich dagegen nur ausnahmsweise heranziehen. Es ist für die Prognose von großem Wert, eine vorgeschrittene Lungentuberkulose mindestens eines halben Oberlappens derart zu klassifizieren, aber für unsere Zwecke kommt das nur selten in Betracht. Denn auch die von R o m b e r g angegebenen Kriterien, die sich größtenteils mit denen von B ü t t n e r - W o b s t decken, lassen sich nur bei schon ausgesprochenem Befund verwerten.

Dasselbe gilt auch für die klinisch leichter zu handhabende, sehr übersichtliche Einteilung von P a w e l e t z· Dieser Autor unterscheidet zunächst zwei große Tuberkulose-Gruppen, je nachdem mehr die Bindegewebsentwicklung oder mehr die entzündliche Exsudation vorwaltet. Bei jeder Gruppe unterscheidet er wieder progrediente, destruktive Fälle und Fälle mit starker Heilungstendenz, so daß folgende Tabelle entsteht:

	destructiva, progredient	reparativa, stationär, zur Latenz neigend	möglicher Ausgang aller Formen, latent, inaktiv	sekundäre Veränderungen
Tuberculosis productiva	m i l i a r i s . . . . ulcerosa cavernosa ulcero-cavernosa	indurativa indurativa	Tuberculosis cirrhotica	bezw. Tuberculosis cirrhotica bronchiectatica
Tuberculosis exsudativa caseosa	m i l i a r i s . . . . ulcerosa cavernosa ulcero cavernosa	indurativa		

4. Schon oben haben wir bei der Einteilung von G r a u einen rudimentären Versuch gesehen, dieses eben gekennzeichnete anatomi-

sche Einteilungsprinzip mit der Stadieneinteilung von Turban-Gerhardt zu kombinieren. Am eingehendsten und konsequentesten hat sich das Bacmeister (2) zum Ziel gesetzt, dabei aber zur schärferen Erfassung der Prognose jedes Falles in Erweiterung der Spenglerschen aktiven und inaktiven Klasse die Begriffe progredient — stationär — zur Latenz neigend und — latent eingeführt. Danach haben wir bei jedem Fall von Lungentuberkulose zunächst die räumliche Ausdehnung des Prozesses festzustellen, aber nicht in der schematischen Form der Stadieneinteilung, sondern nach den Gesichtspunkten der natürlichen Lappengliederung der Lungen. Wir müssen also angeben, ob der Prozeß den Oberlappen, den Unterlappen oder den Mittellappen einnimmt, oder ob die krankhaften Veränderungen nur auf die Spitzengegend oder die Hilusgegend beschränkt sind. Zeigen sich Zeichen einer größeren Höhlenbildung an dieser Stelle, so wird das besonders notiert. Als nächstes wird bei jedem Fall unterschieden, ob er offen oder geschlossen ist. Dann folgt die Anwendung des Fränkel-Albrechtschen Unterscheidungsprinzips; wir haben also bei jedem Fall anzugeben, ob wir es mit einem indurierenden, mit einem disseminierten oder mit einem pneumonischen Prozeß zu tun haben. Schließlich folgt die Angabe über die Verlaufsart: progrediente Fälle, stationäre, zur Latenz neigende und latente.

Progredienzsymptome sind nach übereinstimmender Ansicht aller Autoren: [Bacmeister, Goldscheider (1), F. Kraus Fraenkel (1)] hohes Fieber, Kräfteverfall und rascher Gewichtsverlust, reichlicher, feuchter Katarrh über den befallenen Partien, namentlich großblasige Rasselgeräusche (Kuthy-Wolff-Eisner, l. c. pag. 185) und Sputum. Das kann man wohl gelten lassen. Wenn aber eine ganze Reihe von Autoren auch die Haemoptoe hieher rechnet, so muß man sich zunächst vor Augen halten, daß auch nichttuberkulöse Prozesse häufig zu Lungenblutungen führen. Gleich Sokolowski (2) habe auch ich wiederholt die Erfahrung gemacht, daß Haemoptoen bei Herzfehlern und bei Arteriosklerose für eine aktive Lungentuberkulose gehalten werden. Man muß sich auch erinnern, daß Bronchiektasien auf tuberkulöser oder auch auf anderer Grundlage zu Haemoptoe Veranlassung geben. Man muß sich ferner gegenwärtig halten, daß auch ganz gutartige Lungentuberkulosen, so vor allem die Tuberculosis abortiva, häufig zur Haemoptoe Veranlassung geben, so daß der Wert dieses Symptoms als Zeichen der Progredienz recht zweifelhaft wird. Vollends abgelehnt muß werden, wenn F. Kraus auch Subfebrilität und Temperaturlabilität zu den Progredienzsymptomen zählt. Man erinnere sich nur der Fiebersteigerungen infolge Pyelitis, chronischer Tonsillitis und bei chronischen Frauenleiden, man erinnere sich, was Matthes (l. c., pag. 124) über derartige chronische, leicht septische Zustände sagt. Man denke nur an die habituelle Hyperpyrexie Moros oder die konstitutionelle Subfrebrilität von J. und E. Holló, welche sich nicht durch Antipyretica, wohl aber durch Opiate beeinflussen läßt. Man erinnere sich ferner, daß nach den sorgfältigen Ermittlungen von Parrisius, von Metzger und von Tachau auch das Bewegungsfieber keine diagnostische, geschweige denn Progredienz anzeigende Bedeutung bei Lungenspitzenprozessen hat, denn auch lungengesunde Menschen zeigen nach größeren, ungewohnten körperlichen Anstrengungen erhöhte Temperatur. Der einzige Unterschied gegenüber den Kranken zeigt sich darin, daß Lungentuberkulöse leichter darauf reagieren, und daß bei ihnen die Temperatur nach einer halben Stunde nicht zur Norm zurückkehrt, was bei Gesunden in der Regel der Fall ist.

Die Zeichen der Progredienz wären also wohl am besten in der Weise zu formulieren, wie ich das seinerzeit in einem Referat über die Arbeitsfähigkeit der Lungentuberkulösen niedergelegt habe [W. Neumann (6)]: „Schlechtes Allgemeinbefinden, also hochgradige Abmagerung und Blutarmut und erhöhte Temperatur. Für praktische Zwecke dürfen wohl erst Temperaturen über 37·5° Achselmessung in diesem Sinne verwertet werden, wenn auch sicher schon Temperaturen über 37° nicht mehr normal sind. Ein weiteres Progredienzzeichen sind Rasselgeräusche, wie sie bei Ausschluß einer anderen akuten Infektion für die schweren Formen der Lungentuberkulose charakteristisch sind. Wenn man also subkrepitierendes Rasseln, namentlich in den Spitzenpartien, hört, wenn diese Rasselgeräusche klingenden oder als Zeichen beginnenden Zerfalls gurgelnden Charakter zeigen, wenn sie typisch abgesetzt klingen und so an das Gackern einer Henne erinnern, dann sind eventuell sogar geringere Temperatursteigerungen als Zeichen eines fortschreitenden Prozesses anzusehen."

„Als stationär darf man jene tuberkulösen Krankheitsprozesse bezeichnen, bei denen zwar die gleichen Rasselgeräusche hörbar sind, eventuell sogar Kavernensymptome sich finden, bei denen aber das Allgemeinbefinden ein gutes ist, gute Gesichtsfarbe, guter Ernährungszustand bestehen, und normale Körpertemperaturen auf einen Stillstand der betreffenden Krankheitserscheinungen hindeuten. Eine zunehmende Gewichtskurve verleiht naturgemäß einer derartigen Diagnose noch größere Sicherheit."

„Zur Latenz neigt ein derartiger Prozeß, wenn dabei die Rasselgeräusche keinen spezifischen Charakter mehr aufweisen, mehr trocken sind, den alten Geräuschen im Sinne von D e y c k e entsprechen, oder bei gutem Allgemeinbefinden überhaupt keine Rasselgeräusche mehr gehört werden, höchstens Abweichungen vom normalen Atmungstypus, Unreinigkeiten und Rauhigkeit des Atmens sich finden, oder abgesetztes Atmen besteht."

„Latent sind alle Prozesse, wo auch subjektiv gar keine Beschwerden mehr vorhanden sind, oder höchstens nur solche, wie sie als Folgezustand geheilter Prozesse sich einstellen, wie Kurzatmigkeit wegen Pleuraverwachsungen oder durch ein sekundäres kompensatorisches Emphysem der restierenden Lungenteile."

Für praktische Zwecke scheint diese Einteilung B a c - m e i s t e r s recht gut brauchbar. Denn sie gestattet durch Kombination der vier verschiedenen Einteilungsprinzipien miteinander eine große Mannigfaltigkeit der verschiedensten Formen und dadurch eine genaue Klassifizierung jedes einzelnen Falles. Darum bin ich auch etwas näher und ausführlicher auf sie eingegangen.

5. Weniger brauchbar scheint mir die Einteilung von S c h u t. Immerhin verdient namentlich die Haupteinteilung in obsolete, manifeste und latente Tuberkulose volle Beachtung, sowie die von dem allgemeinen ärztlichen Sprachgebrauch abweichende, aber scharfe und sinngemäße Deutung dieser Begriffe. Er versteht unter obsolet jede Tuberkulose, die während des Lebens überhaupt keine Symptome gemacht hat, unter latent eine Tuberkulose, die zwar subjektive und objektive Symptome macht und daher einen Herd vermuten läßt, doch finden sich keine ausgesprochenen Herdsymptome so daß ein solcher nicht feststellbar ist und nur vermutet werden kann. Tuberkulosefälle mit subjektiven und objektiven Krankheitserscheinungen und mit Herdsymptomen faßt er unter dem Namen manifeste Tuberkulose zusammen. Diese wird dann in etwas gezwungener und praktisch wenig brauchbarer Weise weiter in proliferative und exsudative Formen eingeteilt, eine Einteilung, die durch die Dreiteilung A l b r e c h t s und seiner Nachfolger in zirrhotische, nodäre und

pneumonische Form weit überholt ist, weshalb ich auf sie nicht näher eingehen will.

6. Ist die Stadieneinteilung Turban-Gerhardts gewissermassen mit Theophrasts Einteilung der Pflanzen in Bäume, Sträucher und Kräuter vergleichbar, während das System von Gabrilowitsch der künstlichen Linnéeschen Einteilung entspricht, so suchen Autoren wie Albrecht, Fraenkel, Aschoff und Nicol auf Grund ihrer anatomischen Studien natürliche Gruppen aus dem großen Gebiete der Lungentuberkulose auszuschälen, wären also den Arbeiten und Versuchen Jussieus, Decandolles u. a. vergleichbar. Bausteine zu einem natürlichen, gewissermaßen phylogenetischen System der Lungentuberkulose hat Bard geliefert und sein Schüler Piéry weiter entwickelt.

Eine vieljährige Beschäftigung mit diesem System hat mich immer mehr überzeugt, daß die einzelnen Formen dieser beiden Autoren tatsächlich in ihrer klinischen Abgrenzung zurecht bestehen, und daß auch die von ihnen angegebenen Übergänge einer Form in die andere gut beobachtet sind. Deshalb kann ich diese Einteilung nicht warm genug empfehlen und werde sie auch meinen weiteren Ausführungen zugrunde legen. Bard unterscheidet zunächst vier Gruppen von Tuberkulose der Lunge, je nach der befallenen Gewebsart. Sind die Lungenläppchen selbst ergriffen, so spricht er von parenchymatöser Form, ist das interstitielle Bindegewebe Sitz der tuberkulösen Läsionen, so haben wir es mit der interstitiellen Form zu tun, sind die Bronchien der Sitz der Erkrankung, dann spricht er von bronchitischer Form und endlich von postpleuritischer Form, wenn eine gleich zu Beginn einsetzende Mitbeteiligung der Pleura den Lungenveränderungen einen ganz besonderen Charakter verleiht. Jede dieser Gruppen zerfällt wieder in verschiedene Unterabteilungen. So stellt sich also die Bardsche, von Piéry modifizierte Einteilung wie folgt dar:

I. Parenchymerkrankungen der Lunge.

A. Abortiv verlaufende: Tuberculosis abortiva.

B. Progressiv verlaufende:

1. Käsige Form: Phthisis caseosa.

a) Lobär: Pneumonia caseosa.

b) Sich verbreitend: Galoppierende Phthise.

2. Fibrös-käsige Form: Phthisis fibrocaseosa.

a) Sich verbreitend: Phthisis fibrocaseosa communis.

b) Kongestiv: zum Teil Splenopneumonie.

c) Lokalisierte, ulzeröse, kavernöse Phthise: Phthisis cavitaria ulcerosa.

d) Lokalisierte, stationäre, kavernöse Phthise: Tuberculosis cavitaria stationaria.

e) Kachektisierende, ulzero-fibröse Phthise: Phthisis ulcero-fibrosa cachectisans.

3. Fibröse Form:

a) Hyperplastische, tuberkulöse Pneumonie: Lungenzirrhose.

b) Dichte Sklerose: Tuberculosis fibrosa densa.

c) Diffuse Sklerose mit Emphysem: Tuberculosis fibrosa diffusa.

II. Interstitielle Knötchenform.

a) Allgemeine Miliartuberkulose.

b) Vereiternde Miliartuberkulose.

c) Wandernde Miliartuberkulose.

d) Gutartige abgegrenzte Miliartuberkulose: Miliaris discreta.

e) Typhotuberkulose von Landouzy.

III. Bronchitische Form.

a) Tuberkulöse Kapillarbronchitis (asphyktische Form der akuten Miliartuberkulose).

b) Tuberkulöse Bronchopneumonie.

c) Chronische tuberkulöse Bronchitis mit Peribronchitis und Bronchiektasie.

d) Oberflächliche, chronische tuberkulöse Bronchitis mit Emphysem (Pseudoasthma).

IV. Postpleuritische Form.

a) Rezidivierende tuberkulöse Pleuritis (Pleurite à repetition).

b) Kortikale fibröse Phthise: Tuberculosis postpleuritica fibrosa.

c) Pleurogene, chronisch-tuberkulöse Pneumonie: Pleuropneumonia tuberculosa.

d) Kortikale, fibrös-käsige Form: Phthisis fibrocaseosa corticalis.

Diese Einteilung von Bard-Piéry sieht auf den ersten Blick recht verwirrend und mannigfaltig aus. Ein tieferes Eindringen

in die Klinik der Tuberkulose, namentlich aber die Anwendung der
bedeutungsvollen Forschungen R a n k e s auf diese Einteilung, macht
dieses Schema indessen wieder ganz einfach und zeigt, daß die rein
klinische Betrachtung der Tuberkulose dem Arzte sie viel bunter erscheinen läßt, als sie in Wirklichkeit ist. R a n k e hatte eine Idee
H a m b u r g e r s aufgegriffen, der die Tuberkulose in Anlehnung an
die Syphilis in ein primäres, ein sekundäres und ein tertiäres Stadium
teilt. Er hatte diese Idee durch genaue pathologisch-anatomische, besonders aber histologische Untersuchungen ergänzt und erweitert. In
einem eigenen Kapitel werden wir sehen, wie die Anwendung der
R a n k e schen Forschungen die Einteilung von B a r d - P i é r y
zum Teil ergänzt, zum Teil die darin vorhandenen Formen dem Verständnis näher bringt.

Die klinischen Unterscheidungsmerkmale dieser verschiedenen
Formen werde ich im Laufe meiner Auseinandersetzungen noch ausführlich schildern, doch halte ich mich bei der Gruppierung meiner
Fälle nicht an dieses Schema, sondern werde dabei eine Einteilung
vornehmen, wie sie sich durch das Ergebnis der physikalischen Untersuchung als notwendig erweist, während die durch die Verquickung
mit den Forschungen R a n k e s notwendige pathogenetische Gruppierung der verschiedenen Formen in einem eigenen Kapitel erfolgen soll.

II. KAPITEL

DIE BEGINNENDE LUNGENTUBERKULOSE MIT POSITIVEM BEFUND ÜBER DEN LUNGENSPITZEN: „DER LUNGENSPITZENKATARRH", DIE „APICITIS"

Zunächst müssen wir uns mit jenen Prozessen befassen, welche
im allgemeinen ärztlichen Sprachgebrauch als Lungenspitzenkatarrh
gehen, wo also über den Lungenspitzen ein positiver physikalischer
Befund erhoben werden kann. Gewöhnlich wird diese Form als der
Beginn einer Lungentuberkulose, einer Lungenschwindsucht aufge-
faßt. Für einige dieser Fälle trifft das auch tatsächlich zu. Zunächst
müssen wir da, nichts präjudizierend, drei Gruppen unterscheiden,

je nachdem sich die Veränderungen in den Lungenspitzen isoliert finden oder neben anderweitigen, sogenannten chirurgischen Tuberkulose Manifestationen oder bei Veränderungen der Pleura oft neben Erscheinungen einer unspezifischen Entzündung der Augen, der Gelenke usw.

A. ISOLIERTE LUNGENSPITZENERKRANKUNGEN

Hieher gehört vor allem das wichtigste Glied dieser Reihe

1. Die Phthisis fibrocaseosa communis incipiens = die beginnende gewöhnliche Schwindsucht.

Die frühzeitige und richtige Erkennung dieser Form schließt die eigentliche Frühdiagnose der chronischen Lungenschwindsucht in sich. Sind wir imstande, gleich anfangs diese Diagnose zu stellen, dann wissen wir damit, daß wir bei diesem Kranken nichts unversucht lassen dürfen, um ihn dem sonst nach einer Reihe von Jahren, höchstens nach sieben Jahren drohenden Tod an Schwindsucht zu entreißen. Bei solchen Fällen ist keine der vielen nun schon zur Verfügung stehenden Heilbehandlungen zu unterlassen. Heilstättenkuren mit sorgfältigen Liege- und Mastkuren, in geeignetem Moment spezifische Therapie und eventuell auch ein künstlicher Pneumothorax oder andere chirurgische Maßnahmen sind unerläßlich, um die Krankheit erfolgreich und sicher zu bekämpfen. Gerade diese Diagnose ist aber oft sehr schwierig, denn, wie wir bei Besprechung der verschiedenen Symptome und Befunde sehen werden, ergeben hier die meisten Untersuchungsmethoden ein recht dürftiges Resultat. Aber gerade dieser Umstand, die Diskrepanz des dürftigen physikalischen Befunds mit der für den geübten Blick offensichtlich schweren Störung des Allgemeinbefindens geben uns eine der besten Handhaben für die Diagnose. Eine weitere Schwierigkeit liegt auch darin, daß gerade der Röntgenbefund, den die Praktiker und viele Spezialisten meist als wichtigste frühdiagnostische Hilfsmethode heranziehen, hier zunächst versagt. Es geht uns bei diesen Fällen genau so, wie es H a u d e k und S c h l e s i n g e r für das Frühstadium der Grippe in der Epidemie des Herbstes 1918 feststellen konnten. Auch hier fällt ja die Röntgenuntersuchung trotz ausgesprochenen klinischen Befundes noch vollständig negativ aus.

Worauf stützt sich also unsere Diagnose? Zunächst vor allem auf die funktionellen und allgemeinen Störungen, die hier für die

Diagnose zunächst wichtiger sind als der physikalische Befund. Wir hören also über Fieber klagen. Bei genauer Messung findet man abends 38·5° oder selbst 39°, am Morgen dagegen normale Werte. Dabei besteht Pulsbeschleunigung und starke Nachtschweiße. ·Der Kranke beklagt sich über einen hartnäckigen, kurzen, trockenen Husten, der nicht besonders anstrengend ist und aus einem oder höchstens zwei Stößen sich zusammensetzt. Der Husten tritt während des Tages auf und während des ersten Schlafes, hört in der Nacht vollständig auf, beginnt morgens frühzeitig wieder und folgt häufig den Mahlzeiten, wobei es dann vielfach zum Erbrechen kommt. Es tritt rasche Abmagerung ein, so daß die Kranken schon nach kurzem Bestand der Krankheit ein ganz typisches Aussehen gewinnen. Sie sehen blaß aus, mager, oder haben wenigstens ein welkes Fettpolster, zeigen zyanotische Lippen und rote Wangen, sowie Dyspnoe beim Sprechen. Dieses Aussehen wird am besten als phthisischer Aspekt bezeichnet. Freilich darf man diesen Ausdruck nicht mit phthisischem Habitus verwechseln, der etwas ganz anderes besagt und eine ganz andere Wertigkeit hat. Ferner kommt es zu fast vollständiger Appetitlosigkeit, aber mit reiner, nicht belegter Zunge, ein Symptom, welches mir namentlich zu Grippeepidemiezeiten für die Unterscheidung von beginnender Phthise und grippepneumonischen Herden in den Lungenoberlappen von großem Wert sich erwies. Denn bei dieser war meist die Zunge dick belegt. Eine Haemoptoe ist bei dieser Form ziemlich selten und, wenn schon, dann besteht das ausgehustete Blut in etwas rötlich gefärbten Sputumballen. Das Aushusten von flüssigem Blut spricht mit einiger Wahrscheinlichkeit gegen eine inzipiente Phthise, denn diese Art der Haemoptoe ist vielmehr der abortiven Tuberkulose, der kongestiven Tuberkulose oder schon weiter vorgeschrittenen kavernösen Stadien der gewöhnlichem Lungenphthise eigentümlich.

Die physikalische Untersuchung ergibt nun: Häufig nur geringe Verengerung und Differenz in den Krönigschen Feldern, eine leichte, wenig scharf abgesetzte Spitzendämpfung, die sich meist beim Vergleich mit der anderen Seite durch einen mehr minder ausgesprochenen Tympanismus verrät, Schmerzhaftigkeit bei der Perkussion der Lungenspitze. Der Stimmfremitus ist über der befallenen Lungenspitze verstärkt. Die Auskultation des Atemgeräusches zeigt eine Abschwächung desselben und hie und da auch ein zartes Bronchialatmen bis zu ausgesprochenen Graden dieses Atemtypus. Aber die Ergebnisse der Perkussion und der Auskultation des Atemgeräusches sind

meist sehr geringfügig, so daß daraufhin keine sichere Diagnose gestellt werden kann. Sicher und verläßlich ist da die Auskultation der
Nebengeräusche. Man hört nämlich schon frühzeitig, speziell nach
Hustenstößen, manchmal auch erst nach längerer ruhiger Rückenlage
des Kranken und beim Auskultieren des ersten tiefen Atemzuges nach
dem Aufsetzen ein unregelmäßiges Subkrepitieren, zusammengesetzt
aus feuchten, nicht klingenden und klingenden, kleinblasigen Rasselgeräuschen. Wird dieses Rasseln über den typischen Stellen der inzipienten Phthise gehört, wie sie Fowler aufgestellt hat, dann
kann man der Diagnose fast sicher sein. Diese Stellen sind vor allem
die medialen Partien der Fossa supraspinata und eventuell, wenn
schon ein zweiter Schub erfolgt ist, der Interskapularraum neben dem
III. und IV. Brustwirbeldorn. In manchen Fällen beginnen die ersten
Veränderungen in den obersten Partien der Axilla, in manchen auch
im Mohrenheimschen Dreieck. Diese Lokalisation verdient deshalb
unsere besondere Beachtung, weil dann der Verlauf der Phthise oft
ein besonders rascher und bösartiger zu sein pflegt. Dieser Beginn
findet sich nämlich meiner Erfahrung nach besonders bei der in der
Pubertät einsetzenden Tuberkulose, Beitzkes Pubertätsphthise,
Rankes generalisierter Tuberkulose, wo bronchogene, lymphogene
und haematogene Herde sich mischen.

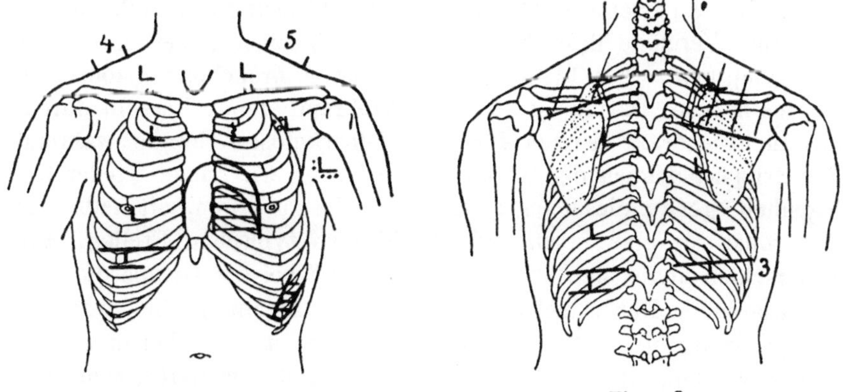

Figur 1.   Figur 2.

BEOBACHTUNG 1: Am 17. November 1919 sah ich erstmalig den 17jäh-
rigen Zahntechnikerlehrling W. F. Er hatte im Juni des gleichen Jahres einen
fieberhaften „Lungenspitzenkatarrh" durchgemacht, der dann gut
geworden sei, und komme jetzt, weil er sich wieder schwach und krank fühle.
Sein Lungenbefund ergibt beifolgendes Thoraxschema (Fig. 1 und 2): Es

fand sich also weder eine besonders auffällige Verengerung der Krönigschen
Felder, noch sonst ein besonders auffälliger Befund. Aber das typisch phthisische
Aussehen trotz relativ guten Ernährungszustandes, der deutliche Befund von
Käserasseln in der obersten Axilla links sowie nach längerem Liegen Rasselgeräusche im Mohrenheimschen Dreieck ließen mich an die seltene, aber besonders bösartige, von F o w l e r beschriebene Form der Phthiseentwicklung
denken. Die sofort vorgenommene Sputumuntersuchung ergab nun in der Tat
wenn auch spärliche, so doch perlschnurartige und schlanke, homogene Tuberkelbazillen, wonach an der Diagnose nicht zu zweifeln war.

Wichtig ist auch für die Diagnose, daß die Rasselgeräusche in
gleicher Intensität und Qualität nicht lange bestehen bleiben, sondern,
entsprechend der Entwicklung der aufgeschossenen Tuberkuloseherde
zu kleineren oder größeren Kavernen, dieses subkrepitierende Rasseln
ziemlich rasch in typisches Käserasseln und dann in gurgelnde Rasselgeräusche übergeht. Endlich tritt hauchendes Bronchovesikulär-
bis Bronchialatmen auf oder eventuell gar amphorisches Atmen, wenn
eine kleinere oder größere Höhle sich ausgebildet hat. Es gehört
eben zum Wesen der Phthisis fibrocaseosa, daß alle schubweise kommenden Tuberkuloseherde eine typische Entwicklung durchmachen.
Die frischen tuberkulösen Herde stellen kleine Bronchopneumonien
dar, konfluieren rasch und gehen dann in Verkäsung über. Die verkästen Massen werden ausgestoßen und so bilden sich größere oder
kleinere Kavernen. Endlich werden die tuberkulösen Herde durch
Narbengewebe ersetzt, mit oder ohne Zurücklassung einer schwieligen
Kaverne. Vermöge ihrer Natur rufen die frischen Tuberkuloseherde
die Symptome eines kleinen oder größeren bronchopneumonischen
Herdes hervor. Darum ist auch das subkrepitierende Rasseln durchaus nicht charakteristisch für eine Tuberkulose. Gerade während
der Grippeepidemien der letzten Jahre hatten wir immer wieder Gelegenheit, genau dieselben Rasselgeräusche zu hören, oft selbst an
den sonst für eine beginnende Phthise so typischen Stellen. Ein
Unterschied findet sich höchstens darin, daß bei der Grippe die subkrepitierenden Herde meist von größerer Ausdehnung sind, während
sie bei beginnender Phthise oft nur an ganz umschriebenen Stellen
gehört werden. Gehen die Herde im Laufe der weiteren typischen
Entwicklung in Verkäsung über, dann tritt das typische, für Tuberkulose absolut beweisende, sonst bei keiner anderen Affektion hörbare
Käserasseln auf, das C r a q u e m e n t   h u m i d e der französischen
Autoren. Mit beginnender Erweichung werden gurgelnde Rasselgeräusche hörbar, die an sich auch nicht für Tuberkulose beweisend

sind, z. B. auch in typischer Anordnung und an typischer Stelle bei der Grippe sich finden können. So in folgender

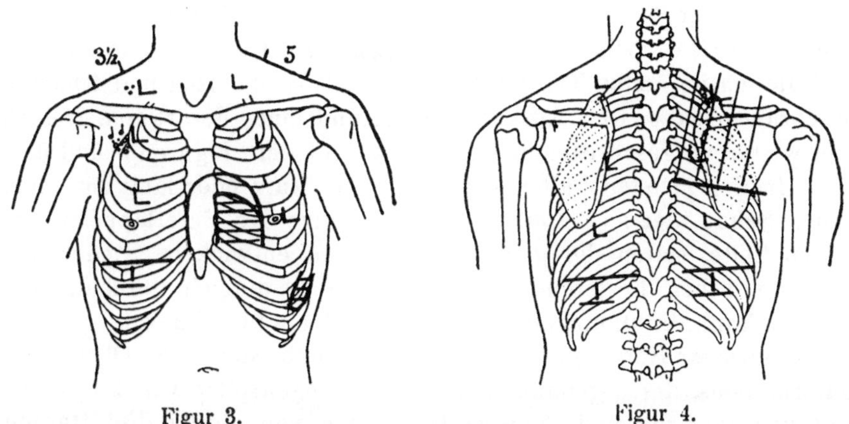

Figur 3.   Figur 4.

BEOBACHTUNG 2: Am 4. März 1920 kam ein 17jähriges Fräulein H. Sch. zu mir, weil sie hustete. Der Befund, den beifolgende Thoraxschemata Fig. 3 und 4 wiedergeben, zeigt typische Zerfallserscheinungen über der gedämpften rechten Spitze, und zwar speziell im Mohrenheimschen Dreieck. Daraufhin Diagnose einer beginnenden Phthise, die durch die Blässe der Patientin noch mehr gerechtfertigt erschien. Doch mußte die Diagnose in längerer Spitalsbehandlung fallen gelassen werden, denn niemals fanden sich bei ihr Tuberkelbazillen im Sputum, es kam auch sehr rasch zum Rückgang der Erscheinungen ohne typische Weiterentwicklung zu Kavernen, so daß wir wohl einen akut zerfallenden, bronchopneumonischen Grippeherd in diesem Oberlappen annehmen müssen. Auch die Röntgenuntersuchung war gleich zu Beginn der Affektion vollständig negativ und blieb es auch im weiteren Verlaufe der Krankheit.

Stoßen sich endlich die erweichten Massen aus, so haben wir das typische Atmen der Narbe vor uns, mit oder ohne deutlich nachweisbare Höhlenbildung, mit oder ohne Nebengeräusche. Damit ist der Schub der Phthisis fibrocaseosa zum Abschluß gekommen, wir haben die Phthisis fibrocaseosa communis incipiens secundarie fibrosa vor uns, die man auch kurz als Tuberculosis fibrocaseosa incipiens bezeichnen könnte. Siehe W. Neumann, (9). Die Unterscheidung dieser Form von der gleich zu erörternden Tuberculosis abortiva bietet häufig ganz ungeheure Schwierigkeiten. Sie unterscheidet sich aber doch durch den gelegentlich positiven Befund des meist sehr spärlichen Sputums. Die Tuberkelbazillen dabei sind von ganz homogener Form.

Sie unterscheidet sich durch die hochfebrile Vorgeschichte und bei
gut beobachteten Fällen durch den früher regelmäßig beobachteten
positiven Sputumbefund. Außerdem finden sich bei vielen Fällen von
sekundärer fibröser Phthise ganz eigenartige Geräusche, welche
D e y c k e (l. c., pag. 111) mit Recht als alte Geräusche bezeichnet,
und die ich im ersten Teil meiner Arbeit als Schluchzen und Knarren
beschrieben habe. Den Auskultationsbefund eines derartigen, freilich
viel weiter vorgeschrittenen Falles siehe auf den Figuren 8 und 9.

In den meisten Fällen kommt es über kurz oder lang zu einem
neuen Schub, der sich zunächst in der Spitze des Unterlappens derselben Seite, selten der gegenüberliegenden entwickelt, wieder den
F o w l e r schen Feststellungen entsprechend, die ich durchaus bestätigen kann. Dann kommt als dritter Schub ein tuberkulöser broncho-
pneumonischer Herd in der Spitze des gegenüberliegenden Ober- oder
Unterlappens, der sogenannten hinteren Lungenspitze von F o w l e r
und von P i é r y, und dann vollzieht sich von diesen drei Herden
aus die Entwicklung der Tuberkulose konzentrisch nach abwärts, derart, daß wir bei einer halbwegs ausgesprochenen Phthisis fibrocaseosa
communis meist immer gleichzeitig Herde im Ober- und Unterlappen
beider Seiten finden. Es kommt bei dieser Form also ungemein selten
zur ausgedehnten Erkrankung nur eines Oberlappens, es kommt hier
nur ganz ausnahmsweise zu einer rein einseitigen Tuberkulose. Diese
Punkte sind für die Differentialdiagnose der ausgesprochenen Form
dieser Erkrankung, der Phthisis fibrocaseosa communis confirmata,
oft von ausschlaggebender Bedeutung. Der schubweise Verlauf bringt

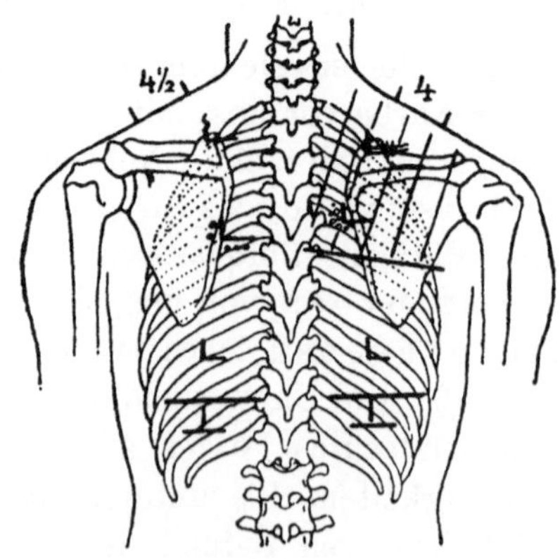

Figur 5.

es mit sich, daß wir verschieden alte Herde in ihrer charakteristischen Form nebeneinander bei einem Patienten hören, ein weiteres, ungemein wichtiges differentialdiagnostisches Moment gegenüber anderen Tuberkuloseformen. Als Beispiel dafür diene der Befund einer Beobachtung aus jüngster Zeit.

BEOBACHTUNG 3: Sie betrifft eine 29jährige Frau P. F. Den Befund ihrer Thoraxhinterfläche zeigt beifolgendes Schema (Fig. 5). Wir haben da drei verschieden alte Schübe vor uns. Der älteste, also initiale Schub findet sich unter der Fossa supraspinata rechts, hier schon schwielig, mit kleiner Kaverne darin. Der zweitälteste Schub in der Spitze des gegenüberliegenden Unterlappens mit typischer Verkäsung. Dann der drittjüngste Schub, noch in Entwicklung begriffen und daher subkrepitierend, in der rechten Unterlappenspitze.

Gerade dieses Nebeneinander verschieden alter Herde in verschiedenen Entwicklungsstadien verleiht in weiter vorgeschrittenen Fällen der Diagnose Phthisis fibrocaseosa communis eine ganz besondere Sicherheit. Bei einem solchen Nebeneinander verschiedener Auskultationsbefunde fällt auch die sonst so schwierige Differentialdiagnose gegenüber einer akuten kleinherdigen Bronchopneumonie weg. Auch hat F o w l e r recht, wenn er meint, daß das Vorhandensein einer frischen Läsion neben IV. und V. Brustwirbeldorn im Zusammenhang mit physikalischen Zeichen einer alten Spitzenveränderung ein fast sicheres Kennzeichen dieser Form der phthisischen Lungentuberkulose sei. Diesbezüglich nur eine

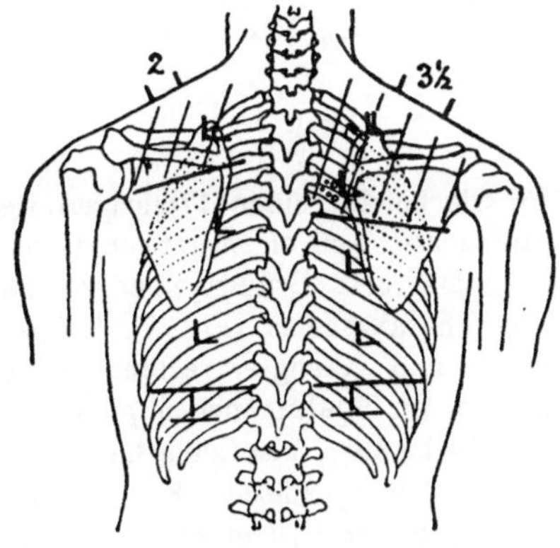

Figur 6.

BEOBACHTUNG 4: Am 5. Dezember 1918 suchte mich die 30jährige Frau eines Kollegen auf, H. Sch. Sie hatte angeblich im Oktober eine Grippe von fünftägiger Dauer gehabt und kann sich seit der Zeit nicht mehr erholen. Sie sei herabgekommen, sei schon früher immer etwas blaß gewesen und habe noch gelegentlich subfebrile Temperatursteigerungen bis 37·5⁰ bei Achselmessung. Der Befund ergab bei ihr, neben etwas hauchendem Inspirium über der gedämpften rechten Spitze und einem inspiratorischen Giemen, subkrepitierendes Rasseln am rechten Hilus, ein Zusammentreffen, wie es eben für eine inzipiente Phthise absolut beweisend ist (siehe Schema Fig. 6). So lautete daher auch meine Diagnose. Die sofort vorgenommene Sputumuntersuchung ergab reichlich Tuberkelbazillen. Im Frühjahr 1920 ist bereits die ganze rechte Seite infiltriert und mußten wir nun, um das drohende Ende hintanzuhalten, einen künstlichen Pneumothorax anlegen, denn zu einer Heilstättenkur und energischen Maßnahmen war Patientin äußerer Verhältnisse wegen nicht zu bringen gewesen.

Noch deutlicher illustriert die Bedeutung dieses Zusammentreffens folgende

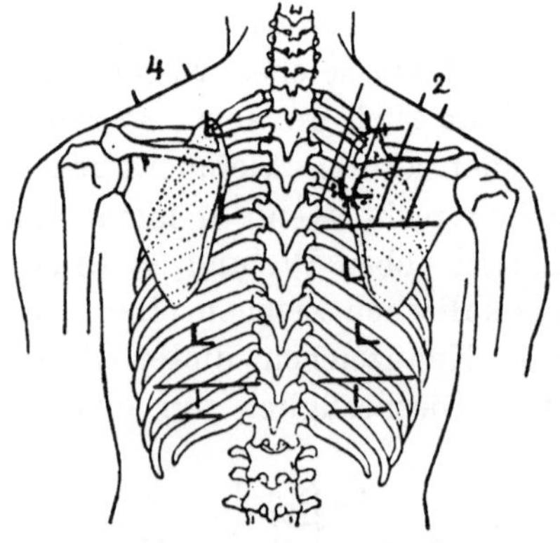

Figur 7.

BEOBACHTUNG 5: Sie betrifft einen 17jährigen Realschüler O. M., der mich am 20. März 1918 aufsuchte, weil er hustete und weil er Angst vor einer Lungentuberkulose hatte, zumal sein Bruder einer solchen erlegen sei. Der Befund ergibt beifolgendes Thoraxschema (Fig. 7). Typisches Käserasseln am rechten Hilus bei gedämpfter und verengter rechter Spitze mit bronchovesikulärem verlängerten Exspirium. Im Sputum neben plumpen homogenen Bazillen schlanke segmentierte Tuberkelbazillen, also auch hier der Befund eines zweiten Schubs. Eine sofort eingeleitete spezifische Kur brachte rasche Besserung, aber der Bazillenbefund war jahrelang zu erheben, erst in jüngster Zeit, Frühjahr 1920, ist das Sputum bazillenfrei.

Ein weiteres, freilich von den meisten Ärzten falsch gedeutetes Charakteristikum dieser Tuberkuloseform bietet die Anamnese.

Jedem Schub einer Phthisis fibrocaseosa entspricht ein Fiebertypus, der sich in seiner reinsten Form folgendermaßen darstellt. Erst kommt es zu einer Continua, welche der Infiltrationsphase entspricht. Die Dauer dieser Continua ist verschieden lang, je nach der Größe und Zahl der Aspirationsherde, und schwankt von einigen Tagen bis zu mehreren Wochen. Daran schließt sich ein stark remittierendes Fieber, entsprechend dem Stadium der Erweichung der tuberkulösen Herde. Dieses remittierende Fieber geht langsam in ein intermittierendes Fieber über, welches mit zunehmender Reinigung und Vernarbung der gesetzten Kavernen immer niedriger und niedriger wird, bis endlich nur mehr subfebrile Abendtemperaturen bestehen. Bei vollständiger Heilung stellen sich ganz normale Temperaturen ein (siehe Kurve bei Piéry, l. c. pag. 419). Jeder Schub ist nun durch eine solche Temperaturkurve gekennzeichnet. Freilich stellt sie sich oft nicht immer so klar und übersichtlich dar, denn oft genug kommt es während der Intermittens oder Remittens zu neuen Schüben, welche die Temperaturkurve dann unregelmäßig gestalten. Die Kranken selbst und ebenso die meisten Ärzte deuten diese Temperaturschübe der Phthisis fibrocaseosa als Grippe, als Influenza, namentlich deshalb, weil dabei die sonst für die Influenza so typische Abgeschlagenheit, die Gliederschmerzen, der Kopfschmerz und überhaupt ein sehr ausgesprochenes Krankheitsgefühl sich findet. Aus dieser Beobachtung und ihrer Mißdeutung hat sich die Lehre von der besonderen Gefährlichkeit der Mischinfektion herausgebildet. Und doch hat uns erst wieder die letzte Pandemie belehrt, daß eine Grippe für eine Lungentuberkulose meist von gar keiner so unheilvollen Bedeutung ist. Siehe darüber die Arbeiten von Bochalli, Creischer, Deutsch, Grau, Amelung, Rössle, Rickmann und Wiese, denen ich voll beipflichten muß. Auch die meisten Erfahrungen von Hayeks, Stähelins und von Leichtweiß sprechen dafür. Darum ist es zum sicheren Nachweis einer Fibrocaseosa, wenn man sie nicht schon während des ersten Schubs erwischt, notwendig, daß man in der Anamnese die sogenannten Influenzaattacken nachweisen kann, jede derselben einen neuen Schub der Krankheit darstellend. Zur Zeit, wo keine Grippepandemie herrscht, sind diese Angaben meist äußerst verläßlich. Jetzt freilich, nachdem die vorjährige und heurige Pandemie die ganze Welt überzogen hat, läßt sich nur aus dem physikalischen Befund erschließen, ob die vor einem Jahre angegebene Grippe eine wirkliche Grippeinfektion oder solch ein Schub einer Fibrocaseosa gewesen ist. Das macht jetzt die sichere Diagnose dieser Form aus der Anamnese recht schwierig, wie ich mich wiederholt überzeugen konnte. Ja, ich bin sogar überzeugt, daß die Fälle, welche Kayser-Petersen beschreibt und wo es angeblich im Anschluß an eine Grippe zu einer später offenen zentralen Lungentuberkulose gekommen war, nicht wirkliche Grippe, sondern solche inzipiente Phthisen gewesen sind, die ja in der Tat einer Grippe zum Verwechseln ähnlich sind. Mit Recht sagt Guth darüber: „Oft möchte ich fast bezweifeln, daß es sich um Influenza handelt, so z. B. bei einem viele Monate in Beobachtung befindlichen Kranken mit Lungenspitzeninfiltration, welcher bei sehr geringem Befunde oft «kryptogene» Temperatursteigerungen aufwies. So werden oft im Herbst und Frühjahr interkurrente Fieberperioden bei Lungenkranken mit und ohne begleitende Bronchitis als «Influenza» allgemein angesprochen werden; dann wird manche «oft wiederkehrende Influenza» in der Anamnese Lungenkranker ihre Erklärung finden, dann auch die Annahme, daß sich die Tuberkulose «nach einer Influenza» verschlimmert oder eine Miliartuberkulose «auf dem Boden einer Influenza» entstanden sei. Nun wird allerdings die Diagnose «Influenza» sehr oft mehr weniger nur per exclusionem zu stellen sein. Aber es geht zu weit, wenn wir in Epidemiezeiten jeden fiebernden Kranken, der bei der ersten Untersuchung keinen deutlichen Befund bietet, als Influenza abtun, um so mehr außerhalb solcher Zeiten." Sahli (l. c. pag. 3) sagt von derartigen Ausdrücken in einer Anamnese direkt: „Eine berüchtigte Diagnose ist für mich auch die Influenza, von welcher Lungenkranke zu sprechen pflegen, wenn sie akute Schübe von Tuberkulose durchmachen."

Freilich gehören Fälle, wie die oben zitierten, nicht mehr zur Phthisis incipiens, denn damit wäre, streng genommen, nur der erste Schub zu bezeichnen. Aus praktischen Gründen und wegen der Möglichkeit vollständiger, keine Funktionsstörungen zurücklassender Ausheilung bezeichne ich aber solche Fälle noch als inzipiente Phthise.

Bis zum dritten Schub haben wir es mit der Phthisis fibrocaseosa incipiens zu tun. Also Herde in den Fossae supraspinatae, in beiden Hilusgegenden, im Mohrenheimschen Dreieck oder in der obersten Axilla fallen in dieses Gebiet. Ist der Prozeß schon weiter vorgeschritten, haben wir schon einen ganzen Oberlappen und einen größeren Anteil des Unterlappens erkrankt, dann haben wir die natürliche Fortentwicklung dieses Krankheitsbildes vor uns, die

Phthisis fibrocaseosa communis confirmata. Bei dieser Krankheitsform geht die Dämpfung schon weiter herunter, bis zum V. oder VI. Wirbeldorn. Besonders wichtig ist dabei für die Abgrenzung mehr gutartiger kortikaler Spitzentuberkulosen (siehe später), daß die untere Begrenzungslinie dieser Dämpfung eine gebrochene Linie vorstellt. Von der Wirbelsäule geht sie zunächst einige Zentimeter horizontal, bis sie die Ober-Unterlappengrenze schneidet. und dann folgt sie der Lappengrenze nach abwärts absteigend, so daß eine ganz eigenartige Dämpfungsfigur daraus hervorgeht, wie sie beifolgendes Schema wiedergibt (Fig. 8 und 9). Diese lobäre Begrenzung

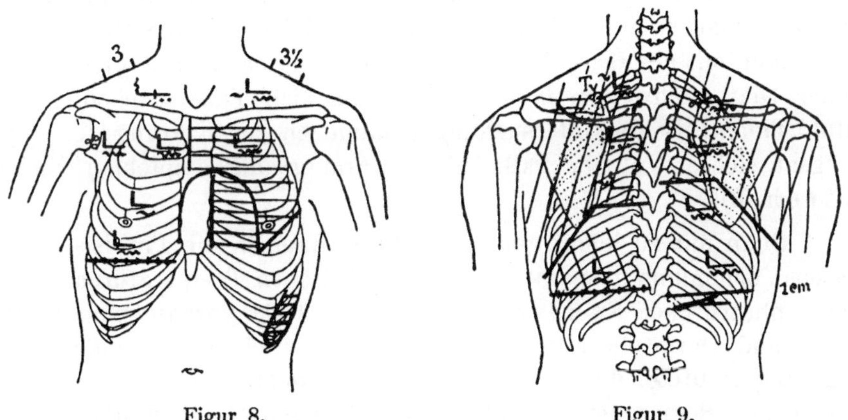

Figur 8.   Figur 9.

der Dämpfung ist dadurch bedingt, daß diese Tuberkulose bronchogen entsteht, wie wir hören werden, und bronchogen weiter schreitet. Dadurch schon wird die lobäre Ausbreitung gewährleistet. Besonders schön zeigt sich die lobäre Lappenbegrenzung im Röntgenbild, wie Fleischner zuerst zeigte, Befunde, die früher oft fälschlich als interlobäre Schwarten gedeutet wurden. Dazu kommt noch, daß die erkrankten Bronchien eine relative Stenosierung und Luftverarmung des betreffenden Lappens bedingen, was wiederum zu Verkürzungen des Perkussionsschalls über dem ganzen Lappen führt. Bei der ausgesprochenen Phthise ist eine volle Ausheilung schwer möglich; es entspricht die Krankheit dem zweiten Stadium und eventuell meist schon dem dritten Stadium der Turban-Gerhardtschen Stadiumeinteilung. Die fast immer gegebene Doppelseitigkeit des Prozesses gestattet nur selten einen künstlichen Pneumothorax. Nur eine rigorose Heilstätten- oder Sanatoriumskur von langer Dauer kann

hier Wandel schaffen und diese nodäre Form der Tuberkulose in eine
mehr zirrhotische überführen, aus ihr eine Phthisis fibrocaseosa communis confirmata secundarie fibrosa machen, die kurz als Tuberculosis fibrocaseosa confirmata bezeichnet werden könnte. Damit kann
das unheilvolle Ende noch aufgehalten werden. Besonders schlecht
wird die Prognose dieser Tuberkuloseform, wenn, wie so häufig, eine
sekundäre Larynx- oder Darmtuberkulose sich dazugesellt. Letzteres
verrät sich meiner Erfahrung nach sehr häufig zuerst durch das Auftreten von tuberkulösen periproktitischen Abszessen, bzw. tuberkulösen Analfisteln. Sonst ist die Diagnose der Darmtuberkulose ja
eine recht schwierige. Beobachtungen an meiner Abteilung aus jüngster Zeit machen diese Diagnose ziemlich sicher, wenn sich okkulte
Blutungen mit der Guajak- oder Benzidinprobe nach dreitägiger blut-
freier Diät nachweisen lassen oder wenn sich Tuberkelbazillen im
Stuhl finden. Beide Untersuchungen kann ich zur Klärung der Heilungsaussichten solcher Fälle nicht warm genug empfehlen [siehe
K i r c h (3)].

Denn nur zu leicht geht diese Form dann in die Phthisis fibrocaseosa communis desperata über mit hektischen Temperaturen, typischer phthisischer Kachexie, der dann so häufig vorhandenen Kehl-
kopf- und Darmtuberkulose. Freilich kann auch dann immer noch
eine unvermutete, das tödliche Ende auf Monate und Jahre hinaus-
schiebende Besserung eintreten, ganz im Gegensatz zu anderen Formen ausgesprochener Phthise, über die wir noch später sprechen
werden. Wohl kann eine foudroyante Blutung in diesem Stadium dem
Leben rasch ein Ziel setzen, meist kommt der Tod langsam näher
und näher. Prämonitorisch für ein nahes Ende sind einige Zeichen,
die ich noch erwähnen muß, weil sie den Arzt häufig in die Lage ver-
setzen, die Zeit des tödlichen Ausganges näher zu fixieren. Da verdient das Auftreten von Thrombophlebitiden und von kachektischen
Ödemen unsere Beachtung. Meine Beobachtungen geben M a r f a n
vollständig recht, der dann den Eintritt des Todes noch vor Ablauf
eines Monates voraussagt. Wenn gar bei derartigen Kranken mit
Knöchelödem ein plötzliches Normalwerden der Temperatur auftritt,
wenn ein solcher Kranker plötzlich neue Lebensfreude und Hoffnung
auf baldige Genesung äußert, wenn der bisher durch Monate andauernde Appetitmangel einem Heißhunger Platz macht, dann kann
man den Tod innerhalb der kommenden Woche erwarten.

Wie verhält sich nun das Sputum bei derartigen Fällen? Ganz

im Beginn des ersten Schubes haben wir nur ganz spärliche, aus
schaumigem Speichel und etwas Schleim bestehende Ballen vor uns,
die nur manchmal kleine Inselchen von Eiter einschließen. Darin
sind noch keine Tuberkelbazillen nachweisbar, wohl aber ist das
Sputum auch zu dieser Zeit schon für Meerschweinchen infektiös, enthält also wohl Muchsche Granula, wie ich in einer Arbeit mit M a t -
s o n zeigen konnte. In dem Moment aber, wo Käserasseln auftritt,
wird das Sputum schleimig-eitrig oder rein-eitrig und dann findet
man auch schon Tuberkelbazillen darin. Dabei ist auch die Form
der Tuberkelbazillen auf die bei uns noch viel zu wenig geachtet
wird, von großer Bedeutung. Denn die ersten Tuberkelbazillen bei
inzipienter Phthise sind spärliche, lange, perlschnurartige Gebilde;
sind auch homogene kurze oder lange darunter, so kann man sicher
sein, daß man es nicht mit einem ersten Schub, sondern mit einem der
späteren zu tun hat.

Ein weiteres, oft sehr wichtiges Kriterium der Phthisis fibrocaseosa communis bildet eine vergrößerte Milz. Dieselbe ist meist
palpabel, ziemlich weich im Gegensatz zu den harten, derben Milz-
tumoren mehr gutartiger Fälle, perkutorisch fast immer vergrößert
zu finden, und bietet so einen, meiner Erfahrung nach, sehr wichtigen
Anhaltspunkt zur Unterscheidung von anderen Spitzenaffektionen
von bedeutend günstigerer Prognose.

Eine weitere wichtige Frage ist die Frage der Diagnose mittels
spezifischer Reaktionen. Denn auch damit lassen sich oft Fälle von
tuberkulösen Spitzenveränderungen von echter beginnender Phthise
trennen. Im allgemeinen kann man sagen, daß die echte beginnende
Phthise, solange sie noch in Entwicklung oder im Fortschreiten begriffen ist, sehr niedrige Allergiewerte, oft sogar eine direkte Anergie
zeigt. Ich kam darauf nicht so sehr deshalb, weil derartige Injektionen aus diagnostischen Gründen vorgenommen wurden, denn das
ist ja bei dem meist ganz unzweifelhaften Befunde und dem
positiven Sputum überflüssig. Aber man kommt darauf, wenn man
eine spezifische Kur einleitet, denn da sieht man eine große Mannigfaltigkeit. Es gibt viele Fälle, welche erst auf ganz hohe Dosen zu
reagieren beginnen. So verfüge ich über mehrere Beobachtungen, die
trotz deutlichen Befundes und positiven Sputums erst auf $2\cdot0$ mm³
ATK die erste Reaktion zeigten, andere wieder erst auf $4\cdot0$ bis $7\cdot0$,
wieder andere dagegen reagierten schon aus $0\cdot45$ mm³ erstmalig, oder
gar noch auf geringere Dosen. Es erklärt sich dies zumeist aus der

kurz vorhergegangenen fieberhaften Attacke, welche die Allergie stark herabgedrückt hat. Es ist das dieselbe Beobachtung, welche ich schon seinerzeit bei den hochfiebernden Pleuritiden und Peritonitiden machen konnte (W. Neumann, 5). Wir können also danach im großen ganzen sagen, daß eine geringe Tuberkulinempfindlichkeit bei deutlichem Spitzenbefund am ehesten für eine Phthisis fibrocaseosa incipiens und gegen eine spezifische, mehr fibröse Spitzentuberkulose spricht. Doch findet sich diese Anergie auch bei der chronisch-rezidivierenden Pleuritis, so daß man diese beiden in ihrer Prognose und in ihrem späteren Schicksal so grundverschiedenen Tuberkuloseformen danach allein nicht auseinander halten kann. Die abortive Tuberkulose dagegen zeigt meist eine starke Reaktionsfähigkeit und am stärksten die Phthisis fibrocaseosa secundarie fibrosa.

Die Differentialdiagnose umfaßt verschiedene andere Formen von Spitzenprozessen, die ähnliche Befunde bieten. Auf die meisten dieser Prozesse kann ich an dieser Stelle noch nicht näher eingehen, vielmehr wird die genaue Differentialdiagnose erst an den betreffenden Stellen meiner späteren Auseinandersetzungen gegeben werden.

Zunächst die Differentialdiagnose der Phthisis fibrocaseosa communis incipiens. Sie hat in ihrem ersten Beginn eine gewisse Ähnlichkeit mit der

1. Spitzenpleuritis, der Pleuritis apicalis sicca im Rahmen einer Pleuritis tuberculosa chronica recidivans, der Pleurite à répétition von Piéry. Hier walten die Schmerzerscheinungen bedeutend mehr vor, es besteht kein Auswurf; die Temperatur ist normal oder bedeutend weniger erhöht. Bei der Auskultation hört man trockenes Reiben, welches freilich über den Spitzen an trockenes Krepitieren oder Subkrepitieren erinnern kann. Auch ist das Allgemeinbefinden bedeutend weniger gestört wie bei der echten beginnenden Phthise. Immerhin gibt diese Erkrankung, deren Prognose viel gutartiger ist, am häufigsten zu Verwechslungen Anlaß, und oft kann nur eine längere Beobachtung der Temperatur und des Sputums die sichere Entscheidung bieten.

2. Auch eine Spitzenbronchitis, sei es tuberkulöser, sei es nicht spezifischer Natur, kann ähnliche Erscheinungen zeigen. Auch diese Erkrankung wird häufig für eine beginnende Phthise genommen. Die Rasselgeräusche sind aber weniger gleichmäßig, sind mit trockenem Schnurren oder Giemen gemischt und sind über einem bedeutend größeren Bezirk hörbar als bei der echten beginnenden Phthise, wo

sie sich um einen zentralen Punkt gruppieren. Bei der nicht tuberkulösen Bronchitis fehlen übrigens die Tuberkelbazillen in ihrem ganzen Verlauf, bei der spezifischen Bronchitis freilich sind sie zwar· auch auffindbar, bleiben aber spärlich und sind meist kurz, homogen. Selbst eine tuberkulöse Spitzenbronchitis aber bietet ein ganz anderes, viel gesünderes Aussehen als eine beginnende Phthise.

3. Am täuschendsten ähnlich sind der echten beginnenden Phthise zirkumskripte bronchopneumonische Herde in den Lungenspitzen, wie sie bei der Grippe gelegentlich vorkommen und wofür ich oben schon ein Beispiel angeführt habe. Sind auch in den Unterlappen die typischen Grippeherde zu finden, dann bereitet die Differentialdiagnose wohl keine Schwierigkeiten. Unübersteiglich können sie auf den ersten Blick werden, wenn sie nur an zirkumskripter Stelle der Spitze lokalisiert sind wie in jener Beobachtung. Oft hilft hier, die Entscheidung zu treffen, die belegte Zunge bei schweren grippösen Prozessen und die reine Zunge der beginnenden Phthise. Übrigens wird nach einiger Zeit eine Sputumuntersuchung bald Klarheit bringen.

4. Auch eine bedeutend schwerer zu bewertende Phthis caseosa incipiens kann zu Verwechslungen Anlaß geben. Hier sind aber die Allgemeinerscheinungen bedeutend ausgeprägter, wie wir gleich im nächsten Abschnitt hören werden. Es beginnt diese Krankheit nach Art einer schweren Infektionskrankheit mit sehr hohem Fieber, sehr intensivem Husten und ausgesprochener Dyspnoe. Das Allgemeinbefinden zeigt große Abgeschlagenheit mit Verlust der Kraft, während die Abmagerung weit mehr in den Hintergrund tritt.

5. Die unschriebene Spitzenmiliare macht ähnliche Allgemeinerscheinungen wie die echte inzipiente Phthise. Wenn aber die Rasselgeräusche selbst durch Monate hindurch immer die gleichen bleiben, wenn kein Käserasseln sich daraus entwickelt und kein Gurgeln, wenn eine wiederholte Sputumuntersuchung immer wieder das Freisein von Tuberkelbazillen erweist, dann darf man diese Diagnose stellen. Sie schließt eine bedeutend günstigere Prognose in sich. Auch hier haben wir meist einen Milztumor, der aber bedeutend härter und derber ist als der weiche Milztumor der inzipienten Phthise. Andere Unterscheidungsmerkmale werden später bei der betreffenden Form des näheren erörtert werden.

Die Phthisis fibrocaseosa incipiens secundarie fibrosa verdient noch eine ganz besondere Besprechung. Während der Kranke mit einer beginnenden oder schon weiter vorgeschrittenen Phthise sich zur Zeit eines neuen Schubes und einige Zeit nachher recht elend und schwach fühlt, hören die subjektiven Krankheitserscheinungen mit dem Aufhören des Fiebers fast vollständig auf, so daß diese Kranken sich vollständig gesund fühlen, trotzdem eine genaue Untersuchung deutlich kleine, sich reinigende oder gereinigte Zerfallsherde in den Lungenspitzen nachweisen läßt. Während der akute Schub zu einer ziemlich raschen Abmagerung geführt hatte und zu einer hochgradigen Blässe, setzen die Kranken nachher wieder Fett an und ihre Farbe wird für die oberflächliche Betrachtung wieder eine recht gute. Ein Landaufenthalt von einigen Wochen, eine kurze Erholung kann da Hervorragendes leisten. H o l l ó hat dies in seiner sehr interessanten Arbeit über die Zweiteilung der Tuberkulose bei Erwachsenen trefflich herausgearbeitet. Er sagt: „Die Lungenschwindsucht ist nur im ganzen und für die Dauer schwer heilbar, die einzelnen Exazerbationen jedoch sind meist sehr leicht zu beeinflussen, so daß diese Eigenschaft sozusagen zum Charakter ihres Krankheitsbildes gehört. Ein ansprechendes Milieu und besonders die Bettruhe machen schon in kurzer Zeit ihre zweifellos günstige Wirkung offenbar. Innerhalb drei Wochen werden die meisten zur Bettruhe verhaltenen Phthisiker fieberfrei. In der reinen Luft wird der Husten minimal und die Schmerzen schwinden; einfache Kaltwasserprozeduren bringen die Schweiße zum Schwinden, der Appetit verbessert sich, der Muskeltonus wird hergestellt, der Patient kommt zu Kräften und schließlich ist nichts leichter, als einen Phthisiker aufzufüttern." Für den Kenner freilich bieten die anscheinend gut aussehenden Kranken doch ein ganz eigentümliches Bild. Hier finden wir besonders ausgesprochen die Erscheinungen der Beauté phthisique, die ich schon im ersten Teil geschildert habe, mit der alabasterartig durchscheinenden Haut und den roten Backen usw. usw. Hier finden wir aber noch weiterhin, namentlich bei sonnengebräunten Patienten, ein ganz eigentümliches Gelbbraun bei roten Wangen, was die Schwere der Erkrankung verrät. Die subjektiven Erscheinungen sind so gering, daß man Mühe hat, die Kranken in der Sprechstunde von der Schwere ihres Leidens zu überzeugen, und erst, wenn man ihnen den positiven Sputumbefund mitteilt, sind sie dazu zu bewegen, das Spital oder eine Heilstätte aufzusuchen. Aber auch hier drängen sie sehr bald auf Entlassung, weil sie sich nach kurzer Erholung vollständig gesund und wohl fühlen, weil auch gelegentliche Fiebersteigerungen leichteren oder selbst höheren Grades auf Antipyretika sehr gut reagieren, wie ebenfalls Holló zuerst gezeigt hat.

Diese Momente unterscheiden diese Tuberkuloseform auch am leichtesten

1. von der Tuberculosis abortiva, auf deren Unterscheidung ich später zu sprechen komme, und

2. von der Tuberculosis fibrosa densa, die uns ebenfalls noch später beschäftigen wird.

Die Phthisis fibrocaseosa confirmata gibt Anlaß zu Verwechslungen

1. mit bronchopneumonischen Herden bei Herz- und Nieren-kranken. Eine genaue Untersuchung des Herzens und des Urins jedes Kranken, das Fehlen von Tuberkelbazillen im Sputum wird die Differentialdiagnose meist leicht stellen lassen. Aber der Arzt muß sich derartige Untersuchungen bei jedem Lungenkranken zur Regel machen, sonst geschieht es, wie ich das schon wiederholt erlebt habe, daß Nieren-Kranke monatelang als lungentuberkulös behandelt werden, ohne daß es irgend einem Arzt einmal eingefallen wäre, den Urin zu untersuchen. Auch sah ich erst kürzlich einen Soldaten, der in den verschiedensten Tuberkulose-Spitälern gewesen war und der bei der Untersuchung die typischen Zeichen einer Endocarditis lenta mit Milzinfarkt erkennen ließ. Ich lehnte daraufhin ab, die Rassel-geräusche als tuberkulös anzusehen, und die nach Jahresfrist vorge-nommene Autopsie ergab auch tatsächlich ein vollständiges Freisein von jeglicher Tuberkulose.

2. Auch eine schleppend verlaufende Pneumonie oder Broncho-pneumonie der Lunge unterscheidet sich von der ausgesprochenen Phthise durch das Fehlen von Tuberkelbazillen, die ja bei dieser Form der Tuberkulose unbedingt vorhanden sein müssen.

3. Eine käsige Pneumonie oder eine galoppierende Schwind-sucht verrät sich durch viel ausgesprochenere Allgemeinsymptome und durch den viel rascheren Verlauf von der gewöhnlichen Phthise.

4. Besonders wichtig ist die Differentialdiagnose gegenüber bronchitischen oder trockenen pleuritischen Schüben, die bei einer fibrösen Phthise oder seltener bei einer abortiven Tuberkulose auf-treten, denn dann bekommen die sonst zu keiner Verwechslung Anlaß gebenden klanglosen Rasselgeräusche der Bronchitis oder Pleuritis, durch das Auftreten in Bronchien, welche in schwielig verdichtetem Lungengewebe liegen, einen klingenden, manchmal sogar fast metal-

lischen Charakter. Sie können sich dann mit Bronchialatmen und Pectoriloquie der Flüsterstimme verbinden, die schon vorher durch indurative Veränderungen gegeben war, das Giemen und Pfeifen wird zu schluchzenden Rasselgeräuschen. Da hilft oft nur ein längeres Zuwarten mit genauer Beobachtung der Temperatur. Freilich gibt die Beobachtung der Kranken uns Hilfsmittel der Unterscheidung an die Hand. Bei solchen Fällen sind die Rasselgeräusche viel gleichmäßiger über einem großen Lungenbezirk zu hören, und das Allgemeinbefinden der Kranken ist bedeutend weniger gestört. Auch hier kann das Fehlen der Tuberkelbazillen einen raschen und sicheren Aufschluß geben. Aber selbst das Vorhandensein von einigen meist homogenen Tuberkelbazillen schließt derartige Fälle nicht aus, denn nicht so selten kann sich auch ein erweichender käsiger Tuberkuloseherd mit solchen bronchitischen Schüben vergesellschaften und dann für den ersten Augenblick es uns unmöglich machen, die genaue Ausdehnung des phthisischen Prozesses festzustellen.

5. Auch eine Kongestivtuberkulose im weiteren Verlauf einer achtlos behandelten abortiven Spitzentuberkulose kann zu derartigen Verwechslungen Anlaß geben. Doch werden wir darüber erst später hören.

Bei der **Phthisis fibrocaseosa desperata** liegt zunächst

1. die Verwechslung mit einer käsigen Pneumonie oder einer Phthisis caseosa desperata sehr nahe. Doch da entscheidet die Anamnese, welche in diesem Falle einen nur über wenige Wochen oder Monate sich erstreckenden Verlauf ergibt, während eine gleichweit vorgeschrittene Fibrocaseosa sich anamnetisch schon auf Jahre zurückverfolgen läßt. Diese Unterscheidung ist nicht rein akademisch, sondern auch von praktischer Bedeutung, weil selbst in diesem Stadium bei einer Fibrocaseosa monatelange Besserungen und Remissionen sich einstellen können, während bei den käsigen Formen diese gänzlich ausgeschlossen sind.

2. Von einem ähnliche physikalische Erscheinungen gebenden Lungenkrebs (Bronchuskrebs), metastatischer Lungensarkomatose und Bronchiektasien, namentlich auf dem Boden einer alten Syphilis, unterscheidet vor allem die Abwesenheit der Tuberkelbazillen. (Siehe Neumann, 8.)

Zum Schlusse dieses Abschnittes erhebt sich noch die Frage, ob man einem Menschen schon Jahre vorher prophezeien kann, ob er an einer derartigen inzipienten Phthise erkranken wird oder nicht. Meine Erfahrungen darüber scheinen nicht dafür zu sprechen. Die meisten Fälle von Phthise, die ich zu Gesicht bekam, erkrankten aus voller Gesundheit. Ich verfüge bisher trotz 15jähriger genauer Verfolgung aller meiner Kranken über keine Beobachtung, wo ich jemanden früher wegen einer anderen Tuberkulose-Affektion, eines primären Herdes, einer Bronchialdrüsentuberkulose oder sonst einer gutartigen Tuberkuloseform behandelt hätte, der dann später eine derartige inzipiente Phthise geboten hätte. Freilich ist die Beobachtungszeit dazu vielleicht noch viel zu kurz, um so mehr, als ja auch meine Erfahrungen auf diesem Gebiete im Laufe der Jahre und mit zunehmender Übung gewachsen sind. Aber aus den mir zur Verfügung stehenden Beobachtungen muß ich den Schluß ziehen, daß die inzipiente Phthise wie ein Blitz aus heiterem Himmel gerade die Gesündesten der Gesunden befällt. Es ist das ein sehr wichtiger Gesichtspunkt, weil er, wenn er sich auch bei weiterer Beobachtung als richtig herausstellen sollte, uns zeigt, daß die Bestrebungen, sogenannte Prophylaktiker durch eine Heilstättenkur vor dem Ausbruch einer späteren Lungenphthise schützen zu wollen, meist ein Schlag ins Wasser sind, denn gerade die abortive Spitzentuberkulose, die Spitzenpleuritiden, die Bronchialdrüsentuberkulose Erwachsener sind gar nicht so besonders von dieser Gefahr bedroht, sondern gerade die, welche als vollständig Lungengesunde nicht die Hilfe eines Arztes in Anspruch nehmen. Es wird also damit viel Geld umsonst hinausgeworfen, welches zur Bekämpfung und Heilung der schon ausgebrochenen inzipienten Phthise viel zweckdienlicher angewendet werden könnte. Diese Beobachtung ist ein Beweis für die Auffassung R a n k e s, wonach diese gewöhnliche Phthise sich bei einem Individuum mit vollständig ausgeheiltem Primärkomplex (mit verkreidetem Primärherd, verkreideten bronchopulmonalen und verkreideten tracheobronchialen Drüsen) entwickelt, wenn eine neue massive Infektion derartig umgestimmte Individuen trifft. Doch werden wir darüber in einem zusammenfassenden pathogenetischen Kapitel das Nähere hören.

Erst kürzlich beobachtete ich einen Fall, der mir das eben Erörterte klar zu beweisen scheint.

BEOBACHTUNG 6: Am 18. Februar 1920 kam eine 50jährige Frau R. F. zu mir. Sie hatte im Juni 1919 nach langjähriger Krankheit einen erwachsenen Sohn an offener Lungentuberkulose in Kombination mit Tabes dorsalis verloren, einige Monate darauf eine erwachsene Tochter mit galoppierender Schwindsucht, und beide Kinder lange Zeit aufopfernd gepflegt. Im Dezember 1919 begann sie selbst zu husten. Dabei kein Auswurf, keine Nachtschweiße, keine Abmagerung. Sie kam dann zu mir, um sich von dem Zustand ihrer Lungen zu überzeugen. Ich untersuchte sie genau, fand keine Zeichen von Bronchialdrüsentuberkulose, keine Anzeichen für einen primären Herd, keine abnormen Dämpfungen. Der einzige pathologische Befund war eine leichte Verengerung des Krönigschen Feldes links, 4 cm gegenüber 4½ cm rechts und etwas unreines Inspirium über der linken Supraspinata. Die Gefäße waren rigid, der Herzspitzenstoß hebend, beide Subklaven hochstehend und lebhaft pulsierend. Ich dachte daher bei der schon zehn Jahre im Klimax befindlichen Frau vielmehr an einen Husten, ausgelöst von einer Arteriosklerose des Aortenbogens, wie dies G e r b e r jüngst erst beschrieben hat. Tatsächlich war der Blutdruck erhöht, 155 mm Hg systolisch, 85 diastolisch nach Riva-Rocci. 14 Tage später aber kam es zu hohem Fieber und zu Auswurf. Der Auswurf enthielt bald darauf Tuberkelbazillen und die Untersuchung am 8. April ergab bereits deutliches Käserasseln über der linken Supraspinata. Jetzt hat die Frau eine ganz ausgesprochene gewöhnliche Phthise. Auch die Röntgenuntersuchung dieses Falles zeigt nichts von alten Herden, denn die von Dr. E i s l e r vorgenommene Aufnahme ergab: „Die rechte Spitze normal hell, die linke mit einzelnen Herden durchsetzt. Im linken oberen Lungenfeld neben dem Mediastinum ein kompakter, peribronchial verlaufender Infiltrationsstrang. Die restlichen Lungenfelder normal lufthältig. Die bronchopulmonalen Drüsen beiderseits normal, auf der linken Seite über das normale Maß vergrößert. Gefäßzeichnung nicht verstärkt. Zwerchfell und Sinus gut verschieblich.“

Das ist der einzige Fall, den ich bisher sah, wo sich bei einem Kranken ursprünglich noch keine Tuberkulose feststellen ließ, und der bald darauf deutliche phthisische Zeichen bot. Sie hatte wenige Wochen früher keine Zeichen für eine Bronchialdrüsentuberkulose, für einen primären Herd oder sonst eine Lungenaffektion gezeigt. Aus abortiven oder fibrösen Spitzen habe ich bisher noch keine gewöhnliche Phthise sich entwickeln sehen.

Diese meine Auffassung deckt sich auch mit den statistischen Feststellungen H a y e k s (1), R e i c h e s und Z a d e k s während des Krieges. Diese Autoren fanden ja, daß die Lungentuberkulose gerade bei jenen Soldaten in einem weit größeren Prozentsatz einen bösartigen phthisischen Verlauf aufweist, welche vorher ganz gesund gewesen waren und auch keine erbliche Belastung in ihrer Familienanamnese erkennen ließen.

Röntgenologisch gehört diese Form der Tuberkulose zu den großknotigen, fibrösen, ulzerösen Tuberkulosen im Sinne der Einteilung von G e r h a r t z. Dabei spielt die frühzeitige lobäre Abgrenzung der Schatten, wie F l e i s c h n e r zeigte, und eine rasch auftretende Höhlenbildung ein wichtiges diagnostisches Kriterium. Auch müßte hier eine genaue Röntgenuntersuchung gemäß ihrer Entstehung auf dem Boden eines abgeheilten Primärkomplexes auch immer den verkalkten Primärherd gleichzeitig nachweisen lassen, wodurch die Diagnose dieser Form eine gesicherte Basis gewänne. Genaue Untersuchungen darüber liegen noch nicht vor.

Therapie: Schon eingangs dieses Abschnittes habe ich gesagt, daß mit der Diagnose Phthisis fibrocaseosa für den Arzt und den Kranken die Mahnung sich ergibt, alles Menschenmögliche daran zu setzen, eine weitere Ausbreitung zu verhindern, neue Schübe hintanzuhalten. Solche Fälle, namentlich solange sie noch inzipient sind, gehören in die Heilstätten und in die Spitäler. Hier muß das ganze Rüstzeug der Phthiseotherapie einsetzen. Doch darf man sich nicht selbst von einer höhergradigen Gewichtszunahme, die ja bei dieser Krankheitsform so leicht zu erzielen ist, täuschen lassen und sich damit zufrieden geben. Die Gefahr ist erst dann einigermaßen ge bannt, wenn es gelingt, die Kranken bazillenfrei zu machen. Von rechtswegen sollten derartige Kranke nicht früher aus den Heil- und Behandlungsstätten entlassen werden, denn dann sind sie einerseits keine Gefahr für ihre Umgebung, anderseits sind sie dadurch auch selbst von der weiteren Verbreitung ihrer Krankheit in der befallenen Lunge gefeit. Dazu ist ja ihr Bronchialbaum gerade bei dieser, intracanaliculär fortschreitenden Tuberkulose besonders disponiert. Daher auch die strenge Regel, daß derartige Patienten, auch wenn sie sich ganz wohl fühlen, sich vor jeder starken körperlichen Anstrengung, vor jeder Bergpartie, vor jedem Sport, jedem Tanz, kurz vor jeder Arbeit, die eine forcierte Atmung notwendig macht, auf das sorgfältigste hüten müssen. Ganz abgesehen davon, daß eine derartig keuchende Atmung zur Weiterverbreitung der Phthise, zum Aufschießen neuer Herde führen kann, ist ja auch hier besonders häufig die Gefahr gegeben, daß eine pneumonische Form der Tuberkulose sich dazu gesellt, worüber wir noch später hören werden. Wie oft schon war eine durchtanzte Nacht, eine Hochtour der Anlaß, daß ein scheinbar ganz symptomloser phthisischer Herd sich über die Lunge ausbreitete, wofür dann Arzt und Laie gewöhnlich die Überhitzung des Körpers und einen eventuell kalten Trunk verantwortlich machen, das pathologische Geschehen ganz mißdeutend.

Am sichersten und leichtesten gelingt die Erreichung der Bazillenfreiheit durch eine spezifische Kur, denn die reinigt die Krank-

heitsherde vermöge der Herdreaktionen von den nekrotischen Partien. Deshalb ist eine solche in jedem Falle anzuwenden, sobald das
Fieber abgeklungen ist und die Kräfte des Kranken sich zu erholen
beginnen. Man lasse sich nicht, wie es meistens geschieht, von der
Anwendung einer spezifischen Kur deshalb abhalten, weil die Kranken ja an und für sich an Gewicht sehr gut zunehmen und sich subjektiv ganz beschwerdefrei fühlen. Die Kur wird gewöhnlich mit
der Verdünnung 1:100.000 (also mit 4/V) begonnen. Man steigt dann
derart an, jede Reaktion meidend, daß aus jeder Verdünnung sechs
Dosen gegeben werden, bis auf 100 mm³. Fast immer erlebt man
bei einer derartigen Kur, daß das Sputum zunächst bazillenfrei wird
und endlich ganz verschwindet. Doch darf man sich auch dann noch
nicht der Hoffnung hingeben, daß nun die Krankheit endgültig gebannt
sei. Der Kranke muß angehalten werden, sich bei jeder subjektiven Verschlechterung neuerdings einzufinden. Er muß angehalten werden,
sich auf jeden Fall alle halben Jahre zur Nachuntersuchung einzufinden. Hört man noch Rasselgeräusche, hat er wieder Sputum oder gar
Bazillen, so muß sofort eine neue spezifische Kur einsetzen. Nur so
kann man derartige Fälle vor einem bösen Ende bewahren. Ich kenne
viele Kranke, die schon mit ausgesprochener (konfirmierter) gewöhnlicher Phthise in meine Beobachtung kamen, und die ich, so vorgehend,
mit etappenmäßiger Kur seit mehr als zehn Jahren in voller Leistungsfähigkeit erhalten habe, ohne daß ein neuer Schub zu neuen Zerstörungsherden in der Lunge geführt hätte. Sind die Herde zu groß, läßt
sich trotz wiederholter Kur keine Bazillenfreiheit erreichen, dann
wird man bei derartigen Fällen trotz ihrer Beiderseitigkeit einen Versuch mit einem künstlichen Pneumothorax machen, zunächst auf
der mehr erkrankten Seite.

Aus dieser Sachlage ergibt sich auch unser Verhalten gegenüber einer eventuellen Schwangerschaft. Ist einmal die Diagnose:
inzipiente Phthise gestellt und gesichert, dann gibt es kein Austragen der Gravidität, denn die Geburt mit ihren Wehen führt unbedingt zu einer Weiterverbreitung der Erkrankung, führt zu neuen
Herden. Das gilt selbst dann, wenn nur die Diagnose durch den ehemals positiven Bazillenbefund über jeden Zweifel erhaben ist. Selbst
Fieberlosigkeit ist hier kein Grund, die Schwangerschaft fortbestehen
zu lassen. In den wenigen Fällen, wo ich auf Bitten der Patientinnen,
die gerne ein Kind haben wollten, von einer Unterbrechung absah,
wohl ausdrücklich auf eigene Gefahr der Kranken, habe ich immer

nur traurige Erfahrungen gemacht. Solange die Gebärmutter sich vergrößert, die erkrankte Lunge entspannend, fühlen sich derartige Kranke sehr wohl, wie unter einem beiderseitigen Entspannungspneumothorax. Die plötzliche Entlastung der Lunge, ihre Wiederausdehnung mit der Geburt bringt die Gefahr.

2. Die Phthisis caseosa incipiens = die beginnende galoppierende Schwindsucht

Ist schon bei der Phthisis fibrocaseosa incipiens häufig das den phthisischen Aspekt bietende Allgemeinaussehen ganz im Beginn ausschlaggebender für die Diagnose als der physikalische Befund, der erst mit den späteren zweiten oder dritten Schüben die einwandfreien charakteristischen Züge bekommt, so gilt das in noch höherem Grade für diese maligneste Form der beginnenden Phthise. Die Kranken sehen hochgradig blaß aus, zeigen dabei meist einen guten Panniculus adiposus im Gegensatz zu den gewöhnlichen Phthisen, welche eher abgemagert sind. Die beginnende galoppierende Schwindsucht ist mehr vergiftet als abgezehrt. Der Husten ist viel intensiver, die allgemeine Abgeschlagenheit und Mattigkeit ist eine viel ausgesprochenere. Die Dyspnoe ist hochgradig. Schon frühzeitig zeigt sich ein idiomuskulärer Wulst, das Myödem. Schon zu Beginn ist hohes Fieber vorhanden, welches starke Schwankungen zeigt und zu profusen Nachtschweißen führt.

Die Lungenuntersuchung zu Beginn ergibt noch keinen besonders charakteristischen Befund. Wir hören entweder überhaupt nur sehr wenige und undeutliche Rasselgeräusche (siehe die beifolgenden Thoraxbefunde Fig. 13 und 15) oder wir hören über beiden Lungen pfeifende und schnurrende Geräusche, untermischt mit feuchtem Rasseln, welches an einer oder der anderen Stelle besonders in den Vordergrund tritt, so daß man mit Recht an eine grippöse Bronchopneumonie denken muß. Aber schon nach einigen Tagen (zehn etwa) werden die Rasselgeräusche feucht, es tritt Gurgeln auf und nach Ablauf von 2 bis 3 Wochen hat man Kavernensymptome vor sich, welche die Sachlage mit einem Schlage klären.

Sehr rasch, innerhalb weniger Wochen geht diese P h t h i s i s c a s e o s a i n c i p i e n s in die Phthisis caseosa confirmata über und wird ohne Grenze von der P h t h i s i s c a s e o s a d e s p e r a t a gefolgt, so daß die ganze Krankheit bis zum Tode 2 bis 6 Monate dauert. Der Exitus geht häufig unter den Erscheinungen eines Pneumothorax vor sich, weil hier wegen der mangelnden Bindegewebsreaktion die Kavernen sehr leicht durch die Pleura perforieren. Das Auftreten eines Spontan-Pneumothorax ist sogar für diese Form der Tuberkulose ein ganz besonders charakteristisches Symptom. In manchen Fällen wird der Tod durch eine profuse Haemoptoe, durch das Auftreten einer tuberkulösen Meningitis oder einer allgemeinen Miliartuberkulose beschleunigt.

Für die Phthisis caseosa confirmata ist die große Feuchtigkeit der Rasselgeräusche, ihre Reichlichkeit und ihre verschiedene Größe an den verschiedenen Stellen des Thorax charakteristisch. Dabei sind die Rasselgeräusche wegen der fehlenden Bindegewebsreaktion und der dadurch bedingten mangelhaften Resistenz des Lungengewebes auch als klingende und gurgelnde Geräusche niemals von der Brillanz und Schärfe, wie sie die gewöhnlichen Phthisen und namentlich die sekundär-fibrösen Phthisen aufweisen, so daß sich auch daraus ein wichtiger differentialdiagnostischer Gesichtspunkt gewinnen läßt. Es führt das direkt über zu den anauskultatorischen Phthisen, die ich seinerzeit beschrieben habe (W. Neumann, 1, Beobachtung 1). Die Atmung ist dabei immer sehr deutlich und scharf, und die Rasselgeräusche scheinen darauf aufgepfropft zu sein, nur an einzelnen Stellen besteht etwas Bronchialatmen oder amphorisches Atmen. Diese Abweichungen des Atemgeräusches zeigen aber nirgends einen vorherrschenden Charakter. Auch sind im Gegensatz zu den bronchopneumonischen Affektionen die Erscheinungen doch einigermaßen über den Lungen fixiert. Man hört also durch Tage und Wochen das Gurgeln, das amphorische Atmen oder Bronchialatmen an den gleichen Stellen, während diese Erscheinungen bei der tuberkulösen Bronchopneumonie eine große Beweglichkeit erkennen lassen.

Den Lungenbefund eines derartigen Falles von käsiger Phthisis gibt beifolgendes Thoraxschema wieder (Fig. 10 und 11).

BEOBACHTUNG 7: Es handelt sich um eine 35jährige verheiratete Engländerin A. U., die am 24. Februar 1920 meine Abteilung aufsuchte. Sie war immer gesund gewesen und erst seit Weihnachten 1919 krank. Wieweit trotz der kurzen Krankheitsdauer ihr Lungenprozeß schon vorgeschritten ist, ergibt wohl am besten der physikalische Lungenbefund, der auch gleichzeitig erkennen läßt, wie wenig brillant die Rasselgeräusche und Atemveränderungen sich darstellen. Der Röntgenbefund zur Zeit ihrer Aufnahme, ungefähr zur gleichen Zeit wie der physikalische Befund, den die Thoraxschemen wiederspiegeln, ergab ausgebreitete Infiltration beider Spitzen und Oberlappen, rechts mehr homogene Infiltration, links zahlreiche strangförmige und rundliche Herde in den Spitzen, Oberlappen und in der Hilusgegend. Zwerchfell schlecht verschieblich, besonders links.

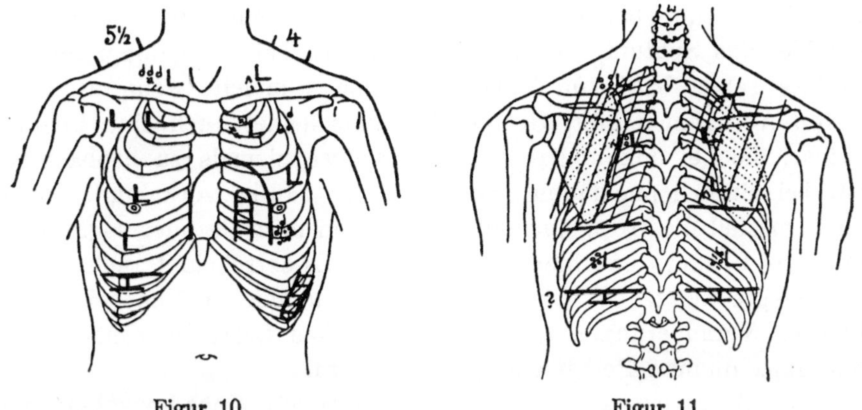

Figur 10. Figur 11.

Das Sputum ist anfangs schmutzig braunrot und wird später rein gelb. In einigen Fällen, den hämoptoischen Formen von B ä u m l e r und A. F r ä n k e l, beginnt die Krankheit mit blutigem Auswurf durch Tage und Wochen, der mit ziegelrotem und mit rostfarbenem Sputum abwechselt. Gleich zu Beginn, manchmal aber erst nach längerem Krankheitsverlauf, wimmelt der Auswurf von Tuberkelbazillen, vor allem homogenen, kurzen, untermischt mit wenigen perlschnurartigen Bazillen.

Die Milz derartiger Fälle ist ebenfalls oft vergrößert, aber womöglich noch weicher und weniger deutlich palpabel, wie bei der gewöhnlichen Phthisis. In vielen Fällen, namentlich zu Beginn, fehlt überhaupt jegliche Milzvergrößerung, selbst für die Perkussion.

Die spezifische Reaktion bei diesen Fällen kann vollständig im Stiche lassen, denn, wie wir noch aus späteren Beobachtungen erfahren werden, sind derartige Fälle selbst noch wenige Wochen vor dem Tode ganz gehörig allergisch gegen Tuberkulin.

Die Differenzialdiagnose betrifft hier vor allem den Beginn.

1. So kann in den ersten Tagen oft nicht entschieden werden, ob wir es mit einer käsigen Pneumonie oder eventuell mit einer allgemeinen Miliartuberkulose zu tun haben. Da wird freilich das Auftreten von Rauhigkeiten über einer Spitze, das Auftreten von Bron-

chialatmen an umschriebenen Stellen, das Auftreten von feuchten, klingenden und grobblasigen gurgelnden Rasselgeräuschen die Diagnose im Sinne einer galoppierenden Phthise klären.

2. Eine zweite Verwechlungsmöglichkeit, die schon oben kurz gestreift wurde, betrifft die Grippebronchopneumonie. Hier entscheidet das Sputum, welches, wie erwähnt, bei der galoppierenden Phthise schon bald von Tuberkelbazillen wimmelt, wenn es auch davon Ausnahmen gibt. Gelegentlich entscheidet auch eine Leukozytose, die bei unkomplizierter Tuberkulose niemals zu beobachten ist, bei Bronchopneumonie jedoch relativ häufig vorkommt, wenn auch speziell die Grippepneumonie oft auch normale oder sogar verminderte Leukozytenzahlen erkennen läßt. Es entscheidet auch häufig die belegte Zunge bei schwerer Grippepneumonie, welche bei tuberkulösen Veränderungen fast durchwegs ohne Belag oder höchstens mit ganz dünnen Belägen angetroffen wird.

3. Auch ein akuter Schub im Verlaufe einer gewöhnlichen Phthise kann zu Verwechslungen Anlaß geben. Doch hier entscheidet die auf Jahre hinausgehende Vorgeschichte bei der gewöhnlichen Phthise gegenüber dem kurzen, höchstens nach Monaten zählenden Verlauf bei der galoppierenden Schwindsucht die Sachlage. Hier entscheidet auch der dann immer vorhandene Milztumor, der bei den beginnenden käsigen Phthisen meiner Erfahrung nach oft fehlt.

4. Eine käsige Pneumonie trennt sich durch ihre Einseitigkeit, durch das massive Auftreten von Infiltrationszeichen von einer galoppierenden Phthise.

5. Bei der haemoptoischen Form muß man auch die Differentialdiagnose mit abortiver Spitzentuberkulose in Erwägung ziehen. Über die dafür maßgebenden differentialdiagnostischen Punkte werden wir uns an der Hand einer gleich folgenden Beobachtung unterrichten.

BEOBACHTUNG 8: Am 1. März 1920 sah ich einen 24jährigen Detektiv K. B. Er hatte 1917 durch Granatverschüttung eine Lungenquetschung erlitten und gleich darauf Blut ausgehustet. Dann war er wieder vollkommen gesund. Vor zirka vier Wochen bemerkte er plötzlich ein Gefühl von Druck auf der Brust und Stechen, so daß er nicht liegen konnte. Er schwitzte stark in der Nacht und hatte hohes Fieber. Am 28. Februar bekam er plötzlich eine Haemoptoe, weshalb er mich aufsuchte. Er war relativ gut genährt, zeigte aber eine hochgradige fahle Blässe bei zyanotischen Wangen. Sein Sputum war negativ. Den Lungenbefund ergibt beifolgendes Thoraxschema (Fig. 12 und 13).

Wir sehen also spärliche, nicht klingende Rasselgeräusche über dem rechten Oberlappen, etwas bronchovesikuläres Atmen über der linken Spitze; hohes bronchiales Inspirium über dem rechten Mittellappen. Kein Milztumor, der überhaupt den beginnenden Fällen käsiger galoppierender Phthise zunächst vollständig abgeht. Trotzdem ich ihn mit Rücksicht auf den bedrohlichen Allgemein-zustand auf die Schwere seiner Erkrankung aufmerksam machte, schonte er sich nicht. Er bekam Haemoptoe über Haemoptoe, an denen er rasch zugrunde ging.

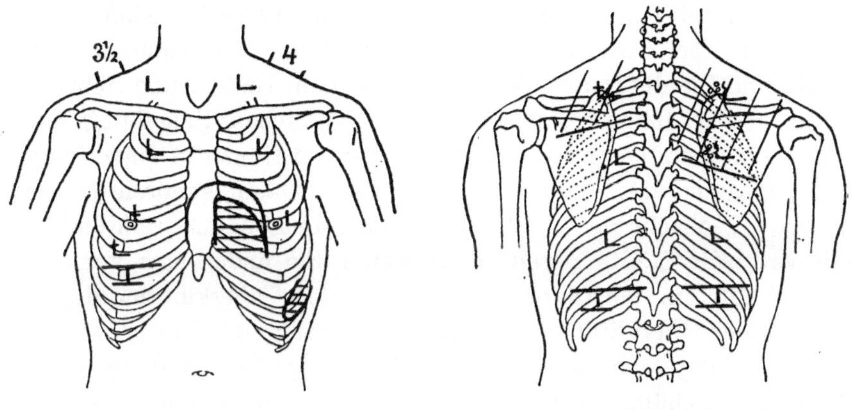

Figur 12.   Figur 13.

Wir sehen aus dieser Krankengeschichte zwei wichtige Punkte für die Differentialdiagnose. Während die gewöhnliche Phthise schon bald einen ziemlich hochgradigen, wenn auch relativ weichen Milztumor aufweist, fehlt er bei diesen Fällen selbst nach ein- bis zweimonatlichem Verlauf. Während eine profuse Haemoptoe eher gegen gewöhnliche Phthise spricht und meist im Sinne einer abortiven Spitzentuberkulose zu verwerten ist, ist gelegentlich auch bei diesen käsigen Phthisen eine profuse Haemoptoe nicht gar selten, und kann zunächst das ausgehustete Blut auch noch tuberkelbazillenfrei befunden werden. Da entscheidet nur das schlechte allgemeine Aussehen bei der haemoptoischen Form der galoppierenden Phthise, das relativ gute, wenn auch magere bei der abortiven Tuberkulose; da entscheidet der fieberlose Verlauf nach der Haemoptoe einer abortiven Tuberkulose und der hoch fieberhafte bei galoppierender Phthise.

Auch hier wieder erhebt sich die Frage, unter welchen Umständen diese Erkrankung auftritt. Denn, wenn wir einen genauen Einblick hätten, könnte dieser Punkt auch für die Diagnose von

Wichtigkeit sein. Da ist vor allen Dingen wichtig, daß diese Tuberkulose eine besondere Eigentümlichkeit der ersten Kindheit ist, daß sie also besonders häufig im 2. bis 10. Lebensjahr auftritt. Dann zeigt sie noch einmal einen Frequenzgipfel zu Beginn der Mannbarkeit. Sie schließt sich besonders häufig an Masern und Keuchhusten an und ebenso an Grippe. Sie kommt besonders häufig bei Leuten zur Beobachtung, die aus früher tuberkulosefreier Umgebung in die Städte oder in ein tuberkulös durchseuchtes Milieu übersiedelt sind, so bei Studenten, bei Dienstmädchen, meiner Erfahrung nach auch bei Tabak- und Zündhölzchenarbeiterinnen, z. B. in Hallein und Schüttenhofen, wo die Bauernmädchen aus der ländlichen Umgebung dann mit vielen, oft offen tuberkulösen Arbeitsgenossinnen in einem engen Raum zusammengepfercht arbeiten müssen. Dahin gehören ja auch gewisse Beobachtungen T e l e k y s bei Leuten, die während des Krieges in die Städte zugewandert waren. Sie finden sich vor allem bei Alkoholikern, bei Diabetikern und bei den Tuberkulosen, die sich während der Gravidität oder während des Stillgeschäftes entwickeln. Besonders interessant war mir eine seinerzeitige Beobachtung, wo ein Fleischhauergehilfe durch eine Noma eine derartige Entstellung seines Gesichtes bekam, daß er seine Stellung und seinen Beruf aufgeben mußte. Er zog nun vom Lande nach Wien, wohnte hier in einer Kellerwohnung und fristete mit seiner Familie vom Taglohn sein Dasein. Die Folge war eine rasch zum Tode führende galoppierende Phthise. Auch hier gilt noch mehr wie bei der vorigen Form, daß man es einem Patienten vor dem Ausbruch der Krankheit absolut nicht ansehen kann, wann und ob er eine solche Phthise bekommt. Mußten wir schon bei der gewöhnlichen Phthise darauf hinweisen, daß die Heredität bei derartigen Fällen keine oder höchstens eine untergeordnete Rolle spielt (siehe darüber die verschiedenen Arbeiten R e i c h e s), so tritt das bei der käsigen Phthise noch mehr in den Vordergrund. Die Tuberkulosen der hereditär Belasteten sind meistens mehr gutartiger Natur, nicht phthisisch, während gerade die galoppierende Phthise bei ganz gesunden Individuen unter dem Einflusse von akuten Schädigungen des Organismus zur Entwicklung kommt, sofern dazu noch eine massige Infektionsgelegenheit sich gesellt. Solche akute Schädigungen stellen Oesophagusstenosen, lange eiternde Schußverletzungen und andere Schwächungen des Organismus dar.

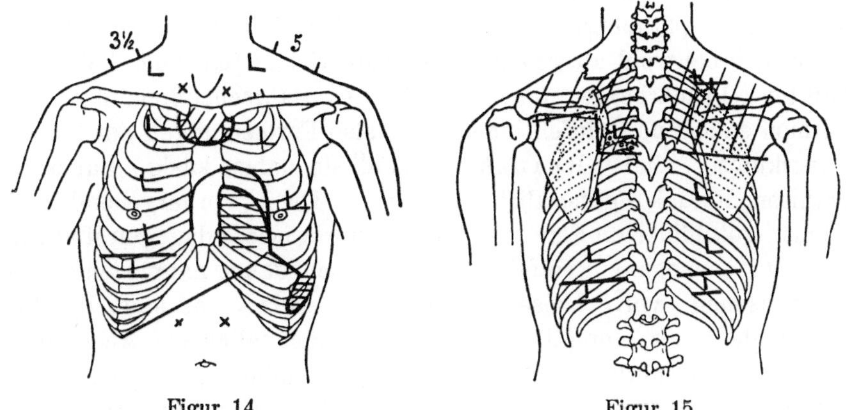

Figur 14.   Figur 15.

So in folgender

BEOBACHTUNG 9: Eine 17jährige Kontoristin A. Sch. hatte
seit einem Jahre zirka einen lungentuberkulösen Stiefvater. Die ganze
Zeit der Kindheit war sie vollkommen gesund gewesen. Im Juni 1919 trank
sie in selbstmörderischer Absicht Laugenessenz und zog sich eine hochgradige
Verengerung der Speiseröhre zu. Sie wurde an der Klinik E i s e l s b e r g im
November 1919 gastrostomiert und mit Bougierung ohne Ende behandelt. Zu
Weihnachten 1919 stellte sich nun Husten ein, Fieber, Abmagerung und viel
Auswurf, nachdem schon einen Monat vorher die Menses cessiert hatten. Am
27. Jänner wurde sie von der Klinik an meine Abteilung transferiert. Die
Lungenuntersuchung vom nächsten Tage gibt beifolgendes Thoraxschema
wieder (Fig. 14 und 15). Der Befund war also ein noch recht dürftiger. Aber
der gute Ernährungszustand bei starker Zyanose mit Nasenflügelatmen, das
hohe remittierende Fieber bei einer Leukozytenanzahl von 7200 ergab schon
damals die Diagnose käsige Phthise, wenn auch das Sputum zunächst noch vollständig negativ war. Am 18. Februar trat in der Hilusgegend beiderseits deutliches Käserasseln auf, über den Spitzen war es zu dieser Zeit nur durch Husten-
stöße auslösbar. Der Sputumbefund wurde erst am 19. März positiv, mit massenhaft langen und kurzen, homogenen und segmentierten Tuberkelbazillen. Am
23. April kam die Kranke zur Autopsie, welche die Diagnose: käsige Phthise
ohne Heilungstendenz vollinhaltlich bestätigte.

Interessant ist dabei die Tatsache, daß die Patientin auf Stichreaktion mit Alttuberkulin sich vollkommen allergisch erwies und
auch ganz einwandfrei das von G r e t e S i n g e r zur Differentialdiagnose bösartiger Tuberkulosefälle von gutartigen angegebene
Neutralisationsphänomen ergab. Also auch die spezifische Reaktion
läßt einen bei derartigen galoppierenden Phthisen vollständig
im Stich.

Diese Beobachtungen über das Vorkommen der käsigen Phthise, sowie die pathologisch-anatomischen Feststellungen Beitzkes, welcher dabei wohl ausgedehnte Drüsenverkäsungen, aber keine verkalkten Primärherde fand, machen es wahrscheinlich, daß diese Formen endogene Reinfektionen, d. h. also Fortsetzungen der Kinder-Tuberkulose sind. Beitzke nennt sie daher käsige Pubertätsphthisen, Ranke generalisierte Phthisen. Die im vorhergehenden Abschnitt geschilderten Fälle von Phthisis fibrocaseosa dagegen sind nach Beitzke exogene Reinfektionen, kommen daher hauptsächlich bei Erwachsenen vor. Dieser Unterschied erklärt uns auch die Verschiedenheit der Komplikationen: nur intracanaliculäre Ausbreitung (Darm- und Kehlkopfphthisen) bei der gewöhnlichen Phthise, bei der käsigen Phthise dagegen häufig tuberkulöse Meningitis und allgemeine Miliare. Auch in der Lokalisation der ältesten und größten Herde unterscheiden sich meiner Beobachtung nach beide Formen. Während wir bei der gewöhnlichen Phthise die ältesten Herde in der Spitze des Oberlappens und in der Hilusgegend, der Spitze der Unterlappen finden, zeichnet sich die käsige Phthise vor allem dadurch aus, daß die ausgedehnten Zerfallsherde sich vorne unter dem Schlüsselbein bemerkbar machen (siehe Figur 10 links). Das führt uns direkt hinüber zu den Fällen von gewöhnlicher Phthise, die sich durch einen bösartigen Verlauf auszeichnen, wo die ersten Schübe im Mohrenheimschen Dreieck auftreten, wie ich schon oben erwähnte.

Pathologisch-anatomisch gehört diese Tuberkuloseform nach der Zusammenfassung von Schmincke zur knotigen exsudativen Tuberkulose. Wir haben also dieselben Herde wie bei der vorigen Form vor uns, nur mangelt hier die starke Bindegewebsabkapselung. Die Herde stellen sich eben nicht als granulomatöse dar, sondern als entzündliche Exsudatbildung mit Verkäsung. Als häufige Komplikation dieser Form kommt eine tuberkulöse Gefäßerkrankung vor. Es kommt zu einer tuberkulösen Wandinfiltration und Intimatuberkulose und zu einem sekundären Einbruch in die Blutbahn mit entsprechenden Miliartuberkeln. Ist das befallene Gefäß eine Lungenarterie, dann kommt es zu einer Miliartuberkulose im Verzweigungsgebiet dieser Arterie, also in einem bestimmten Lungenanteil. Erfolgt der Einbruch in eine Lungenvene, dann tritt wegen der Überführung der Tuberkelbazillen in den großen Kreislauf diese Miliare kaum deutlich in Erscheinung.

Röntgenologisch ist nicht viel anzufangen, ganz im Gegensatz zur gewöhnlichen Phthise und zu den käsigen Pneumonien. Man sieht hie und da einige dunkle Flecken, abgesehen von dem homogenen und undeutlichen Drüsenschatten neben dem Mediastinum. Man sieht eben die wenig indurierten, nicht mit Kalksalzen und auch nicht mit Kohlenpigment deutlich gemachten Herde gerade so undeutlich wie frische Bronchopneumonien. Man muß dabei auch an die Verhältnisse denken, die Duken für die bronchopneumonischen Herde der Kinder sehr treffend dargestellt hat, und die uns lehren, daß das kompensatorische Emphysem der Nachbarschaft auch ziemlich umfangreiche Herde für die Röntgenstrahlen vollständig unsichtbar machen kann. Erst nach längerem Verlauf wird der Röntgenschatten auch hier etwas deutlicher.

Die Prognose ist bei richtiger Diagnose fast absolut infaust. Die einzige Möglichkeit zur Heilung scheint meiner Beobachtung nach ein spontaner Pneumothorax zu sein. Tritt er freilich auf der relativ weniger weit erkrankten Seite ein, dann ist unmittelbare, ärgste, zu Tobsuchtsanfällen anlaßgebende Erstickungsgefahr die Folge und der Tod erfolgt binnen kurzer Frist. Befällt das Ereignis aber die stärker vorgeschrittene Seite, dann kommt es zwar auch zu höchstgradiger Dyspnoe, die Patienten kommen ganz blauzyanotisch zur Aufnahme, aber wenn man ständig bei bestehendem Ventilpneumothorax die Druckverhältnisse im Auge behält und bei drohendem Überdruck und zu starker Verlagerung der Nachbarorgane, von Herz und Leber, eine druckentlastende Punktion vornimmt, so kann man unter Umständen auch solche Fälle retten. Von dieser Erfahrung ausgehend, ist es vielleicht angezeigt, auch bei so bösartigen Fällen von Phthise mit einem künstlichen Pneumothorax es zu versuchen. Freilich müßten die Anverwandten darauf vorbereitet sein, daß es ein Vabanquespiel ist, und daß dabei der Tod eventuell noch viel früher eintreten kann, als es sonst der Fall wäre. Eine Beobachtung darüber habe ich schon in einer früheren Arbeit mitgeteilt (siehe W. Neumann, 7).

3. Tuberculosis abortiva

Eine ganz eigenartige Stellung nimmt jene Tuberkulose ein, die sich bei der Obduktion als Nebenbefund ergibt. Man findet dabei an der Spitze eine runzelige Narbe, die Spitze selbst ist dadurch mehr

weniger tief eingezogen und das umgebende Lungengewebe
emphysematös erweitert. Es weist manchmal sogar direkt Emphysem-
blasen auf. Eine solche Narbe enthält oft nur einfache, fibröse Knötchen, manchmal sind auch verkalkte oder verkreidete Knoten vorhanden, eventuell auch bronchiektatisch erweiterte Bronchien nachweisbar. Von pathologisch-anatomischer Seite und auch von den
Klinikern wurde bisher zumeist die Meinung vertreten, daß diese
Spitzenschwielen den Beginn einer Lungenphthise vorstellen, den
hier ein glücklicher Zufall in die Hände des pathologischen Anatomen
gespielt habe, bevor es zur vollen Entwicklung gekommen sei. Es ist
ein unbestreitbares Verdienst B a r d s, durch langjährige Beobachtung
derartiger Fälle gezeigt zu haben, daß dem nicht so ist, sondern daß
diese Fälle, über die auch F i s c h b e r g und unter dem Namen eines
Tuberculosoids N e i s s e r. und B r ä u n i n g berichteten, eine eigene
Gruppe von Lungentuberkulosen vorstellen, die von vornherein dadurch gekennzeichnet sind, daß hier ein schleichend verlaufender,
nicht zur Propagation führender tuberkulöser Prozeß vorliegt, sei es
wegen zu geringer Virulenz der Tuberkelbazillen oder auch durch zu
große Resistenz des befallenen Organismus. Eine derartige Krankheit
gefährdet den Träger überhaupt nicht, solange seine Lebensbe-
dingungen halbwegs erträglich sind. Es ist das die Spitzentuberkulose
bei Leuten mit angeborener Mitralstenose, dem R e t r e c i s s e m e n t
p u r von D u r o z i e r, die sich nach T e i s s i e r ja gerade bei Per-
sonen mit tuberkulöser Heredität findet. Man vergleiche darüber
auch die Arbeit von B u r n a u d. Es ist das die Tuberkulose, welche
zur Pseudochlorose oder auch zur echten Chlorose führen kann, zur
Albuminurie unter dem Bilde einer tuberkulösen orthostatischen
Albuminurie, wie ich sie schon im I. Teil geschildert habe. Es ist das
die Spitzentuberkulose bei Leuten mit Strumen.

Für den Kliniker tritt diese Form der Tuberkulose vor allem in
zwei Verlaufsarten auf. Die erste und wichtigste ist jene, welche sich
durch eine einmalige oder auch durch mehrere, immer wiederkehrende,
aber durch lange Zwischenräume getrennte Haemoptoen äußert.
Ohne daß die Patienten sich vorher krank gefühlt hätten, tritt
plötzlich einmal ganz ohne Vorläufer, sei es nach einen geschlecht-
lichem Exzeß, sei es nach körperlicher Überanstrengung, bei Frauen
namentlich häufig zur Zeit der Menstruation oder auch vikariierend
für diese eine Haemoptoe auf. Es wird hellrotes, also aus den Lungenvenen stammendes, mehr minder reichliches Blut ausgehustet, ja es

kann sogar direkt gußweise kommen, im Gegensatz zur Haemoptoe der echten Phthise, die oft nur rubiginöses Sputum liefert oder, wenn sie aus reinem Blut besteht, meist nur aus einigen Blutstreifen oder -pünktchen oder aus einigen Blutcoagula sich zusammensetzt. Nur die galoppierende Phthise kann auch, wie erwähnt, profuse, dann aber sich in kurzer Zeit häufende Blutmassen zutage fördern. Auch die weiter vorgeschrittene gewöhnliche Phthise liefert oft profuse Haemorrhagien, die dann oft auch tödlich enden können, die beginnende gewöhnliche Phthise wohl auch hie und da, doch geht da der Blutung meist schon längere Zeit erhöhte Temperatur voraus; sie kommt also nicht aus ganz heiterem Himmel. Mit einer solchen Haemoptoe kann die ganze Krankheit abgetan sein. In anderen Fällen wieder wiederholt sich eine derartige Haemoptoe in mehr minder großen Zwischenräumen, wie schon erwähnt, bei Frauen nicht so selten immer wieder in der Woche vor Eintritt der Menstruation. Wichtig ist da, daß häufig Überernährung zu solchen Rezidiven Anlaß gibt. So kann es kommen, daß derartige Kranke bei der gewöhnlich geübten Mast- und Liegekur nicht nur nicht gebessert werden, vielmehr ihre Haemoptoe überhaupt nicht verlieren. Ein bedeutsames Kennzeichen dieser gutartigen Haemoptoen ist das Fehlen von Fieber vor, während und nach der Haemoptoe, ist ferner das Fehlen von Tuberkelbazillen im ausgehusteten Blut, welche bei der Haemoptoe der gewöhnlichen Phthise immer vorhanden sind. Immerhin haben wir oben schon gehört, daß bei den profusen Haemoptoen der beginnenden galoppierenden Schwindsucht Tuberkelbazillen ebenfalls fehlen können. Diese schon oft beobachtete Gutartigkeit einer derartigen vereinzelten Haemoptoe hat dazu geführt, daß man eine Tuberkulose mit vereinzelter Haemoptoe als besonders günstig hinstellt. Gewöhnlich wird diese Gutartigkeit so erklärt, wie dies jüngst erst wieder R e i c h e tut, daß der tiefe Eindruck des unerwarteten Blutauswurfes eine energische Behandlung durch Arzt und Patienten zur Folge hat. Daß diese Erklärung aber nicht vollständig zutrifft, ergibt sich gerade aus den Beobachtungen R e i c h e s, der diese Gutartigkeit der Tuberkulose mit initialer Haemoptoe für die Tuberkulose bei Kriegsteilnehmern nicht bestätigt fand, wo doch sicher ebenso energisch gleich mit der zweckentsprechenden Behandlung begonnen wurde. Die initialen Haemoptoen der Kriegsteilnehmer sind eben zumeist die Haemoptoen der beginnenden galoppierenden Schwindsucht und als solche von ungünstigster Prognose.

Untersucht man einen derartigen Kranken, so findet man in der größeren Mehrzahl der Fälle den typischen Befund einer abortiven Spitzentuberkulose : Enges Krönigsches Feld über einer Spitze, Dämpfung einer Spitze mit verstärktem Stimmfremitus ohne Vermehrung der Resistenz bei Prüfung nach Pottengers slight touch palpation, etwas Bronchophonie der Flüsterstimme und auskultatorisch ein rauhes Inspirium und verlängertes Exspirium. Einige Tage nach einer starken Haemoptoe kann man auch bei diesen Fällen, wie ich zeigen konnte (W. Neumann, 3), Mussysche Druckpunkte auf der gleichen Seite nachweisen. Doch sind diese Befunde viel regelmässiger bei den Haemoptoen der gewöhnlichen Phthise. Die Temperatur bleibt dabei normal. In manchen Fällen tritt freilich auch bei dieser gutartigen Haemoptoe Temperatursteigerung bis gegen 38 ° auf, und man findet dann auf der Höhe derselben oder kurz nachher einen kleinen Verdichtungsherd meist in unmittelbarer Nachbarschaft der Ober-Unterlappengrenze, gekennzeichnet durch krepitierende Rasselgeräusche und etwas undeutliches Bronchialatmen in der Hilusgegend. Hier ist das Freisein des ausgehusteten, blutig tingierten oder rein blutigen Sputums von Tuberkelbazillen besonders wichtig, denn sonst könnte man bei einem derartigen Befund an eine vereinzelte Haemoptoe bei beginnender Phthise denken. Den Lungenstatus eines derartigen typischen Falles gibt beifolgende Beobachtung wieder :

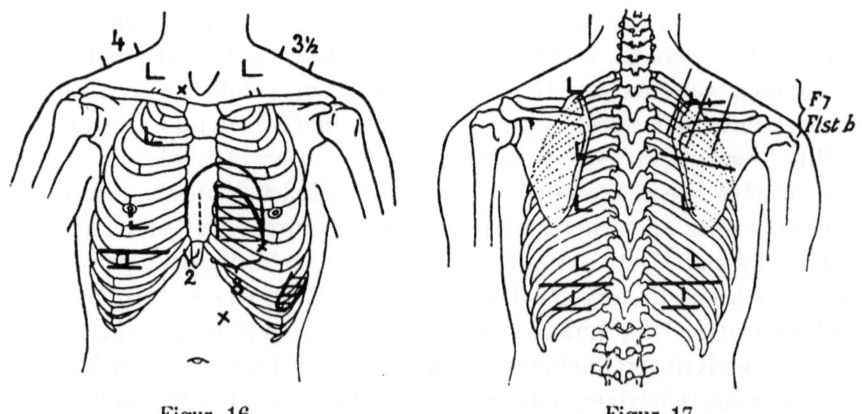

Figur 16.   Figur 17.

BEOBACHTUNG 10: Am 19. April 1919 sah ich ein 18jähriges Fräulein M. Schw. das erste Mal. Sie fühlte sich damals seit 14 Tagen krank. Die Krankheit begann aus voller Gesundheit mit Bluthusten. Zweimal hatte sie einen Mundvoll hellroten, schaumigen Blutes. Dabei kein Fieber, keine Nachtschweiße, kein starker Husten. Vier Wochen später auf dem Lande eine neuerliche starke Haemoptoe nach Heben einer schweren Tasche. Am 19. Jänner 1920 hatte sie wieder eine Haemoptoe. Am 19. Februar wieder eine sehr starke vormittags und nachmittags. Daraufhin kam sie an meine Abteilung zur Aufnahme. Aus ihrem körperlichen Befund ist eine ziemlich beträchtliche, diffuse Struma hervorzuheben, welche deutliches Gefäßschwirren und Gefäßgeräusche erkennen läßt. Den Lungenbefund gibt beifolgendes Thoraxschema wieder (Fig. 16 und 17). Der Röntgenbefund der Lunge ergab zu der Zeit nach der letzten Blutung nur etwas schlechtere Öffnung des linksseitigen Angulus phrenicocostalis. Am Tage der Entlassung — 10. Mai 1920 — radiologisch vollständig normaler Lungenbefund. Sie war allergisch, ihr Eigenserum neutralisierte die Stichreaktion vollständig. Kaum etwas subfebril, mit einer Höchsttemperatur bis 37·4 Achselmessung wurde sie im Laufe einer energisch durchgeführten und rasch fortschreitenden Tuberkulinkur ganz fieberlos. Die Dosensteigerung in diesem Falle betrug: 0·02 mm³ ATK — 0·045 — 0·1 — 0·2 — 0·45 — 1·0 — 2·0 — 3·0 — 4·5 — 7·0 — 10·0 — 15·0 — 20·0 — 30·0 — 45·0 — 70·0 — 100·0 mm³ Alttuberkulin. Während der ganzen Kur keine Haemptoe mehr und seither auch keine Wiederkehr der Blutungen.

Die zweite Reihe der Kranken bietet überhaupt nur geringfügige Krankheitserscheinungen. Sie haben Perioden, wo sie etwas trockenen oder selten auch feuchten Husten zeigen. Sie haben hie und da leichte subfebrile Temperaturen, essen und verdauen gut, bleiben aber trotzdem mager. Wenn sie sich deshalb ärztlich untersuchen lassen, findet man die gleichen, schon oben skizzierten Befunde, einseitige Verengung des Krönigschen Feldes, Dämpfung über einer Spitze mit starkem Stimmfremitus und Bronchophonie der Flüsterstimme, etwas rauhes Inspirium und verlängertes Exspirium. Das Sputum ist stets bazillenfrei, doch kann zur Zeit eines leichten Fieberschubs positiver Tierversuch sich ergeben, also müssen Muchsche Granula im Sputum vorhanden sein (siehe darüber Neumann und Matson, Fall 11). Der Röntgenbefund in diesen Fällen ist ebenso wie bei den haemoptoischen Formen mehr minder deutlich. Man sieht geringere Spitzenhelligkeit, namentlich einer Spitze, mit geringer Aufhellung bei Hustenstößen und findet oft die Zeichen einer Hilusdrüsenaffektion: auf einem gleichmäßig und wenig intensiv verdunkelten Band heben sich dunkle, runde Flecke ab. Auf jeden Fall ist der Röntgenbefund bei derartigen Fällen etwas ausgesprochener wie bei beginnenden Phthisen, und das kann unter Umständen direkt zur Differentialdiagnose herangezogen werden. Den

Lungenbefund eines derartigen Falles geben beifolgende Thorax-schemen Figur 18 und 19 wieder.

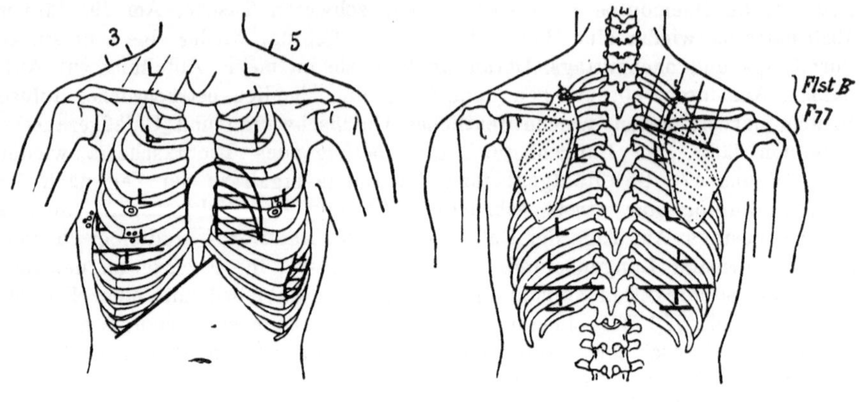

Figur 18.   Figur 19.

BEOBACHTUNG 11: Es handelt sich dabei um eine jetzt 34jährige Leh-rerin M. M., jetzt verheiratete M. H., die ich erstmalig am 18. Februar 1913 sah und die ich die ganzen Jahre hindurch in ständiger Beobachtung habe, so daß über die Diagnose kein Zweifel obwalten kann. Es war ein blasses, mageres Fräulein, welches angab, schon sehr oft gehustet zu haben. Im vorigen Jahr hat sie häufig Nachtschweiße aufgewiesen, die aber einige Zeit nachher wieder vergangen seien. Nun hustet sie wieder seit fünf Wochen, wirft in der Früh etwas gelben Schleim aus. Ihre Menstruation sei immer sehr stark und schmerz-haft. Im Juli 1912 eine Appendixoperation.

Die Milz derartiger Fälle ist normal groß.

Die spezifische Diagnostik feiert bei diesen abortiven Tuber-kulosen ihre größten Triumphe, denn bei allen diesen Fällen finden sich mehr minder hohe Grade von Allergie. Sie geben einen positiven Pirquet, geben positive Stichreaktion und positive Allgemein-reaktion schon auf geringe Tuberkulingaben; meist freilich in der mehr latenten Zwischenzeit erst auf mittlere Dosen von 1 mm^3 ange-fangen. Die inzipienten Phthisen sind meist viel weniger allergisch, reagieren oft erst bei 10 mm^3 angefangen, aber freilich ist auch darauf kein absoluter Verlaß. Man erinnere sich des oben erwähnten Falles von galoppierender Phthise, wo wir eine ganz ausgesprochene Allergie beobachten konnten. Dieser Fall hat uns auch gelernt, daß selbst mit dem Neutralisationsphänomen mittels Eigenserum, auf das G r e t e S i n g e r so viel Wert legt, und wonach man imstande sein soll, aktive und nichtaktive Tuberkulose bei Kindern zu unterscheiden, nichts anzufangen ist. Das haben denn auch ausgedehnte Nachuntersuchungen von K i r c h und S z i g e t i an dem Material meiner Abteilung ganz eindeutig erwiesen. Wir können damit durchaus nicht eine galoppierende Phthise, eine gewöhnliche Phthise, eine abortive Tuberkulose oder eine sekundär-fibröse, fibrös-käsige Phthise auseinanderhalten. Ganz wertlos freilich erscheint mir diese Prüfung nicht. Wenn ich nämlich die Fälle von K i r c h und S z i g e t i in anderer Weise gruppiere, ergibt sich daraus, daß alle jene Tuberkulosefälle, welche mit leichten miliaren Schüben oder mit „Toxinüberschwemmungen" einhergehen, viel häufiger paradoxe Reaktionen geben, die Tuberkulinstichreaktionen also verstärken, als die lokalisiert bleibenden Tuberkulosen, also die Gruppe der Spitzenphthisen, abortiven Tuberkulosen, lokal bleibenden Bronchialdrüsentuberkulosen im Gegensatz zu den Lungentuberkuloseformen mit gleichzeitiger chirurgischer Manifestation der Krankheit oder mit rheumatischen Erscheinungen an den Gelenken oder an den Augenhäuten. Schon L ö w e n s t e i n und P i c k e r t hatten in ihren grundlegenden Untersuchungen, auf die die Versuche G. S i n g e r s aufgebaut sind, gefunden, daß in einzelnen Fällen schon vor einer Tuberkulinbehandlung die Mischung Tuberkulin $+$ Tuberkuloseserum eine stärkere Hautreaktion hervorrief als die reine Tuberkulinlösung allein, doch war dies in einem so geringen Prozentsatz ihrer Fälle zu merken, daß sich keine Gesetzmäßigkeit daraus ableiten ließ. Nun erhält man bei der Gruppierung der Fälle nach dieser Hinsicht folgende Tabelle:

	anergisch	paradoxe Reaktion	schwache Neutralisation	komplette Neutralisation	keine Neutralisation
Lokalisierte Tuberkulose	9%	9%	19%	31%	32%
Mehrfache Manifestation der Tuberkulose	5%	45%	15%	25%	10%

Wir können also dieses Neutralisationsphänomen wohl ganz gut dazu verwenden, um durch Feststellung einer paradoxen Reaktion Toxinüberschwemmungen des Organismus oder einzelne, im Blute kreisende Tuberkelbazillen zu erschließen. Aber gerade für die so

schwierige Unterscheidung zwischen abortiver Tuberkulose und sekundär fibröser, beginnender Phthise eignet sich das Verfahren
durchaus nicht. Und gerade diese Unterscheidung ist oft so schwierig,
daß P i é r y z. B. überhaupt keine zwischen diesen beiden Spitzen-
tuberkuloseformen macht. Denn nach seinen Auseinandersetzungen
gehören zur abortiven Spitzentuberkulose auch Fälle, wo sich bei der
Autopsie ein Herd chronisch-schiefriger Verdichtung findet, oft in
seinem Innern einen oder mehrere verkalkte Herde enthaltend, eine
Bronchienerweiterung oder eine glatte kleine Höhle. Derartige
Autopsiebefunde verdanken aber wohl ihre Entstehung eher zum
Stillstand gekommenen ersten Schüben einer Fibrocaseosa. Wegen
der verschiedenen Wertigkeit beider Prozesse aber, besonders aber,
weil eine zum Stillstand gekommene gewöhnliche Phthise auch nach
längerer Ruhe wieder ihren Fortgang nehmen kann und daher eine
weit größere Schonung und Kur nötig hat, möchte ich doch auf eine
Unterscheidung dieser beiden Formen nicht verzichten, wenn sie auch
oft nur durch die Anamnese, durch den einmal positiv gewesenen
Sputumbefund, durch frühere Fieberschübe möglich sein sollte. Denn
gerade für diese Unterscheidung gelten die Worte, welche G r a ß-
m a n n für die Herzarhythmien gebraucht: „Wir müssen wohl die
große Verantwortung bedenken, welche uns derartige Situationen auf-
erlegen! Denn unsere ‚Auffassung‘ wird leicht zum dauernd-verbind-
lichen Spruch des Richters, von dessen Formulierung es abhängen
kann, ob der Fragende sein Leben frisch und tatkräftig weiterleben
kann oder aber als Halbinvalider weiterleben muß“.

Pathogenetisch zerfällt diese Tuberkuloseform, wie eben ange-
deutet, in zwei Gruppen, die sich meiner Erfahrung nach oft auch
klinisch ganz gut unterscheiden lassen. Ich fand nämlich bei den
meisten Fällen dieser abortiven Spitzentuberkulose neben dem
Spitzenbefund auch Phänomene, wie sie für akut geschwellte Bron
chialdrüsen charakteristisch sind (Spinalgie, Mussy, Schulterschmerz,
Schmerz über der erkrankten Lungenspitze, Anisokorie, Kuthysche
Venen usw. siehe später), welche Symptome bei einer anderen Gruppe
vollständig fehlen. Die Fälle mit gleichzeitigen Bronchialdrüsensymptomen stellen wohl primäre Spitzenherde vor, also einen Primärkomplex, der von einer Lungenspitze seinen Ausgang nimmt. Die
anderen Fälle sind dagegen wegen des Fehlens der perifokalen Entzündung im Sinne R a n k e s als leichteste, bronchogen entstandene,
sekundär-fibröse, inzipiente Phthisen zu deuten, wo es nur beim

ersten Schub geblieben ist und eine vollständig fibröse und meist
dauernde Ausheilung erfolgt. Daraus erklärt sich auch das oben geschilderte mannigfache Verhalten gegenüber spezifischen Reaktionen.
Abortive Spitzentuberkulosen, die einen Primärherd bedeuten, zeigen
starke Allergie und häufig paradoxe Reaktion nach G r e t e S i n g e r,
sekundäre Phthisen mehr weniger deutliche Grade von Anergie. Vielleicht läßt sich auch mittels der Einwirkung von Antipyreticis im
Sinne von H o l l ó diese wichtige Unterscheidung treffen. Abortive
Tuberkulosen sind ja häufig subfebril. Nun hat H o l l ó gezeigt, daß
die subfebrilen Temperaturen der Phthisen leicht durch Pyramidon-
gaben zu beeinflußen sind, die der juvenilen Tuberkulosen nicht.
Durch Pyramidon beeinflußbare subfebrile Temperaturen bei abortiver Spitzentuberkulose würden auf sekundär-fibröse Phthisen, dagegen refraktäre Fälle auf primäre Spitzenherde hindeuten.

Die Prognose ist im allgemeinen selbst bei den haemoptoischen
Fällen sehr günstig. Einige Schonung genügt, um die subfebrilen
Schübe zur Ruhe zu bringen, eine Tuberkulinkur vermag die Haemoptoen endgültig zu bannen. Wohl wird man bei profusem Bluthusten auf eine energische Behandlung in Heilstätten oder Sana-
torien dringen, bei der zweiten, noch viel häufigeren Verlaufsart der
chronisch Mageren ist das nicht einmal notwendig. Vielmehr be-
völkern derartige Fälle ganz mit Unrecht die Heilstätten und erzielen hier die Liege- und Mastkuren oft leichte und glänzende Erfolge; denn die für die Frühdiagnose der Lungentuberkulose aufge-
stellten Hilfsmittel einer verfeinerten Diagnostik kommen gerade
diesen Fällen und viel weniger der beginnenden Phthise zugute. Und
doch haben es diese Fälle nicht nötig, daß sie die kostspieligen Heil-
stättenplätze für sich in Anspruch nehmen, die besser für inzipiente
Phthisen und für andere, später noch zu erörternde und für die stark
blutenden Fälle dieser Gruppe reserviert werden sollten. Immerhin
dürfen aber auch derartige Tuberkulosefälle nicht vernachlässigt
werden. Denn selbst eine so harmlose Sache wie eine abortive
Spitzentuberkulose kann in eine fibrös-käsige Tuberkulose umschla-
gen, wenn Überanstrengung oder Arbeit, schlechte Nahrung, man-
gelnde Nachtruhe usw. an der Widerstandskraft des Körpers zehren.
Dieser bösartige Umschlag einer nicht mit genügender Schonung be-
achteten abortiven Spitzentuberkulose vollzieht sich unter dem Bilde
der Tuberculosis fibrocaseosa congestiva, über die ich in einem späteren Abschnitt noch ausführlich sprechen will.

Da der physikalische Befund oft recht unausgesprochen ist, hier unter Umständen je nach der Übung und Erfahrung Fälle mit einfachen Thoraxwanddämpfungen über einer Spitze infolge stärkerer Ausbildung der Schultermuskulatur usw. mit unterlaufen können, so empfiehlt sich bei der Behandlung derartiger Fälle folgendes Vorgehen: man muß zunächst nach Feststellung des klinischen und des Röntgenbefundes durch einige Tage die Temperatur genau beobachten, muß ein eventuell vorhandenes Sputum genau untersuchen lassen, ob nicht doch Tuberkelbazillen sich darin finden. Zeigt sich nun alles in Übereinstimmung mit der Diagnose Tuberculosis abortiva und ist die Temperatur normal oder höchstens subfebril bis 37·6° Achselmessung, dann pflege ich diagnostische Tuberkulininjektionen zu geben. Ich verabfolge als erste Dosis bei normaler Temperatur und bei im Spital oder in einem Sanatorium befindlichen Kranken 4/III ATK = 4/20 cm³ von 1:1·000 = 0·2 mm³. Zeigt sich daraufhin keine Reaktion, dann verabfolge ich vier Tage darauf 20/III = 1 mm³. Wenn auch da keine Temperaturerhöhung auftritt, noch 9/II ATK = 4·5 mm³. Reagiert der Kranke auch darauf nicht, dann kann man bei dem gutartigen Befunde und der hohen positiven Anergie von einer spezif schen Kur zunächst vollständig absehen. Wenn solche Kranke subfebrile Temperaturen aufweisen, tue ich dasselbe, nur beginne ich schon mit einer Dosis von 4/IV (1:10.000), also mit 0·02 mm³ und gehe erst dann, wenn keine Reaktion sich zeigt, auf 4/III, 20/III und 9/II über. Bei Fällen von Haemoptoe gehe ich bei Heilstättenkur, die für derartige Fälle allein in Betracht kommt. ebenso vor, nur ist die erste Dosis hier am zweckmäßigsten 4/V (1 : 100.000) = 0·002 mm³, um eine unliebsame Herdreaktion und erneute Blutung zu vermeiden. Zeigt sich darauf keine Reaktion, dann wird gleich auf 4/IV, dann auf 4/III, 20/III und 9/II übergegangen. Von der Dosis angefangen, wo sich die erste deutliche Reaktion zeigt, wo also die Temperatur gegen früher um 0·5° höher ist, wird schrittweise mit der Tuberkulinkur weitergegangen, die Dosis also um die Hälfte der vorhergehenden vergrößert (siehe W. Neumann, 2). Bei ambulant zu behandelnden Kranken gebe ich entweder von 4/IV ATK beginnend Tuberkulin zu therapeutisch-diagnostischen Zwecken und verdopple diese Dosis jeden vierten Tag, bis ich eine deutliche Reaktion bemerke, oder man kann auch einfach eine Tuberkulineinreibungskur machen lassen, wie ich diese in einem späteren Abschnitt bei Bronchialdrüsentuberkulose noch genauer ausführen werde, von dem Gedanken geleitet, daß eine derartige Kur dem Kranken keinesfalls schadet, auch wenn er überhaupt keine Tuberkulose hätte oder die Tuberkulose vollständig abgeheilt wäre, und von der Erfahrung geleitet, daß es ihm sehr viel nützt, wenn doch noch die subjektiven Beschwerden durch eine langsam weiter glimmende Tuberkelbazilleninfektion bedingt sind.

Während bei den bisherigen Fällen schon mit der Diagnose allein die Indikation zur Unterbrechung einer bestehenden Schwangerschaft gegeben ist, u. zw. bei den meisten Fällen in jedem beliebigen Monate der bestehenden Gravidität, bei der Phthisis fibrocaseosa incipiens secundarie fibrosa dagegen nur dann, wenn die Schwangerschaft nicht älter als drei Monate ist, besteht im allgemeinen bei den abortiven Tuberkulosen keine Indikation zur Unterbrechung. Mit Rücksicht auf die mögliche Verschlimmerung über eine kongestive Tuberkulose hinüber zur Phthise freilich ist auch hier eine Indikation zur Unterbrechung gegeben, wenn sich die Schwangerschaften in kurzen Zeiträumen häufen und dabei die äußeren Verhältnisse der Frau ungünstige sind. Aber auch sonst indizieren derartige Fälle eine Unterbrechung, wenn eine genau kontrollierte Temperaturmessung dabei subfebrile Temperatursteigerungen über 37·5 Achselmessung aufzeigen, oder wenn profuse Haemoptoen vorliegen. Nur die Unkenntnis der Diagnose: inzipiente Phthise kann übrigens den Gynaekologen Klein zum Ausspruch verleiten: „Wie kann man ferner von «progredienter Tuberkulose» sprechen, wenn man den Kranken nur einmal untersucht hat?"

4. Tuberculosis cavitaria stationaria

Ist ein ausgedehnter fibrös-käsiger Herd einer Spitze im Verlaufe der gewöhnlichen Phthise schon nach den ersten paar Schüben zur Ruhe gekommen und sind die käsigen Massen ausgestoßen worden, so entwickelt sich daraus ein Krankheitsbild, welchem man häufig begegnet, der Tuberculosis cavitaria stationaria, der stationären Kaverne. Man findet dann über einer geschrumpften Spitze, häufiger links wie rechts, manchmal auch über dem rechten Mittellappen, die Zeichen einer größeren Kaverne mit deutlichen metallischen oder auch nur mit amphorischen Erscheinungen. Der Kranke bietet dabei ein gutes Aussehen, zeigt recht gutes Fettpolster, gute Gesichtsfarbe, hat auch nur wenige Beschwerden, höchstens einen chronischen Husten, den er so gewohnt ist, daß er ihn kaum als krankhaft empfindet. Nur gelegentlich einer akuten Bronchitis, zu welcher derartige Kranke besonders neigen, entdeckt der Arzt zu seiner Überraschung eine große Höhle in der Lunge. Erkundigt man sich nach der Vorgeschichte des Kranken, dann erfährt man oft nur mit Mühe eine Bronchitis oder eine frühere Grippe in der Anamnese, manchmal geben die Patienten eine ehemalige profuse Haemoptoe vor vielen Jahren als Ursache ihres Leidens an, manchmal freilich erfährt man die mehr weniger lange Leidensgeschichte einer gewöhnlichen Phthise, manchmal sogar die einer ehemals bösartigen akuten Tuberkulose. Denn mit Recht machen H a r t l e y und P o w e l l (l. c. pag. 408) darauf aufmerksam, daß auch eine käsige Pneumonie einen derartigen Ausgang nehmen kann, daß sie also nicht immer tödlich endigt, wie P i é r y annimmt. Ich selbst habe Fälle davon gesehen, welche in eine stationäre Kaverne übergingen. Bei der Perkussion fehlt oft jedes Krönigsche Feld oder es ist höchstgradig eingeengt, es besteht eine ausgesprochene Dämpfung der Spitze, Denudation des Herzens von links her bei linksseitigen, von rechts her bei rechtsseitigen Spitzen- oder Mittellappenkavernen. Man findet das Geräusch des gesprungenen Topfes, wenn auch meist weniger deutlich als bei frischen Zerfallshöhlen. Die Muskulatur des Kranken gibt bei Beklopfen keine mechanische Übererregbarkeit, noch weniger einen idiomuskulären Wulst. Die Patienten haben kein Fieber oder nur vorübergehend, wenn auch manchmal sogar länger dauernd, gelegentlich der nicht spezifischen bronchitischen oder lobulärpneumonischen Schübe. Während dieses Fiebers findet sich häufig im Gegensatz zum tuberkulösen Fieber eine Leukozytose (siehe meine Beobachtung 7 in W. N e u m a n n, 1). Manche Fälle klagen über starke Herzbeschwerden (vergl. darüber die Beobachtung 19) wegen der Verwachsungen und Verziehungen des Herzens. Manche Fälle bekommen gelegentlich eine Haemoptoe. Der Auswurf bei derartigen Kranken ist meist ganz gering, enthält aber immer wieder einige wenige, sehr spärliche, homogene, kurze Tuberkelbazillen, niemals perlschnurartige oder segmentierte Bazillen, auch keine homogenen langen, welch letztere vielmehr der fieberhaften Phase einer gewöhnlichen Phthise eigentümlich sind.

Die Prognose derartiger Fälle ist sehr günstig. Durch lange Jahre erhalten sich die Patienten in leidlicher Gesundheit, ohne etwas von ihrem schweren Leiden zu wissen. Immerhin birgt auch dieser Zustand gewisse Gefahren, denn einerseits sind die Neigungen zu bakteriellen Bronchitiden sehr unangenehm, anderseits kann sich der Prozeß auch weiter über die befallene Lunge ausdehnen, was unter den Erscheinungen eine **Phthisis fibrocaseosa corticalis** sich vollzieht (siehe darüber später). Eine weitere Gefahr droht derartigen Kranken durch eine profuse, oft lebensbedrohliche Haemoptoe, wenn ein stehengebliebener Ast einer Lungenarterie durch den Hohlraum zieht und trotz der langen Dauer der Krankheit noch nicht vollständig thrombosiert ist. Ich habe derartige Ereignisse schon zweimal beobachtet. Eine letzte, wenn auch selten vorkommende Möglichkeit ist, daß sich in der Wand einer derartig, lange Jahre bestehenden Kaverne ein Karzinom entwickelt, wie ich selbst einmal beobachten und auch schon in vivo diagnostizieren konnte. Die Diagnose ließ sich in diesem Falle stellen, weil ein alter Huster plötzlich ohne Fieber sehr kachektisch wurde und himbeergeleeartiges Sputum auswarf. Die physikalische Untersuchung ergab einen Hohlraum des rechten Oberlappens, also den Befund einer stationären Kaverne, womit die Kachexie und das tuberkelbazillenfreie himbeergeleeartige Sputum kontrastierte. Darum verlangen auch solche Fälle dringendst einer Behandlung. Eine Mast- und Liegekur freilich in einem Sanatorium oder in einer Heilstätte kann da nicht viel Wandel schaffen, denn die ohnehin gut genährten und gut gefärbten Patienten setzen nur noch mehr Fett an, welches die Herzkraft schädigt, die Zirkulation erschwert und so eher eine Verschlimmerung des Allgemeinbefindens bedingt. Dagegen erzielt man oft sehr gute Resultate mit einer spezifischen Therapie, falls die Kavernen nicht allzu groß sind und so vollständig schrumpfen können. Gegen Tuberkulin sind derartige Kranke meist außerordentlich empfindlich (siehe Beobachtung 12 und 13). Sind die Kavernen zu groß, und ist auf diesem Wege keine vollständige Obliteration der Höhle möglich, dann muß man ein operatives Vorgehen in Erwägung ziehen. Ein künstlicher Pneumothorax leistet hier, wenn er möglich ist, vortreffliche Dienste. Gelingt er nicht, weil man trotz wiederholter Versuche keinen freien Pleuraspalt trifft, dann kann man auch die von **Baer** und **Tuffier** angegebene Plombierung der Lungenspitzen mit Paraffin oder mit körpereigenem Fett in Anwendung bringen. Gerade bei derartigen Fällen habe ich von den Plomben recht gute Resultate gesehen. Ein freier Pleuraspalt fehlt bei diesen Fällen sehr häufig, weil es meiner Erfahrung nach besonders nach abgelaufenen Pleuritiden, wahrscheinlich durch den günstigen Einfluß des resorbierten pleuritischen, fbrinösen, selten serösen Exsudates, zur Umwandlung der gewöhnlichen Phthise in eine stationäre Kaverne kommt, und weil sich ja auch die gelegentliche Propagation dieser Krankheit unter dem Bilde einer die Pleura befallenden kortikalen Phthise vollzieht.

Solange noch Kavernensymptome hörbar sind, noch Rasselgeräusche sich finden und Tuberkelbazillen, indiziert ein derartiger Fall wohl zweifelsohne die Unterbrechung einer bestehenden Schwangerschaft.

Die Differentialdiagnose dieses Zustandes hat verschiedene Krankheitsbilder zu berücksichtigen:

1. Kann es sich um eine große Kaverne im Verlauf der gewöhnlichen Phthise handeln, die natürlich eine weit schlechtere Prognose gibt. Hier geben der Allgemeinzustand, gleichzeitige Zeichen von Erweichung, von Verkäsung und frischer Infiltration, also Käserasseln, gurgelndes Rasseln, Subkrepitieren in der Nachbarschaft, hohes Fieber und endlich viele Tuberkelbazillen im reichlicheren Sputum die Entscheidung.

2. Können wir es mit einem partiellen Pneumothorax zu tun haben. Die Differentialdiagnose ist hier oft sehr schwierig. Bei stationären Kavernen hat man starke Einziehungen der betreffenden Thoraxpartien durch Lungenschrumpfung, bei partiellem Pneumothorax meist umschriebene Vorwölbungen der Brustwand. Bei stationären Kavernen ist meist verstärkter Stimmfremitus vorhanden, der bei partiellem Pneumothorax fehlt.

3. Auch ein teilweise entleertes, interlobäres Empyem bietet ähnliche physikalische Zeichen. Doch haben wir hier die maulvolle Entleerung des durchgebrochenen Exsudats vor uns; das Sputum ist sehr reichlich, ist abnorm gefärbt. Es besteht hohes Fieber.

4. Endlich kommen noch größere bronchiektatische Höhlen, häufig bei bestehender Lungensyphilis differentialdiagnostisch in Betracht. Hier haben wir das typische dreischichtige Sputum der Bronchiektatiker, hier fehlen Tuberkelbazillen vollständig.

Einige selbst beobachtete Beispiele mögen die Befunde und die Verlaufsmöglichkeiten näher beleuchten.

BEOBACHTUNG 12: Am 27. November 1911 sah ich erstmalig den Ministerialbeamten J. M., damals 33 Jahre alt. Seine Krankheit ging nach der Anamnese schon auf das Jahr 1898 zurück, zu welcher Zeit ein Lungenspitzenkatarrh bei ihm festgestellt worden war. 1900 hatte er davon eine neuerliche Attacke. Dann kam es 1902 zu einer exsudativen Rippenfellentzündung rechts. Alljährlich hatte er nun seine fieberhafte Bronchitis, ein- bis zweimal im Herbst

und Frühjahr. Während eines derartigen Schubs kam er zu mir. Der Befund
damals ergab nun Verhältnisse welche die Thoraxschemen (Fig. 20 und 21) aufweisen. Vom ersten Tage meiner Beobachtung an bis 8. Juni 1914 ständig bei

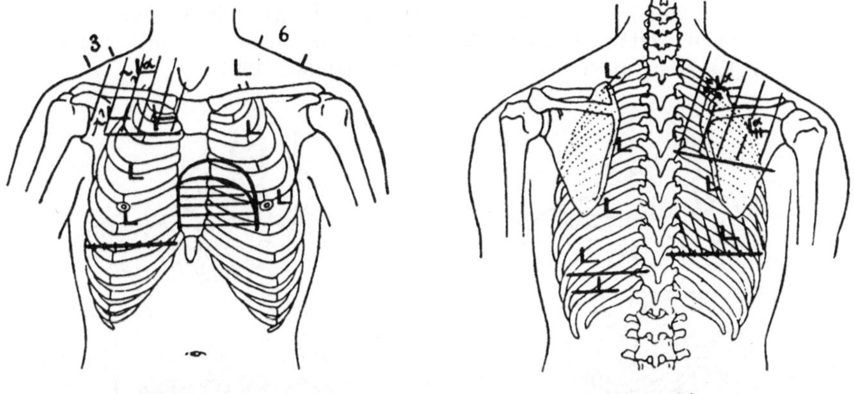

Figur 20.   Figur 21.

jeder Untersuchung Tuberkelbazillen im Sputum. Eine durch das ganze Jahr
hindurch fortgeführte spezifische Kur mit Alttuberkulin kam nicht über die
Lösung VI (1:1,000.000) hinaus, weil immer wieder Temperatursteigerungen auftraten. Trotzdem trat vollständige Heilung ein. Die Heilung ging mit Rückgang
der Kavernensymptome über den Befund einer Tuberculosis fibrocaseosa
secundarie fibrosa hinweg. Bei einer Nachuntersuchung am 9. Februar 1918
war zwar noch Bronchialatmen über der rechten Spitze nachweisbar, aber gar
keine Rasselgeräusche mehr hörbar, kein Sputum mehr vorhanden. Den ganzen
Krieg über hatte der Herr sich vollständig gesund und arbeitsfähig gefühlt und
war auch der Mehrbelastung während der Kriegszeit vollständig gewachsen
gewesen. Noch bis heute geht es dem Kranken ausgezeichnet, und so kann er
wohl als vollständig geheilt betrachtet werden.

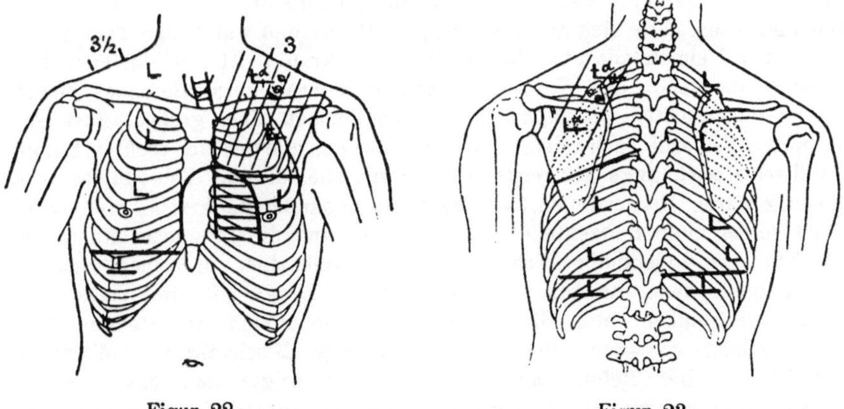

Figur 22.   Figur 23.

BEOBACHTUNG 13: Die 22jährige Beamtensfrau Chr. G. sah ich erstmalig 1910. Ein Lungenbefund vom 10. Jänner 1914 zeigte folgendes, wieder für diese stationären Kavernen typisches Verhalten (Thoraxschemen Fig. 22 und 23). Sie litt die ganze Zeit an „nervösen" Herzbeschwerden, die durch den Befund wohl ihre vollständige Erklärung finden. In der spezifischen Kur kam ich auch bei ihr nicht weiter als bis 20/IV ATK, entsprechend 0.1 mm³. Trotzdem geht es der Kranken auch heute noch ausgezeichnet (1921).

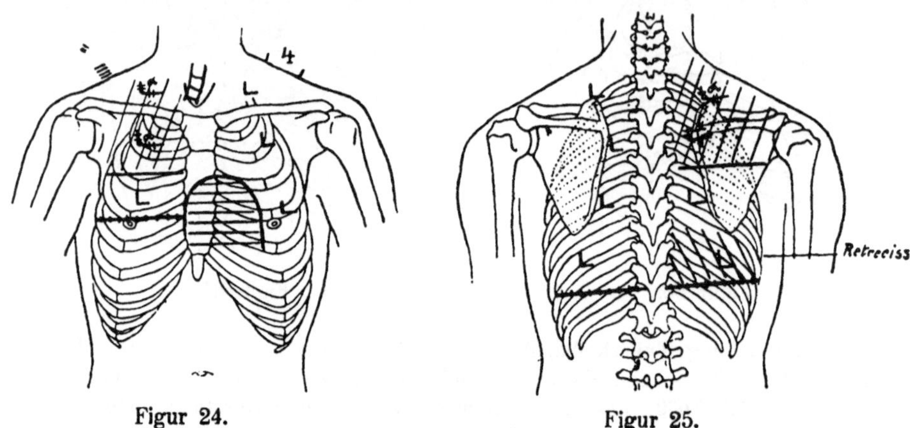

Figur 24.   Figur 25.

Besonders verhängnisvoll kann die Neigung zu Mischinfektionen der Lunge zur Zeit von Grippeepidemien werden, wie folgende Beobachtung beweist.

BEOBACHTUNG 14: Ein am 27. März 1919 59jähriger landwirtschaftlicher Direktor St. R., hatte vor 20 Jahren einmal eine schwere Lungentuberkulose überstanden, so daß er damals von den Ärzten aufgegeben worden sein soll. Trotzdem hatte er die Krankheit überwunden und sich nun die ganzen Jahre her wohl gefühlt. Während der Grippeepidemie im Herbst 1918 war er in Wien gewesen, hatte sich hier mit Grippe infiziert und war einige Tage nachher in seiner Heimatstadt unter hohem Fieber erkrankt. Als ich ihn erstmalig sah, bot er ein schon drei Wochen dauerndes, hohes intermittierendes Fieber dar. Über dem rechten Oberlappen waren die Zeichen einer großen, stark geschrumpften Kaverne nachweisbar, über den übrigen Partien der rechten Lunge und teilweise auch links klingende Rasselgeräusche, die auf Tuberkulose sehr verdächtig waren. Derentwegen hatte auch der behandelnde Arzt an eine akute Aussaat seiner alten Spitzentuberkulose gedacht und die Prognose infaust gestellt. Nur das vollständige Fehlen von Tuberkelbazillen in seinem Sputum bewogen mich dazu, an eine Grippe in einer Lunge mit alter stationärer Kaverne zu denken und die Prognose aussichtsreich zu stellen. Tatsächlich gelang es auch, den Kranken mittels Mischvakzine vollständig zu entfiebern. Der Befund am 27. März 1919 zeigte nun das typische Verhalten einer stationären Kaverne, nachdem die akuten Erscheinungen der

Grippe vollständig abgeklungen waren. Seither geht es dem Kranken wieder unverändert gut und seine Kaverne ist wieder vollständig latent geworden. Siehe Schemen Fig. 24 und 25.

5. *Phthisis cavitaria ulcerosa*

Einen der vorhergehenden Form recht ähnlichen Befund einer großen Kaverne, meist in einem Lngenoberlappen, bietet auch die Phthisis cavitaria ulcerosa dar, nur sind die Kavernensymptome nicht so feucht wie bei der gewöhnlichen Phthise und andererseits nicht so ausgesprochen amphorisch oder gar metallisch wie bei der Stationaria. Pathogenetisch zerfällt dieses Krankheitsbild B a r d s in zwei verschiedene Formen. Bei der ersten, selteneren sind die Kavernen ebenfalls über der Fossa supraspinata am deutlichsten zu hören. Es sind das die Fälle, die aus einer gewöhnlichen, zu einem relativen Stillstand gekommenen Phthise hervorgegangen sind, bei denen aber durch ungünstige äußere Verhältnisse oder durch Mischinfektion die Kavernen sich vergrößern, das Allgemeinbefinden sich verschlechtert. Eine solche Kachexie kommt meiner Erfahrung nach nicht so selten bei stationären Kavernen unter dem Einfluß einer Gravidität zustande. Der größere Teil dieser Fälle zeigt aber die Kavernensymptome vorne über der Fossa infraclavicularis, ist dann meist mit alten chirurgischen Tuberkulosen vergesellschaftet und beweist dadurch seine Zugehörigkeit zum folgenden Kapitel. woselbst noch einmal darauf eingegangen werden soll.

Die Temperatur derartiger Fälle von Cavitaria ulcerosa ist oft ganz normal oder nur wenig erhöht, die Leukocytenzahl im Blute oft beträchtlich vermehrt. Was aber diese Form vor allem charakterisiert, sind die Zeichen einer Mitbeteiligung und Schädigung des Allgemeinbefindens. Bei der Tuberculosis cavitaria stationaria hatten wir es mit gut aussehenden, sich vollständig wohl fühlenden Kranken zu tun. Kranke mit Phthisis cavitaria ulcerosa dagegen sind hochgradig mager. blaß und kachektisch, und ihre Muskulatur zeigt mechanische Übererregbarkeit und idiomuskulären Wulst.

Ein weiteres Unterscheidungsmittel dieser Form gegenüber weit vorgeschrittenen desperaten Phthisen bietet die spezifische Reaktion. Während eine derartig kachektische, vorgeschrittene Phthise fast durchwegs anergisch ist, negativ anergisch im Sinne H a y e k s, zeigen solche Fälle von Tuberkulose trotz ihrer Kachexie ausgesprochene Überempfindlichkeit gegen Tuberkulin. Die Stichreaktionen sind meist sehr ausgeprägt, es reagieren derartige Kranke bei normaler oder höchstens leicht subfebriler Temperatur schon auf kleinste Tuberkulindosen (Verdünnung 1 : 100.000 oder gar 1 : 1,000.000) mit recht beträchtlichen Temperatursteigerungen.

Demnach ist auch die Prognose derartiger Fälle lange nicht so ungünstig wie bei gleichweit vorgeschrittenen Fällen von gewöhnlicher Phthise, anderseits aber lange nicht so aussichtsreich wie bei den stationären Kavernen, denn derartigen Kranken drohen allerhand Gefahren. Die Kachexie, die Auszehrung können weiter zunehmen, es treten kachektische Oedeme auf, und so erfolgt der Tod, ein Ausgang, der unter den Einflüssen der Kriegsernährung jetzt besonders häufig ist. In anderen Fällen pfropfen sich akut-bronchitische Schübe durch Mischbakterien auf die Krankheit auf und können so mit hohem Fieber dem Leben ein Ziel setzen. Eine weitere Verschlimmerung droht ihnen dadurch, daß die Krankheit sich von den Spitzenkavernen aus intracanaliculär weiter verbreitet, und so das Bild einer gewöhnlichen Phthise entsteht, die sich nur durch im Vordergrund stehende Kachexie von den gewöhnlichen Phthisen unterscheidet. Auch kann es gelegentlich zu einer allgemeinen Miliartuberkulose kommen, wie überhaupt diesé Fälle zu umschriebenen miliaren Schüben an verschiedenen Lungenteilen besonders disponiert sind.

Die Therapie muß bei diesen Kranken noch viel aktiver sein als bei der vorhergehenden Gruppe. Hier ist eine energische Heilstättenkur mit ihrem hygienisch-diätetischen Regime am Platze, unterstützt von einer in langen Etappen immer wiederholten Tuberkulinkur. Wenn ein freier Pleuraspalt besteht, wird man einen künstlichen Pneumothorax anlegen, sonst zu einer Lungenplombierung mit Paraffin seine Zuflucht nehmen, denn eigenes Fett steht dabei nicht zur Verfügung. Die Tuberkulintherapie in Verbindung mit Mischvakzine gibt oft glänzende Resultate. Ich verfüge über Beobachtungen derartiger Fälle, die unter ständiger, wiederholter Tuberkulinkur sich schon durch mehr als zehn Jahren mit diesem Leiden in erwerbsfähigem Zustand befinden. Dabei ist ihr Allgemeinbefinden im Laufe der Jahre und der wiederholten Kuren eher ein günstigeres geworden als früher, wenn auch noch genügende Kachexie sich findet, um noch nicht von einem Übergang in die stationäre Form der kavernösen Phthise sprechen zu können.

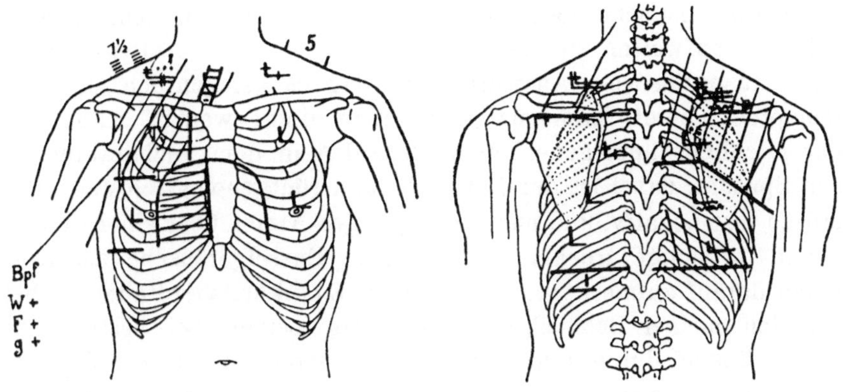

Figur 26.   Figur 27.

BEOBACHTUNG 15: Wir haben es mit einer zur Zeit der Aufnahme 40 Jahre alten, verheirateten Hutstaffiererin J. F. zu tun, die erstmalig am 2. Oktober 1911 an der Klinik N e u s s e r zur Aufnahme kam. Sie hatte sich die ganze Zeit über gesund gefühlt, bis sie zu Ostern 1910 beim Nähen eine profuse Haemoptoe bekommen hatte. Zehnmal spuckte sie an diesem Tage einen ganzen Mund voll von dunkelschaumigem Blut aus. Der Bluthusten hielt noch weitere drei Tage an. Wegen zunehmender Schwäche kam sie im August 1910 in die Ambulanz der Klinik, wo mit ihr eine ambulante Tuberkulinkur mit BE begonnen wurde. Zweimaliger Spitalsaufenthalt, das erste Mal vom 2. Oktober 1911 bis 25. November 1911, das zweite Mal vom 22. April 1912 bis 4. Mai 1912, sonst immer nur ambulante Behandlung, wobei wir in wiederholten Kuren öfters bis 100 mg ATK und BE gaben. Gleich bei der Aufnahme zeigte sie die Zeichen von hochgradiger Kachexie mit einer Kaverne im rechten Oberlappen. Unter der durch all die Jahre fortgesetzten Kur kam es zu hochgradigen Schrumpfungserscheinungen dieses Lungenlappens und zu starker Verziehung des Herzens nach rechts. Das Sputum war die ganze Zeit über positiv. In letzter Zeit überhaupt kein Sputum mehr. Den Lungenbefund aus einer späteren Phase ihrer Erkrankung gibt beifolgendes Schema wieder. Wir können fast von einer Ausheilung, fast von einem Übergang der ulzerösen, kavernösen Form in die stationäre Form sprechen, doch besteht immerhin auch heute noch etwas mechanische Übererregbarkeit der Muskulatur. (Siehe Fig. 26 und 27.)

6. Bronchitis specifica apicalis im Rahmen der Bronchitis specifica superficialis von B a r d

Über die gewöhnliche Verlaufsart dieser Erkrankung, die einer diffusen Bronchitis oder einem Asthma bronchiale entspricht, werden wir später sprechen. Hier interessiert uns die Form, in der sich die tuberkulöse Bronchitis nur über einer Spitze lokalisiert. Es ist das eine sehr seltene Verlaufsart. Ich habe davon nur ganz wenige Fälle gesehen.

Das Charakteristische daran ist, das solche Patienten sehr starken Reizhusten aufweisen, der ziemlich trocken ist oder zu etwas schleimigem, unspezifischem Auswurf führt, daß es gelegentlich zu einer Haemoptoe kommt. Manchmal findet man einige wenige, manchmal sogar reichliche homogene Tuberkelbazillen in dem uncharakteristischen Sputum; dabei ist der Lungenbefund röntgenologisch und physikalisch fast negativ, und nur ein holperiges Atmen über einer Spitze, hie und da einige trockene, undeutliche Rasselgeräusche daselbst, machen darauf aufmerksam, daß hier ein Krankheitsherd sitzt. Dabei kann sich meiner Beobachtung nach das Leiden bei bestem Allgemeinbefinden durch Jahre und Jahre erstrecken, ohne daß es zu einer Verschlimmerung käme. Wahrscheinlich würden derartige Fälle noch häufiger gesehen werden, wenn die Untersuchung des Auswurfs allgemein gehandhabt und geübt würde. Der von mir am längsten beobachtete Fall betrifft.

BEOBACHTUNG 16, einen jetzt 36jährigen Bankbeamten H. L., den ich erstmalig im März 1913 zu Gesicht bekam. Seit der Zeit habe ich ihn in ständiger Beobachtung, und immer war sein Lungenbefund fast gänzlich negativ. Die Krönigschen Felder beiderseits sind gleich weit, es besteht eine Spur einer Verkürzung des Schalls über der linken Spitze. Hier ist immer etwas rauhes Inspirium hörbar, gelegentlich etwas Sakkadieren in der linken Fossa supraclavicularis, gelegentlich einige undeutliche, ganz flüchtige, mehr trockene Rasselgeräusche. Dreimal in langen Zwischenräumen konnte ich einige wenige Tuberkelbazillen in seinem Sputum nachweisen, namentlich zur Zeit einer Haemoptoe. Sonst geht es dem Patienten ausgezeichnet; die Temperaturen sind manchmal etwas subfebril, waren es namentlich im Anfang seiner Krankheit. jetzt sind sie ganz normal. Einen wirklich ausgiebigen bronchitischen Schub, wie er zum Bild dieser Krankheit gehört, habe ich bei ihm bisher nicht beobachten können. Freilich schont sich der Kranke auch sehr sorgfältig und vermeidet jede größere Überanstrengung, obwohl er beruflich durch Jahre hindurch recht ausgiebig tätig ist.

Für solche Fälle gelten so recht die Worte, welche B a r d von ihnen gebraucht: „Quand on ne remarque que les charactères bronchiques des accidents et qu'on méconnait la nature tuberculeuse on y attache une importance insuffisante. Au contraire, le jour où la nature tuberculeuse est reconnue, on passe à l'extrême inverse et on impose volontiers aux malades des resolutions hors de proportion avec la réalité des choses."

Wie geringfügig die Veränderungen sind, die man bei derartigen Fällen über den Lungen findet, erhellt wohl am besten aus dem Brief, den mir ein sehr gewiegter Tuberkulosespezialist über einen Patienten der gleichen Art, ebenfalls einen Bankbeamten L. J., schrieb. Das vom Oktober 1912 datierte Schreiben enthält folgende Stelle: „In den nächsten Tagen wird sich Herr J. vorstellen, bei dem Sie seinerzeit als erster die Tuberkulose mit Nachweis von Tuberkelbazillen konstatiert haben. Patient ist seit einigen Monaten in unserer Anstalt, hat sich glänzend erholt, der sicherlich klinisch minimale Befund hat sich noch wesentlich verringert." In einem dritten Falle wurde röntgenologisch vollständig normale Lunge festgestellt, und alle Nachuntersucher konnten absolut nichts auf der Lunge finden, trotzdem das Sputum unzweifelhaft Tuberkelbazillen aufwies.

Es handelt sich eben bei diesen Fällen um einige wenige Tuberkel im Bronchialbaum, die großen oder die kleineren Bronchien befallend. Diese Tuberkel können gelegentlich exulzerieren und so zur Haemoptoe und zu Tuberkelbazillen im Sputum führen. Das Allgemeinbefinden bleibt aber dabei nur wenig gestört. In der ersten Zeit zeigten meine Fälle etwas subfebrile Temperatur, die später aber ganz normal wurde. Die spezifische Reaktionsfähigkeit ist in vielen Fällen sehr gering. So reagierte eine Frau dieser Beobachtungsreihe erst auf 5 mm³ ATK deutlich und konnte in kurzer Zeit bis zu 100 mm³ gebracht werden.

Als Nebenbefund bei derartigen Tuberkuloseformen erwähnt P i é r y auch eine häufige Mitbeteiligung des Pharynx und des Kehlkopfs an der Tuberkulose, am häufigsten in der Form einer granulierenden Entzündung ohne Exulzeration und ohne Tiefergreifen des Krankheitsprozesses. Ich habe davon bisher nur einen Fall gesehen, wo bei positivem Sputumbefund ein ganz seichtes spezifisches Geschwür des Larynx auftrat, welches unter vierwöchiger Schweigekur und spezifischer Behandlung mit ATK vollständig ausheilte. Dieser Kranke bietet nun seit 10 Jahren gar keine Beschwerden mehr von Seite seiner Lunge und seines Kehlkopfes dar und hat den ganzen Weltkrieg in sehr anstrengender und verantwortungsreicher Tätigkeit mitgemacht, ja im Jahre 1922 sogar eine lobäre schwere Pneumonie, ohne rückfällig zu werden. Sonst ist mir bei derartigen Kranken nur eine starke Neigung zu Akne des Rückens aufgefallen. Zwei Fälle meiner Beobachtung boten ein leicht blutendes Zahnfleisch dar, so daß ich im ersten Moment an eine Phthiseophobie durch Haemosialemese dachte (siehe III. Teil); auch zeigten mehrere Patienten stark neuropathische Züge, ausgesprochene Dermographie und überhaupt die Zeichen einer Vasoneurose.

B. DIE LUNGENSPITZENPROZESSE, WELCHE SICH MEIST NEBEN CHIRURGISCHEN MANIFESTATIONEN DER TUBERKULOSE FINDEN

Während in den bisherigen intracanaliculär entstandenen Fällen höchstens eine Mitbeteiligung des Kehlkopfes und des Darms als sekundäre Infektion sich findet, müssen wir nun im folgenden eine in ihrem genetischen Zusammenhang besonders von Piéry genau studierte Tuberkulosegruppe betrachten, auf die man immer gefaßt sein muß, wenn man es mit der Lungenuntersuchung von Patienten zu tun hat, die an tuberkulösen Lymphomen, an einem Fungus, einer Nierentuberkulose, einer Knochenkaries, überhaupt an einer chirurgischen Tuberkulose leiden. Es handelt sich hier im Gegensatz zu den vorhergehenden Gruppen um Fälle von haematogener Entstehung der Tuberkulose. König hatte schon auf Grund seiner klinischen Untersuchungen und Überlegungen bei dieser Form auf haematogene Tuberkulose geschlossen, die einer Ausheilung fähig sei. Er sagt: „Wir sind der Ansicht, daß diese Art der Aussaat gar nicht so selten ist, wie in den zur Sektion kommenden Fällen vor Augen tritt. Wir sezieren eben nur diese Fälle. Aber sehr viele Fälle, bei denen nur eine geringere Aussaat erfolgt, bei welchen nur geringe Mengen in die Lunge, Leber, in ein Gelenk, ja sogar vielleicht in die Meningen kamen, gelangen zur Ausheilung, gleichwie auch die Tiere, welche wir miliartuberkulös machen, nicht alle daran sterben. Wir glauben also, gestützt auf klinische Tatsachen, daß es auch Formen von Miliartuberkulose gibt, welche wieder rückgängig werden." Auch bei diesen Fällen sind Darm- und Kehlkopftuberkulose anzutreffen, doch sind diese nicht einfache Sputuminfektionen, sondern haematogen entstanden. Deycke (l. c. pag. 242) unterscheidet diese Art der Darmtuberkulose mit Recht als sogenannte selbständige Darmtuberkulose von der begleitenden Darmtuberkulose der Phthisen. Denn während die eine Phthise begleitende Darmtuberkulose ein fast unaufhaltsam zum Tode führendes Leiden vorstellt, zeigt die selbständige Darmtuberkulose eine ausgesprochene Neigung zu fibröser Ausheilung. Bei dieser Form treten daher nicht so selten Stenoseerscheinungen auf, hier kommen hyperplastische, tumorbildende Darmtuberkulosen zur Beobachtung, so die sogenannte hypertrophische Coecumtuberkulose. Auf eine weitere Eigentümlichkeit dieser selbständigen Darmtuberkulose macht ebenfalls Deyke mit Recht aufmerksam. Es kommt nämlich bei diesen Fällen hie und da zu Durchbrüchen der tuberkulösen Darmgeschwüre in das Peritoneum, welche im Gegensatz zu den gewöhnlichen Perforationsperitonitiden auch bei phthisischer Darmtuberkulose wohl infolge der schwieligen Verwachsungen meist fast symptomlos verlaufen und sich nur durch den schnellen Verfall der Kranken verraten, für den der Lungenbefund keine Erklärung gibt. Man könnte versucht sein, die starke, fibröse Heilungstendenz derartiger Tuberkulosefälle auf das gleichzeitige Vorhandensein des chirurgischen Herdes zurückzuführen, welcher besonders günstige Immunitätsverhältnisse schaffe. So erklärt wenigstens R o l l i e r den besonders günstigen Verlauf derartiger, die chirurgische Tuberkulose begleitender Lungentuberkulosen. Auch A r v i d W a l l g r e n macht auf Grund einer genauen, durch Jahre verfolgten Untersuchung des Schicksals von lymphomkranken Leuten und des Befunds über ihren Lungen aufmerksam, daß die Lungentuberkulose bei den Lymphomkranken nicht selten auffallend symptomfrei sei und außerdem recht gutartig verlaufe. Ebenso unterscheidet L i e b e eine konkomittierende und eine einfache Lungentuberkulose und meint, daß die Kranken der ersten Kategorie durch die Evolution ihrer Knochen- und Gelenksherde immunisiert zu sein scheinen. Für das richtige Verständnis dieser Frage ist es wichtig, daß man die gleichen Tuberkulosefälle auch gelegentlich ohne chirurgische Tuberkulose findet, und daß sie dann ebenfalls die gleich gute Prognose geben. Diese Tuberkuloseformen haben eben eine ganz eigene Genese, wie wir noch hören werden, und verdanken dieser ihre Verlaufseigentümlichkeiten und ihre relativ günstige Prognose. Am häufigsten findet man bei derartigen Patienten das Bild:

1. einer Tuberculosis, bezw. Phthisis fibrosa densa Bard.

Ich spreche von Tuberculosis fibrosa densa, wenn solche Patienten gut aussehen, von Phthisis fibrosa densa, wenn daneben mehr weniger ausgeprägte Zeichen von Kachexie, von forschreitender Abmagerung bestehen.

Pathologisch-anatomisch kennzeichnet sich diese Tuberkuloseform durch mehr weniger große Knoten von dichtem Schwielengewebe. Diese Schwielen setzen sich aber im Gegensatz zu den Schwielen der abortiven Tuberkulose oder der sekundär-fibrösen Phthise nicht aus narbigen, streifigen Zügen zusammen, sondern haben im Schnitt ein granuliertes, an Granit erinnerndes Aussehen. Es finden sich in derartigen Herden schwarze, graue und gelbe Knötchen gemengt vor. Es entspricht das dem Bilde, welches Bayle von der melanotischen Phthise entwirft. Diese knotigen Verdichtungsherde entstehen eben aus wiederholten diskreten, miliaren Schüben, der Tuberculosis miliaris discreta, der granulie discrète von Bard, über die wir gleich später sprechen werden. Piéry nennt diese Tuberkuloseform mit guten Gründen die der Skrophulösen, der Arthritiker und Herpetiker. Die Erkennung dieser Tuberkuloseform ist sehr wichtig. Denn wir haben da eine offene Tuberkulose vor uns, die oft eine jahrzehntelange Lebensdauer aufweist, also eine relativ günstige Prognose gibt. Sie ist auch deshalb so wichtig, weil wir bei einer derartigen Tuberkuloseform allen Grund haben, irgendwelche, eventuell schwer zu erkennende, sonstige haematogen entstandene Tuberkuloseherde anzunehmen, z. B. einen Solitärtuberkel des Gehirns, Solitärtuberkel der Nebennieren, des Herzfleisches, die sonst einer Diagnose nur sehr schwer zugänglich sind.

Die physikalischen Zeichen solcher Prozesse sind die Zeichen symmetrischer Verdichtung beider Lungenspitzen, enge Krönigsche Felder und mehr minder ausgesprochene Dämpfung. Dabei reichen die Spitzendämpfungen rückwärts meist weiter hinunter als bei der abortiven Tuberkulose oder bei inzipienten sekundär-fibrös-käsigen Phthisen, deshalb schon, weil hier die Spitzendämpfung sich fast regelmäßig mit einer Bronchialdrüsendämpfung kombiniert, die den phthisischen Prozessen nicht zukommt. Gleichzeitig zeigen die Dämpfungen wegen ihres Ausgangs von den Hilusdrüsen her oft eine ganz eigenartige Ausbreitung nach den Seitenteilen des Thorax hin. Die Dämpfung geht von dem betreffenden Wirbeldorn nicht horizontal nach außen wie bei pleuralen Tuberkuloseformen, sie geht auch nicht entlang der Ober-Unterlappengrenze in den seitlichen Partien nach unten wie bei den phthisischen Prozessen, sondern geht in der Gegend des lateralen Schulterblattrandes wieder nach oben, so daß sie nur die paravertebralen Anteile des Oberlappens und des Unterlappens befällt. Am besten veranschaulicht dies die Schemafigur 8 im ersten Teil. Daneben finden wir über den Lungenspitzen verstärkten Stimmfremitus und Bronchophonie, bezw. Pectoriloquie der Flüsterstimme und mehr minder deutliches Bronchialatmen. Rasselgeräusche fehlen fast vollständig, höchstens haben wir einige wenige bronchitische Geräusche vor uns, die aber sehr flüchtiger

Natur sind und nur selten gehört werden. Finden sich frische miliare Knötchen neben alten fibrösen Herden, dann kann es auch zu reichlichem Rasseln über den Spitzen kommen. Es findet sich kleinblasiges, zum Teil auch klingendes Rasseln. Dabei zeigen diese Rasselgeräusche im Gegensatz zu denen bei den gewöhnlichen Phthisen eine große Beständigkeit. Sie dauern durch Wochen und Monate in derselben Weise fort, durchlaufen also nicht den typischen Entwicklungsgang über Käserasseln zu gurgelnden Geräuschen, denn diese kleinen Knötchen geben zunächst keinen Anlaß zu einer Kavernenbildung. Eigentlich gehören freilich Fälle mit derartigen feuchten Rasselgeräuschen nicht mehr zur Tuberculosis fibrosa densa, sondern stellen einen neuen Schub von Miliaris discreta vor. Aus praktischen Gründen empfiehlt es sich aber, den Ausdruck Miliaris discreta für ganz bestimmte, gleich weiter unten zu erörternde Fälle vorzubehalten. Zum Unterschied von den abgeschlossenen, keine frischen Herde aufweisenden Fällen von typischer Tuberculosis fibrosa densa bezeichne ich sie daher als Tuberculosis fibrosa densa mit frischem miliarem Schub. Wichtig für die Erkennung dieser Tuberkuloseform ist auch, daß dabei meist auch an anderen Stellen der Lunge Veränderungen auskultatorischer Natur, vor allem Rasselgeräusche, gehört werden, denn entsprechend der haematogenen Entstehungsweise sind die Herde nicht so wie bei der echten Phthise zunächst nur auf die Spitze beschränkt, sondern überall in der Lunge zerstreut, wenn auch die dichtesten und meisten Herde in den Lungenspitzen zusammengedrängt sind.

Ein weiteres, diagnostisch wichtiges Moment ist das begleitende, meist sehr ausgesprochene, lokalisierte, supplementäre Emphysem, also Überlagerung der Herzdämpfung von rechts oder von links her bei normalen oder ebenfalls tieferstehenden hinteren Lungenrändern. Ein für diese Tuberkulose ganz unerläßliches und charakteristisches Symptom ist ein derber, harter, scharfrandiger Milztumor. Die abortive Tuberkulose weist überhaupt keinen Milztumor auf. Bei aktiven phthisischen Prozessen ist er oft anfangs und namentlich im späteren Verlauf zu finden, hat aber eine mehr plumpe, der Typhusmilz vergleichbare Beschaffenheit.

Sputum ist meist vorhanden und enthält häufig einige wenige Tuberkelbazillen. Ihr Vorkommen bei einer haematogenen Tuberkulose muß zunächst verwunderlich erscheinen, findet aber seine

Erklärung durch die schönen Untersuchungen Huebschmanns, die er an vielen Fällen von Miliartuberkulose vornahm und worüber er sich selbst folgendermaßen äußert: „Man kann aber auch die vorwiegend produktive Form der Miliartuberkulose der Lunge nicht ohne weiteres als interstitielle bezeichnen, weil auch bei ihr schon sehr schnell Einbrüche in die Alveolen und die kleinen Bronchien vorkommen. Es muß darauf immer wieder hingewiesen werden, um der Meinung Abbruch zu tun, jeder intracanalikuläre Herd müßte auch intracanalikulär, bronchogen entstanden sein." Auch Haemoptoe in kleinerem Ausmaße kommt hier häufig vor. Ja es gibt Fälle darunter, wo die Haemoptoen sich sehr häufig wiederholen. Der Zustand ist fieberlos oder weist höchstens leicht subfebrile Temperaturen auf. Doch kommt nicht gar so selten bei derartigen Kranken auch höheres Fieber vor, oft ganz exzessiv hohe Temperaturen ohne morgendliche Remission. Das Fieber stört dabei das Allgemeinbefinden derartiger Kranker recht wenig, so daß es oft nur durch Temperaturmessungen entdeckt wird. Freilich gehören derartige Fieberschübe eigentlich auch nicht mehr zum Bilde der in Rede stehenden Krankheit, sondern charakterisieren neue miliare Schübe, wie sie im Beginn und auch sonst während des Verlaufs nicht so selten sind und sich durch Auftreten frischer, lange Zeit fortbestehender Rasselgeräusche verraten. Das Allgemeinbefinden ist meist ein ganz gutes. Die Patienten können dick und fett und wohl gefärbt aussehen, andere wieder sind mager und kachektisch. Es kommt zu Übergängen zu einer Phthisis ulcero-fibrosa cachectisans, wo die intracanaliculären Einbrüche eine bronchogene Tuberkulose aufpfropfen. Doch ist die Kachexie in diesem Stadium noch leicht rückgängig zu machen und kann wieder einem ausgezeichneten Aussehen Platz machen. Zur Zeit frischer miliarer Schübe bieten derartige Kranke direkt das Aussehen, das ich im ersten Teil als phthisischen Aspekt geschildert habe. Blässe mit Zyanose und Nasenflügelatmen zeigen die schwere Vergiftung an.

Holló beschreibt diese Form, als interstitielle Form seiner juvenilen Tuberkulose, mit folgenden, prägnanten Worten: „Die zur Schrumpfung neigenden, sich bloß auf das Interstitium beschränkenden fibrösen Formen zeigen ein etwas abweichendes Bild. Es treten da in primärer oder sekundärer Weise eher habituelle Veränderungen in den Vordergrund. Die Kranken werden irgendwie frühalt und saftlos. Sie sind mager, ihr Gesicht ist eingefallen, runzelig. Ihre Haltung gebückt. Manche leiden viel an Husten, und dann wird ihr

Lungenbefund in auffallend frühem Alter durch ein allgemeines oder partielles Emphysem kompliziert; der reichlich schleimige Auswurf sowie der Röntgenbefund lassen nicht selten auf Bronchiektasien schließen. Der Auswurf ist öfter mit blutigen Streifen gemischt."

Der Röntgenbefund bei derartigen Fällen ergibt eine Verdunkelung beider Spitzen, entsprechend der Bilateralität des Prozesses, und verstärkte Hiluszeichnung. Gerhartz besonders hat diese Form röntgenologisch von den übrigen Tuberkuloseformen abgetrennt und nennt sie chronisch fibröse, peribronchitische Knötchentuberkulose, welche durch meist im Oberlappen lokalisierte, scharf begrenzte, gleich große Knötchen charakterisiert ist.

Immunbiologisch weisen derartige Fälle ein wechselndes Verhalten auf, je nach dem Immunitätszustand. Manchmal zeigen sie ausgesprochene Allergie zurzeit einer vollständigen Ruheperiode, manchmal sind sie sogar positiv anergisch; kurz nach höheren neuerlichen Fieberschüben und zur Zeit von drohender Kachexie bieten sie auch negative Anergie. Bei einer Neutralisation nach Grete Singer weisen diese Fälle oft paradoxe Reaktion auf, derart, daß das mit dem Eigenserum versetzte Tuberkulin eine stärkere Stichreaktion zeigt als das Tuberkulin allein. Aber diagnostisch brauchbar ist auch diese Methode nicht, weil sie viel zu inkonstant sich erweist. Als Beispiel eines derartigen Erkrankungsprozesses möchte ich die folgende Krankengeschichte mitteilen, die wegen der langen Beobachtung am besten die relative Gutartigkeit dieser offenen Tuberkuloseform beleuchtet.

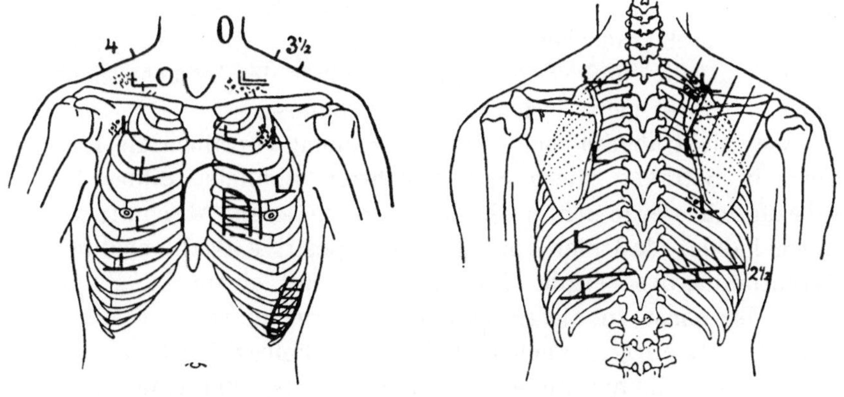

Figur 28.　　　　　　　　　　Figur 29.

BEOBACHTUNG 17: Am 14. November 1911 sah ich erstmalig die damals 31jährige Hebamme E. P. Sie gab an, daß sie vor zwei Jahren eine starke Lungenblutung gehabt hätte. Seit einem Jahr hat sie Husten. Temperatursteigerungen hat sie subjektiv niemals bemerkt, doch hätten gelegentliche Messungen in der Achselhöhle 37·5 ergeben. An der rechten Halsseite einige vergrößerte Lymphdrüsen bis Bohnengröße. Den Befund über der Lunge gibt beifolgendes Thoraxschema wieder (Fig. 28 und 29). Dieser Befund wechselte während einer nunmehr zwölfjährigen Beobachtung nur insofern, als gelegentlich kein trockenes Rasseln zu hören war, manchmal wieder auch feuchte Rasselgeräusche in Erscheinung traten. Gelegentlich traten höhere Fieberschübe auf und starke Beschwerden. Die Röntgenuntersuchung ergab Verdunkelung beider Spitzen. Das Sputum war wiederholt positiv. Patientin hat schon wiederholte Tuberkulinkuren hinter sich und schaut jetzt wieder so gut aus, trotzdem sie die ganzen Jahre niemals ihren Beruf aufgegeben hatte, daß ein Amtsarzt gelegentlich eines Milchzeugnisses gar nicht glauben wollte, daß sie eine offene Tuberkulose habe. Die Spitzendämpfungen sind hier weniger deutlich ausgeprägt, weil sie, wie so oft bei diesen Fällen, durch das begleitende Spitzenemphysem stark überlagert sind.

Die Differentialdiagnose dieser Prozesse betrifft vor allem die abortive Tuberkulose. Von der unterscheidet sie die Doppelseitigkeit, die Verbindung mit Bronchialdrüsendämpfungen, die eigentümliche, nach den Seiten hin beschränkte Ausdehnung der Spitzendämpfungen, ferner der positive Sputumbefund, das gleichzeitige Vorhandensein von chirurgischer Tuberkulose und endlich als wichtigstes Symptom der harte, derbe Milztumor.

Schwierig kann die Unterscheidung einer Ulcero-fibrosa von echter beginnender Phthise werden. Hier sind ebenfalls begleitende chirurgische Prozesse ein wichtiges Unterscheidungsmittel, dann der Umstand, daß influenzaähnliche Attacken in der Vorgeschichte vollständig fehlen. Vorhandensein von typischem Käserasseln, von gurgelnden Rasselgeräuschen, von deutlichen Kavernensymptonen sprechen natürlich unbedingt zugunsten einer der intracanaliculären Formen mit ihrer meist weit ernsteren Prognose.

Von nichttuberkulösen Prozessen kommt vor allem die Lungensyphilis in Betracht, die zum Verwechseln ähnliche Bilder liefert. Diesbezüglich werde ich noch in einem späteren Abschnitt zu erwähnen haben, daß hier vor allem der positive Bazillenbefund die Differentialdiagnose ergibt. Haben wir es mit einem Lungenprozeß zu tun, der sonst zu dieser Tuberkuloseform zu rechnen wäre, wo sich aber trotz eifrigen Suchens keine Tuberkelbazillen finden lassen, so denke man immer an eine Lungensyphilis, und eine daraufhin vorgenommene Wassermannsche Reaktion wird die Sachlage mit einem Schlage klären, denn bei Lungensyphilis ist die Wassermannsche Reaktion meiner Erfahrung nach immer komplett positiv. (Siehe darüber W. Neumann 8.). Aber auch bei positivem Sputum darf man bei derartigen Fällen von Phthisis fibrosa densa und ulcero-fibrosa auf eine begleitende Lues nicht vergessen, muß also eine Wassermannsche Reaktion anstellen. Denn nur eine kombinierte, antiluetische und antituberkulose Therapie kann bei derartigen, so häufigen Mischfällen vollen therapeutischen Effekt erzielen. (Siehe W. Neumann 10.)

Der Verlauf und der Ausgang dieser Krankheit sind nun sehr verschiedenartig. Es lassen sich diesbezüglich verschiedene Möglichkeiten unterscheiden.

1. Die Krankheit verläuft in der Regel so, wie das oben angeführte Beispiel (Beobachtung 17) zeigt. Die Kranken fühlen sich nicht ganz wohl, sind aber doch die ganze Zeit über arbeitsfähig, bis der Zusammenbruch erfolgt.

2. Dieser kommt meist mit dem höheren Alter durch die herabgesetzte Vitalität zustande. Dann beginnen diese alten Schwielen zu zerfallen, indem es zu bronchogenen Herden kommt. Zu den Zeichen der Verdichtung, der Dämpfung, dem Bronchialatmen, dem erhöhten Stimmfremitus gesellen sich mehr weniger ausgesprochenes Gurgeln und klingende Rasselgeräusche mit etwas metallischem Beiklang. Es kommt zur Amphorophonie der Flüsterstimme. Vor allem macht sich eine hochgradige Kachexie geltend, die oftmals bei dem wenig ausgesprochenen Befund an ein verstecktes Karzinom des Magen-Darmkanals denken läßt. Der Patient wird blaß, magert ab, zeigt idiomuskulären Wulst. Wir haben dann die Phthisis ulcero-fibrosa cachectisans Bards vor uns, welche Gerhartz nach dem Röntgenbild als disseminierte, peribronchitische Greisentuberkulose bezeichnet, Kuthy-Wolff-Eisner kachektisierende Tuberkulose nennen. Diese Autoren machen auf die Schwierigkeit der Diagnose aufmerksam, und ebenso Unverricht, weil trotz der Abmagerung der starre Thorax und das begleitende Emphysem die bestehende Tuberkulose vollständig verdecken kann. In ähnlichem Sinne äußert sich auch Schlesinger, der ebenfalls auf die hervorstechende Kachexie und die Verwechslungsmöglichkeit mit Karzinom aufmerksam macht, ebenso Deycke (l. c., pag. 138). Man vergleiche darüber auch die Ausführungen Hansemanns, Rankes, Tauszks, Hoppe-Seylers und Hawes über die

Alterstuberkulose. Eine genaue Perkussion freilich wird derartige
Zustände immer aufdecken. Man bemerkt auf jeden Fall die beiderseitigen, stark verengten Krönigschen Felder, wenn auch die
Dämpfungen wegen des begleitenden Emphysems oft nicht sehr deutlich sein sollten. Oft ist eine Verwechslung mit der Phthisis cavitaria
ulcerosa möglich, die ja nur eine Fortentwicklung ad pejus vorstellt.
mit der Ulcero-fibrosa aber genetisch zusammenhängt. Doch unterscheidet sie sich von dieser durch die Doppelseitigkeit der Erscheinungen und die sonstigen begleitenden Tuberkuloseherde in anderen
Organen, welche auf eine schon lange Zeit bestehende haematogene
Aussaat hindeuten. Häufig fällt bei diesen Fällen auch die Sputumuntersuchung negativ aus, und so kann nur eine wiederholte Untersuchung vor einer Fehldiagnose schützen. Wichtig ist diese Aus-
gangsform der Tuberculosis fibrosa densa heutzutage besonders deshalb, weil unter den gegenwärtigen Einflüssen des Krieges und des
noch ärgeren Friedens mit seiner Aushungerung der Bevölkerung
diese Tuberkuloseform auch in jüngeren Jahren zu einer derartig zerfallenden und mit ausgesprochener Kachexie einhergehenden Phthise
ausartet, was unter den Vorkriegsverhältnissen fast nur in hohem
Alter oder nur bei ganz unzweckmäßiger Lebensweise der Fall war.
Die rechtzeitige Erkennung ist hier insofern wichtig, als eine sofort
eingeleitete Heilstätten-, bzw. Krankenhauskur in Verbindung mit
spezifischer Therapie geradezu Wunder wirken kann. Ich erwähne
diesbezüglich nur eine Beobachtung.

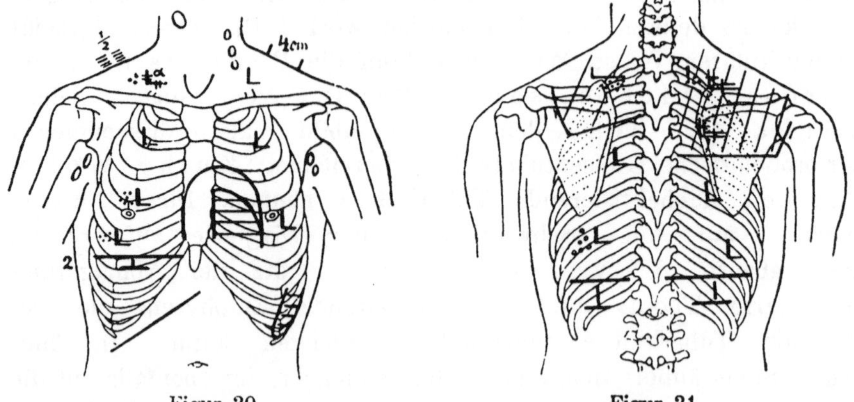

Figur 30.Figur 31.

BEOBACHTUNG 18: Die 48jährige Witwe W. T. suchte am 11. April 1919
die Klinik O r t n e r auf. Ihre Anamnese ergab ausgesprochene Tuberkulose-

heredität. Ihre Mutter starb an Auszehrung, ihr Vater hatte in der Jugend häufig Bluthusten und soll jetzt asthmaleidend sein. Sie selbst war als Kind immer schwächlich und bekam im Anschluß an Masern mit fünf Jahren ein chronisches Augenleiden, das bis zum 17. Lebensjahr anhielt. Mit 10 Jahren bekam sie Drüsenschwellungen am Halse, die nach zwei Jahren aufbrachen. Mit 26 Jahren litt sie an Rippenfellentzündung. Mit 36 Jahren bekam sie wieder multiple Drüsenschwellungen am Halse, von denen wieder mehrere aufbrachen. Mit 30 Jahren hatte sie Lungenspitzenkatarrh und mit 40 Jahren wurde eine Herzneurose diagnosticiert. Seit dieser Zeit hat sie immer Schmerzen im Rücken und in der Brust, trockenen Husten und Nachtschweiß. Auswurf früher reichlich, ein paar Mal leicht mit Blut untermischt. Weihnachten 1918 bekam sie geschwollene Füße. Sie kam nun in einem elenden Zustand, 45 kg schwer, fahl und kachektisch mit idiomuskulärem Wulst in die Klinik. Der Sputumbefund war positiv. Den Lungenbefund zur Zeit der Aufnahme gibt beifolgendes Thoraxschema (Fig. 30 und 31) wieder. Wir ersehen daraus Zerfallserscheinungen über der rechten Spitze bei beiderseitigen fibrösen Verdichtungen, also den typischen Befund der Phthisis ulcero-fibrosa cachectisans. Schon der erste Aufenthalt an der Klinik vom 11. April bis 14. Juli 1919 brachte unter Tuberkulintherapie, beginnend mit 0.002 mm³, eine rasche Gewichtszunahme auf 56 kg. Eine zweite Aufnahme vom 19. November 1919 bis 21. Juli 1920 brachte eine weitere Gewichtszunahme bis 68 kg, ein Verschwinden der Tuberkelbazillen und fast vollständiges Verschwinden aller Symptome über den Lungen.

Wie unheilvoll die schlechten Ernährungsverhältnisse Wiens auf diese Tuberkuloseform wirkten, erhellt wohl am besten daraus, daß die meisten Autopsien der Jahre 1919 und 1920 in unserem Spital derartige Tuberkulosefälle betrafen, während 1921 fast ausschließlich Phthisen meine Abteilung bevölkerten und zur Autopsie kamen.

3. Einen weiteren unheilvollen Ausgang nehmen diese Fälle ebenfalls wieder, besonders heutzutage unter den furchtbaren Ernährungsverhältnissen Wiens, dadurch, daß es zu einer mehr allgemeinen subakuten Miliartuberkulose kommt. Auch G r a u (1) macht ja auf die besondere Häufigkeit dieser Form bei Heeresangehörigen der neueren Zeit aufmerksam. Es breiten sich dabei die kleinblasigen Rasselgeräusche über die ganze Lunge aus, die Patienten beginnen hoch zu fiebern, werden kachektisch und meist treten meningeale Erscheinungen terminal dazu. Dabei ergibt dann die Autopsie eigentlich keine typische tuberkulöse Meningitis, denn es fehlt das sulzige Exsudat an der Basis des Gehirns und in den Sylvischen Gruben. Wir haben vielmehr ein Krankheitsbild vor uns, welches D e y c k e mit Recht als m e n i n g e a l e T u b e r k u l o s e von der Meningitis tuberculosa abtrennt. Wir haben zwar Hyperaemie des Gehirns, haben

auch mehr weniger reichlich kleinere und größere Miliartuberkel an
den Lieblingsstellen der Hirnhauttuberkulose, aber ganz ohne Exsudat.
Dementsprechend weist auch die Lumbalpunktion zwar Vermehrung
des Liquors und Erhöhung des Druckes auf, die Lumbalflüssigkeit
setzt auch ein Spinnwebenhäutchen ab, zeigt positiven Nonne-Apelt
und Pandy, meist fehlt aber eine Pleozytose oder ist nur ganz geringgradig ausgeprägt. Bazillen können im Lumbalpunktat nicht gefunden werden. Als Beispiel dieser Verlaufsart sei folgende Beobachtung mitgeteilt.

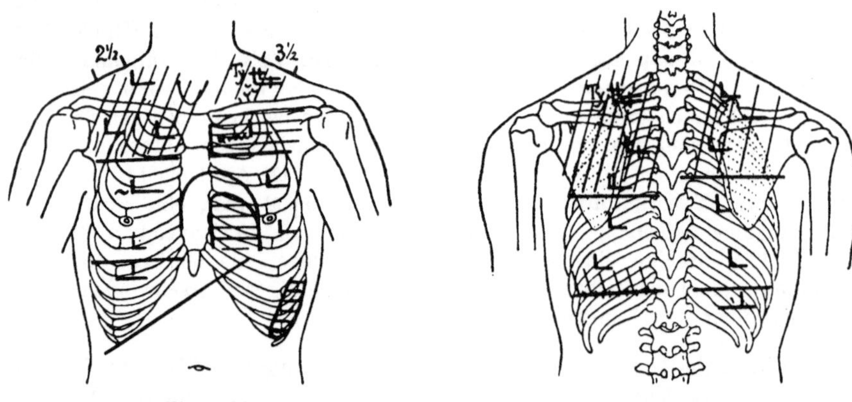

Figur 32.Figur 33.

BEOBACHTUNG 19: Am 8. April 1920 sah ich den 39jährigen Staats-
obergeometer H. A. das erste Mal. Er gab an, daß er 1910 bis 1911 durch drei
Monate an Lungenspitzenkatarrh gelitten habe, der aber dann vollständig ausgeheilt sei. Seit der Zeit leide er an einem veralteten Bronchialkatarrh, doch
sei er sich nicht bewußt, auf der Lunge angegriffen zu sein. Den Feldzug habe
er vollständig mitgemacht, wurde am Ellbogen verwundet und dann zu Hinter-
landsdiensten verwendet. Anläßlich des Zusammenbruches der Monarchie litt
er vorübergehend an einer Geistesstörung mit Bewußtseinsverlust, doch sei
er dann wieder ganz genesen. Nun leide er an Fieber bis 38·5, an allgemeiner
Schwäche und an Schwindelanfällen. Den Lungenbefund des blassen, deutlich
zyanotischen, recht kachektischen Mannes gibt beifolgendes Thoraxschema
(Fig. 32 und 33). Es zeigt eine große Kaverne im linken Oberlappen mit starker
Pleuraverdickung, namentlich an den vorderen, oberen Lungenanteilen sowie
eine starke Verdichtung der rechten Spitze. Dabei finden sich als Ausdruck
von kleineren miliaren Schüben auch rechts neben der Wirbelsäule und basal
kleine subpleurale Herde. Das Sputum zeigt mäßig reichliche, homogene,
schlanke Tuberkelbazillen. Er wurde auf meiner Abteilung aufgenommen und
bekam 14 Tage später deutliche Zeichen einer tuberkulösen Meningitis. Die
Lumbalpunktion entleerte unter erhöhtem Druck reichlich xanthochromen
Liquor. Dieser zeigte deutlich Nonne-Apeltsche und Pandysche Reaktion nega-

tive Sublimatprobe, leichte Pleozytose mit 30 Zellen lymphozytärer Natur im mm³, deutliches Absetzen eines Spinnwebenhäutchens, darin keine Tuberkelbazillen nachweisbar. Die von Dr. L a m p l vorgenommene Autopsie ergab ein größeres Cavum des linken Oberlappens, kleinere des rechten. Ältere und frischere granuläre Tuberkulose in beiden Lungen, frische miliare Schübe in der linken Lunge. Ältere Verwachsung der linken Lunge. Vikariierendes Emphysem der rechten. Subakute Meningitis tuberculosa mit starkem Hydrocephalus internus und externus. Hyperämie und Oedem des Gehirns. Tuberkulöse Darmgeschwüre. Miliartuberkeln der Leber. Granuläre Tuberkulose beider Nieren und Tuberkulose des Larynx.

Ich teile mit Absicht diese Krankengeschichte mit, weil der Lungenbefund die Weiterentwicklung der Tuberculosis fibrosa densa über eine Phthisis ulcero-fibrosa zur Phthisis cavitaria ulcerosa kennzeichnet. Man beachte die ausgesprochenen Cavernensymptome über dem linken Oberlappen. Durch Mischinfektion und durch die oben erwähnten intracaniculären Einbrüche H u e b s c h m a n n s entstehen aus den ursprünglich vorhandenen, kleinen bronchiektatischen Höhlen große, unregelmäßig geformte Hohlräume. Deshalb findet man wohl auch bei diesen Formen oft ganz ausgesprochene Leukozytose des Blutes. So in einem Falle 35.000, ohne daß die Blutkultur pyogene Keime ergeben, und ohne daß die nachträgliche Autopsie irgendeine komplizierende Eiterung oder eine Pneumonie aufgedeckt hätte.

4. In anderen Fällen wieder kann die begleitende chirurgische Tuberkulose dem Leben ein Ziel setzen, wobei die Lungentuberkulose nur als Nebenbefund vom pathologischen Anatomen konstatiert wird. So kann eine Nierentuberkulose, wenn sie beiderseitig ist, tödlich enden. In anderen Fällen treten die Erscheinungen der schon oben erwähnten selbständigen Darmtuberkulose mehr in den Vordergrund. Es kommt zu großen Tumoren in der Ileocoecalgegend, die einen chirurgischen Eingriff notwendig machen. Es kann zu Erscheinungen von Darmstenose kommen, weil gerade diese selbständige Darmtuberkulose bei Tuberculosis fibrosa densa zur Ausheilung neigt. In einem meiner Fälle war es auf Grund der alten tuberkulösen Geschwüre und der sekundären Narbenbildung an zwei Stellen zur Entwicklung eines Krebses gekommen.

BEOBACHTUNG 20: Es handelt sich um eine 41jährige, verwitwete Hausbesorgerin M. R., die am 17. Jänner 1911 die Klinik N e u s s e r aufsuchte. Infektiongelegenheit von Seite des Mannes, der nach siebenjähriger Ehe an Lungentuberkulose starb. In der Jugend sehr bleichsüchtig. Vor sechs Jahren bekam sie einen Lungenspitzenkatarrh rechterseits mit Bruststechen und Fieber, Hüsteln, aber ohne Diarrhöe und ohne Auswurf. Vor zwei Jahren bekam sie eine Darmkolik mit heftigem Erbrechen und Durchfall. Seither leidet sie an Magenschwäche. Der geringste Diätfehler verursacht ihr Magen- und Darmkrämpfe. Seit 6 bis 8 Wochen hat sie sehr häufig derartige Anfälle. Diese

Anfälle dauern drei Minuten an. Sie aß in den letzten drei Wochen sehr wenig, weil sie sich vor den Schmerzen fürchtete.

Der Befund ergab eine schwielige Tuberkulose beider Lungenoberlappen mit beiderseitigen Pleuraadhäsionen, verlängertes Exspirium über der Spitze und etwas Knacken im Inspirum, namentlich links, stark verengte Krönigsche Felder. Das Abdomen war leicht kugelig vorgewölbt. Um den Nabel herum Darmsteifung, laute Durchspritzgeräusche. Wir schickten sie zur Operation an die Klinik Eiselsberg mit der Diagnose: Enterostenosis (mindestens an zwei Stellen) durch heilende Darmtuberkulose. Schwielige Tuberkulose beider Lungenoberlappen, beiderseitige Pleuraadhäsion. — Die von Profesor Haberer vorgenommene Operation ergab den Dünndarm, das Coecum und das Colon ascendens sehr stark gebläht und hypertrophisch. Entsprechend der Bauhinschen Klappe eine zirkulär stenosierende Narbe. Die Hauptstenose sitzt ungefähr in der Höhe der Flexura coli hepatica und ist durch einen zirkulär liegenden Tumor bedingt, der nur ein bleistiftdickes Lumen erkennen läßt. Im Coecum ausgedehnte Narbe nach tuberkulösen Geschwüren, auch im Colon transversum zirkulär verlaufende Narben nachweisbar. Der Darm vom untersten Ileum bis zum Colon transversum wird entfernt. Die histologische Untersuchung ergab an zwei Stellen ein Carcinom auf Grund einer alten tuberkulösen Narbe. Der Patientin geht es bis heute ausgezeichnet.

In anderen Fällen wieder führt die Perforation eines Darmgeschwürs den Tod herbei. So in folgender Beobachtung, die ich speziell deshalb anführe, weil sie so recht die Richtigkeit der Ausführungen Deyckes beleuchtet, daß die selbständige Darmtuberkulose bei ihrer Perforation gar keine stürmischen Erscheinungen hervorruft, sondern nur unter zunehmender Kachexie verläuft. Brechen dagegen begleitende Darmgeschwüre bei gewöhnlicher Phthise oder bei corticaler Tuberkulose durch, wie ich das mehrmals gesehen habe, so verläuft dieses Ereignis stets unter dem Bilde einer typischen Perforationsperitonitis.

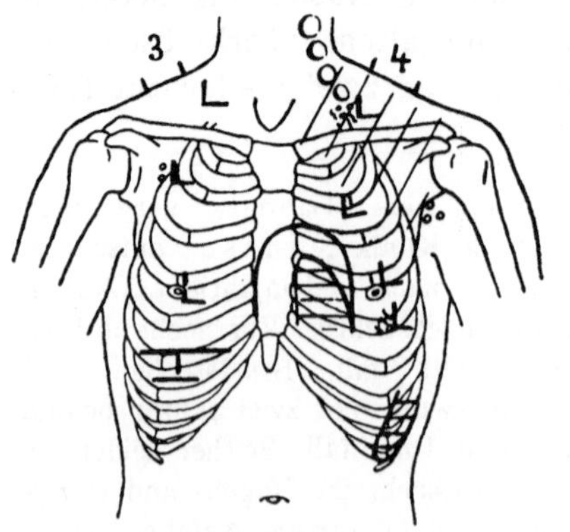

Figur 34.

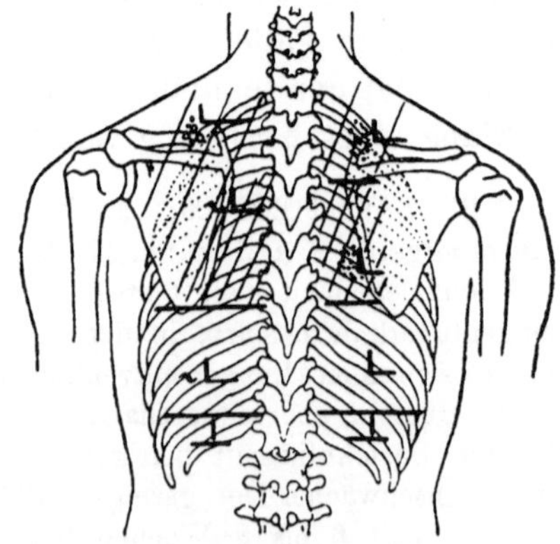

Figur 35.

BEOBACHTUNG 21: Im März 1919 sah ich den 17jährigen Buchdrucker-lehrling E. W., einen hochgradig blassen, mageren, zyanotisch aussehenden Burschen, der seit zwei Jahren angeblich an Lungenspitzenkatarrh leidet. Am Hals ausgebreitete, bis eigroße Lymphdrüsen beiderseits. Er wurde damals auf einer Spitalsabteilung aufgenommen und nach einem Spitalsaufenthalt vom 26. März bis 12. Juli in gutem Zustande entlassen. Sein Körpergewicht hatte sich von 38 kg auf 45 kg gehoben, und er sah blühend aus. Er fühlte sich dann wohl bis Jänner 1920. Zu dieser Zeit kam es zu neuerlicher Abmagerung, zu hochgradiger Schwäche, zu Stechen, Husten, Nachtschweißen. Dabei guter Appetit und regelmäßiger Stuhl. Als ich ihn im März 1920 wieder zu Gesicht bekam, sah er ganz elend und verfallen aus und wurde daher auf meiner Ab-teilung aufgenommen. Seinen Lungenbefund gibt beifolgendes Thoraxschema (Fig. 34 und 35) wieder. Der Röntgenbefund ergab Verdichtungsherde in beiden Spitzen und in beiden Oberlappen. Die Hilusschatten beiderseits verbreitert. Das Zwerchfell beiderseit frei beweglich. Hochgradige Kachexie. Es kam zu Oedemen. Die Temperaturen waren subfebril bis 38°. Im Sputum keine Tuber-kelbazillen. Am 26. März ist das Urinieren nur mit Anstrengung unter Anwen-dung der Bauchpresse möglich, der Harn entleert sich nur ruckweise. Dabei ergibt der cystoskopische Befund keine abnormen Verhältnisse. Die Stühle waren immer normal an Zahl und Konsistenz. Am 1. April kam es zum Exitus. Die von Dr. Dreßler vorgenommene Autopsie ergab: Schwielige Konglo-merattuberkulose des linken Oberlappens mit frischer tuberkulöser Aussaat. Zirkumskripte Herde von Miliartuberkeln in beiden Unterlappen. Konglomerat-tuberkulose und gelatinöse Pneumonie im rechten Oberlappen. Verkäste bron-chiale Lymphdrüsen beiderseits. Einzelne Pleuraadhäsionen auf beiden Seiten Vereinzelte, ausgedehnte tuberkulöse Geschwüre der Bauhinschen Klappe mit Übergreifen auf das Coecum. Perforation des Geschwürs. Abgesackte eitrige Peritonitis im Douglas. Große, verkäste Tuberkeln der rechten Niere. Milztumor.

In anderen Fällen werden die im Laufe der Krankheit sich ent-wickelnden Solitärtuberkeln des Gehirns zur Todesursache. Dabei ist mir aufgefallen, daß in den letzten Jahren dieses sonst doch so sel-tene Krankheitsbild besonders häufig in Erscheinung tritt. Es dürfte das wohl ebenfalls auf Ernährungsschädigung des Krieges zurück-zuführen sein. Diesbezüglich nur eine Beobachtung, die so recht das Heimtückische dieser Krankheit zeigt.

BEOBACHTUNG 22: Am 13. April 1920 wurde das 61 Jahre alte Fräulein L. H. auf meine Abteilung gebracht. Sie liegt bewegungslos da, spricht nur mühsam, Stuhl und Urin gehen unwillkürlich ab. Wir erfahren von ihrer Um-gebung und von ihr, daß sie niemals ernstlich krank gewesen sei, doch habe sie mit 16 Jahren an Blutarmut gelitten, mit 50 Jahren sei es bei ihr zu rheumati-schen Schmerzen im ganzen Körper gekommen, die bis heute fortbestehen. Am 9. April kniete sie abends nieder, fiel dann um und konnte sich nicht mehr er-heben. Vier Tage blieb sie in ihrer Wohnung allein liegen, ohne das Bewußt-sein zu verlieren. Dann wurde sie vermißt, die Wohnung gewaltsam geöffnet, und sie in das Spital eingeliefert.

Sie kam in ganz elendem, verhungertem Zustand zu uns. Sie ist blutarm und außerordentlich mager. Die Temperaturen waren bis 39° erhöht. An verschiedenen Stellen der Lunge finden sich subkrepitierende Rasselherde und links paravertebral eine ausgesprochene Krämersche Dämpfung. Nach einigen Tagen — 25. April — trat über dem rechten Unterlappen pleurales Reiben auf. Am 26. April kam es zu Schüttelkrämpfen in den beiden Händen, am 29. April zu Zuckungen der Hände, der Gesichtsmuskulatur, zu einer Ptose des linken Augenlides, zu Echolalie; bald darauf starb sie. Ihre Leukozytenzahl war 8870. Am Hals links eine Kette vergrößerter Lymphdrüsen. Mit Rücksicht auf die gleichzeitig bestehende Grippeencephalitis-Epidemie in Wien und mit Rücksicht auf einen Herpes ihrer Oberlippe dachten wir an diese Krankheit als Ursache ihrer Erscheinungen und waren einigermaßen überrascht, als die Autopsie folgenden Befund ergab: Disseminierte, miliare und submiliare Aussaat in beiden Lungen, in die Pleura, in die Milz. Multiple Konglomerattuberkel im Gehirn (rechter Frontallappen, Okzipitallappen, motorische Rindenregion links, die Insula Reilii links und im Kleinhirn). Konglomerattuberkel der Leber, der Nieren, im Endokard des linken Vorhofes und im Herzmuskel des linken Ventrikels. Rechtsseitige verkäste bronchiale Lymphdrüsen.

In wieder anderen Fällen treten addisonähnliche Bilder auf. Es kommt nicht zu einem typischen Addison, denn eine totale Verkäsung beider Nebenieren findet sich ja meist bei freien Lungen. Vielmehr kommt ein derartiges addisonoides Bild dadurch zustande, daß sich einzelne Solitärtuberkel in den Nebennieren entwickeln, wie ich das schon mehrmals gesehen habe. Finden sich Zeichen anderer Solitärtuberkel, so ist dieser Zustand sogar einer Diagnose zugänglich. So gelang sie mir in folgendem typischen Falle.

BEOBACHTUNG 23: Am 11. März 1914 wurde der 29jährige montenegrinische Hauptmann P. G. von mir auf die Klinik O r t n e r aufgenommen. Er hatte 1910 zu husten angefangen, hatte damals starkes Stechen in der Brust verspürt sowie Nachtschweiße, Fieber und Mattigkeit geboten. Bald sei er aber davon wieder genesen und war imstande, vom September 1912 bis Frühjahr 1914 als Offizier im serbisch-bulgarischen Kriege klaglos Dienst zu tun. Doch wurde er während seiner Dienstleistung plötzlich heiser, und kam nun nach Wien, weil er seit vier Wochen Doppelbilder bemerkte. Der Lungenbefund ergab nun eine größere Kaverne des rechten Oberlappens und auch über der linken Spitze deutliche Kavernensymptome mit amphorischem Atmen. Außerdem eine Pleuraadhäsion der rechten Basis, kleine miliare Schübe über dem rechten Mittellappen, also die typischen Zeichen einer Phthisis ulcero-fibrosa cachectisans, bzw. cavitaria ulcerosa. Dabei bestand eine linksseitige Trochlearislähmung, zu der sich nach kurzer Zeit die Erscheinungen einer Meningitis gesellten. Unter unseren Augen bildete sich eine hochgradige Adynamie und starke Pigmentation der Mundschleimhaut aus. Als er am 28. Mai 1914 starb, diagnostizierte ich daher eine beiderseitige kavernöse Oberlappentuberkulose vom Typus der Phthisis ulcero-fibrosa cachectisans, einen Solitärtuberkel in der Gegend des linksseitigen Trochleariskerns mit folgender Meningitis tuberculosa und Solitärtuberkeln der Nebenniere. Die von Dr. K e r n vorgenommene Autopsie ergab nun in Übereinstimmung damit folgenden Befund: Chronische Tuberkulose mit Kavernenbildung in beiden Lungen. Im rechten Oberlappen eine ungefähr apfelgroße, von Schwielengewebe umgebene Kaverne. Mehrere in Schwielen eingebettete Miliartuberkeln daselbst. Eine größere, von Schwielengewebe umgebene Kaverne im linken Oberlappen und zahlreiche Miliartuberkeln. Unterlappen beiderseits frei von Tuberkulose. Schwielige Verwachsung beider Pleurablätter. Solitärtuberkel im linken Thalamus opticus. Meningitis tuberculosa basalis und frische Knötchen in den Sylvischen Furchen beiderseits. Chronischer Hydrocephalus internus mit Drucksteigerung und Abplattung der Hirnwindungen und Verdickung der Leptomeningen an der Konvexität. Ein verkäster Tuberkel in der linken Niere, mehrere verkäste Tuberkel in beiden Nebennieren.

Doch lassen sich, wie mich spätere Erfahrungen lehrten, derartige Solitärtuberkel der Nebenniere nicht mit absoluter Sicherheit diagnostizieren, denn es kommen gerade bei dieser Form der Tuberculosis fibrosa densa noch andere Möglichkeiten in Betracht, welche ein addisonähnliches Krankheitsbild hervorrufen. Zunächst kann es sich dabei um einen hochgradigen Lipoidschwund der Nebennieren handeln. Davon habe ich schon im ersten Teil meines Buches ein typisches Beispiel mitgeteilt (siehe Beobachtung 4), dann aber kommt es gerade bei dieser Tuberkuloseform häufig zu einer allgemeinen Blutdrüsensklerose im Sinne von F a l t a. Bei dieser kann aber unter Umständen auch das addisonähnliche Bild in den Vordergrund treten. Die Entstehung einer derartigen Blutdrüsensklerose ist uns wohl verständlich, seitdem wir aus den sorgfältigen histologischen Untersuchungen K e h l s wissen, daß eine Tuberkelbazilleninvasion der Schilddrüse zu ganz unspezifischen Sklerosierungen und Atrophien dieses Organs führt. Man vergleiche darüber auch die Ausführungen von P o n c e t und L é r i c h e über die Beziehungen unspezifischer Tuberkulose zur Thyreoidea und zu den Blutdrüsen überhaupt, ferner die Befunde N a t h e r s über Miliartuberkel in Strumen. Tatsächlich habe ich schon mehrfach Fälle dieser seltenen Blutdrüsensklerose gesehen und immer nur bei einer bestehenden Tuberculosis fibrosa densa. Auch die Fälle, die in der Literatur verzeichnet sind, und die F a l t a in seiner zusammenfassenden Arbeit darüber erwähnt, boten ja alle, soweit Obduktionsbefunde vorliegen, eine Tuberkulose als pathologisch-anatomischen Nebenbefund. Der Wichtigkeit des Gegenstandes halber sei eine derartige Beobachtung in folgendem mitgeteilt.

BEOBACHTUNG 24: H. S., 38 Jahre alt, wurde am 30. Mai 1919 auf meine Abteilung aufgenommen. Sie hatte erst mit 20 Jahren die erste Menstruation bekommen, die einige Jahre immer regelmäßig verlaufen sei, mit 28 Jahren aber ausgeblieben und nicht mehr wiedergekehrt sei, ohne daß sie eine Ursache dafür anzugeben wußte. Vor zwei Jahren hat sie angeblich einen Lungenspitzenkatarrh durchgemacht, der nach drei Monaten geheilt sei. Erst vor drei Monaten hat sie wieder Krankheitszeichen geboten. Sie bekam Schmerzen in den Füßen, Stechen in der Brust, Fieber, Kopfschmerzen, Appetitlosigkeit und Diarrhöe, sowie rasch zunehmende Abmagerung.

Patientin bot nun ein ganz eigentümliches, fast skelettiertes Aussehen des Gesichtes und des Körpers dar, ein Zustand, der noch dadurch besonders auffällig wurde, weil eine begleitende Sklerodermie des Gesichtes und der Hände den vollständigen Fettmangel noch besonders deutlich hervortreten ließ. Außerdem ließ ein ausgesprochener Hydrocephalus ihren skelettierten Kopf noch besonders auffällig erscheinen. Beide Krönigsche Felder waren etwas verengt, rechts 4, links 3 cm. Beiderseits hinten oben Lungenspitzendämpfungen, links bis zum fünften, rechts bis zum dritten Brustwirbeldorn, darüber etwas scharfes Inspirium ohne Rasseln, also der typische Befund einer Phthisis fibrosa densa. Daneben ausgesprochene Durchfälle von dünnflüssigen, normal gefärbten Stühlen. Im Stuhl Tuberkelbazillen nachweisbar. Röntgenologisch nur eine Verschleierung beider Spitzen, besonders der rechten nachweisbar, und eine leichte Verdichtung beider Hilusschatten. Am 16. September kam sie zur Autopsie, die von Prof. Landsteiner vorgenommen wurde. Es fand sich eine Konglomerattuberkulose der Lunge mit älteren Kavernen der rechten Spitze, verkäsende Tuberkulose der bronchialen und retroperitonealen Lymphdrüsen. Rechtsseitige tuberkulöse Pleuritis. Polyglanduläre Atrophie sämtlicher Drüsen mit innerer Sekretion mit Sklerodermie des Gesichtes und der Hände. Chronischer Hydrocephalus mit entzündlichen Residuen an den Leptomeningen.

Solche mehr weniger ausgesprochene, auch autoptisch sichergestellte Fälle von multipler Blutdrüsensklerose bei Fällen von Tuberculosis fibrosa densa habe ich nun schon mehrfach zu Gesicht bekommen und glaube, daß ein derartiger Lungenbefund ein ganz wichtiges Unterstützungsmittel für die Diagnose dieses in leichten Graden recht schwer zu diagnostizierenden Zustandes ist.

Die Behandlung dieser Fälle richtet sich nach der Form und dem Stadium der betreffenden Krankheit. Fälle von Tuberculosis fibrosa densa ohne Fieber oder höchstens mit subfebrilen Temperaturen und ohne zunehmende Abmagerung eignen sich ganz gut für eine ambulante Tuberkulinkur. Sie können dadurch nach längerer, konsequenter Behandlung in einen ganz stationären Zustand übergeführt werden, wo keine neuen Schübe mehr drohen. Fälle von Phthisis fibrosa densa mit Abmagerung gehören am vorteilhaftesten in eine Heilanstalt oder in ein Krankenhaus. Die Ruheund Mastkur und die möglichst bald vorgenommene spezifische Kur kann hier, wie meine Beobachtung 18 lehrt, recht bald dauernden

Wandel schaffen. Man muß diese Form und ihre günstigen Heilungsaussichten auch bei recht elendem Aussehen schon deshalb kennen, weil man sonst leicht geneigt ist, derartige Fälle für eine Heilstättenkur als aussichtslos, für ganz ungeeignet zu halten, was aber durchaus nicht der Fall ist. Bei fieberhaften Fällen und bei Fällen mit Rasselgeräuschen, die also frische Schübe aufweisen, muß auch eine Krankenhaus-, bzw. Heilstättenkur eingeleitet werden, und verspricht auch hier meist einen vollen Erfolg. So stellt sich diese Tuberkulosegruppe als eine Krankheitsgruppe dar, welche die aufgewendete Mühe der Behandlung in vielen Fällen auf das Schönste lohnt. Auf diesem Wege kann man den Übergang dieser Fälle in eine Phthisis ulcerofibrosa cachectisans oder in eine allgemeine Miliartuberkulose verhindern. Aussichtslos werden derartige Fälle nur dann, wenn Solitärtuberkel des Gehirns, Tuberkel der Nebennieren oder eine multiple Blutdrüsensklerose vorliegen. In anderen Fällen von chirurgischer Manifestation müssen eventuell chirurgische Eingriffe Wandel zum Bessern schaffen, so bei tumorartiger Coecumtuberkulose, bei einseitiger Nierentuberkulose, bei Darmstenose oder bei sekundärer Karzinose. Aber auch dann muß unbedingt neben der chirurgischen Behandlung eine spezifische und allgemeine Kur Platz greifen. Denn der chirurgisch anzugehende Herd stellt eben bei diesen Fällen immer nur einen Herd dar, während noch viele andere, dem Messer des Chirurgen unzugänglich, in der Lunge und in den übrigen Organen des Körpers verbleiben und das Leben des Kranken immer neuerdings bedrohen. Chirurgische Maßnahmen allein sind bei diesen Fällen nur halbe Maßnahmen.

Die Pathogenese dieser Fälle von Tuberculosis fibrosa densa wird erst zweckmäßig im folgenden Abschnitt besprochen werden, der von dem ersten Beginn dieser Krankheit, der Tuberculosis miliaris discreta, handelt.

Hier nur ein paar Worte über die Indikationsstellung zur Unterbrechung der Schwangerschaft. Zeigen sich bei einem derartigen Spitzenbefund Kachexiesymptome, also Abmagerung, hochgradige Blässe, mechanische Übererregbarkeit der Muskulatur, zeigen sich eventuell Metastasen an lebenswichtigen Stellen des Körpers, also Zeichen von Hirntuberkeln, von Nierentuberkulose, von Addisonoid oder Erscheinungen einer Darmtuberkulose, dann halte ich den Abortus für dringendst indiziert, ohne Rücksicht auf die Dauer der Schwangerschaft. Bei anderen Fällen, bei reinen Fällen von Tuberculosis fibrosa densa mit gutem Ernährungszustand entscheidet zunächst, ob feuchte Rasselgeräusche sich über den Lungen finden, als Ausdruck eines frischen miliaren Schubes. Dann ist der Abortus ebenfalls indiziert. Gibt die Auskultation keine frischen Erscheinungen, dann richtet sich unser Verhalten nach den Temperaturen. Temperatursteigerungen über 37·5 axillar geben auch hier in einem Frühstadium der Schwangerschaft vor dem vierten Monat die Indikation zur Unterbrechung ab, Temperatursteigerungen über 38° sogar in jedem Monate der Schwangerschaft. Bei Temperaturen darunter kann die Schwangerschaft ausgetragen werden. Bevor man aber ein Votum in diesem Sinne abgibt, muß unbedingt eine Röntgendurchleuchtung vorgenommen werden. Denn gerade bei Fällen dieser Gruppe sind latente Kavernen sehr häufig, gerade hier leistet oft das Röntgenbild zur Aufdeckung der Schwere der Veränderungen mehr wie Perkussion und Auskultation, wie auch G r a u betont.

2. *Die diskrete Spitzenmiliartuberkulose*

Wir haben eben gesehen, wie interessant und mannigfach die Tuberculosis fibrosa densa sich klinisch äußert. Den Ausgangspunkt derartiger Fälle stellen nun wiederholte miliare Schübe dar, die Granulie discrète, die diskrete Miliartuberkulose, welche B a r d erstmalig 1898 beschrieben hat. Erst in neuester Zeit werden auch aus deutschen Heilanstalten Beobachtungen darüber laut. So bespricht G r a u in mehreren Arbeiten diese Tuberkuloseform und kommt dabei zu ähnlichen Anschauungen, wie B a r d sie entwickelt hat. Auch B o l l e widmet der Tuberculosis fibrosa densa eine besondere Aufmerksamkeit. Er nennt sie zerstreut-kleinherdige Tuberkulose. Wir verstehen die klinische Mannigfaltigkeit dieser Tuberkuloseform, wenn wir uns die Entstehung pathologisch-anatomisch vergegenwärtigen. Es handelt sich bei diesen Fällen immer darum, daß Tuberkelbazillen in die Zirkulation gelangen, zunächst im kleinen Kreislauf abfiltriert werden, daher vor allem Lungenherde erzeugen und nur zum kleinen Teil die Lungenkapillaren passieren und dann in den verschiedensten Organen einzelne Metastasen setzen, so zu den verschiedenen chirurgischen Tuberkulosemanifestationen Veranlassung gebend. Warum ist ein derartiger Vorgang so ungemein häufig, warum um so viel häufiger als die allgemeine Miliartuberkulose? Diese letztere entsteht vor allem dann, wenn Tuberkelbazillen in die arterielle Blutbahn einbrechen und so in den Körperkapillaren abgefangen werden. Doch kann es zu einer allgemeinen Miliartuberkulose auch kommen, wenn große Massen von Tuberkelbazillen in den Ductus thoracicus oder in eine Körpervene gelangen, so daß das Lungenfilter nicht genügt, den größten Teil der Bazillen zurückzuhalten. Brechen nur einige wenige Tuberkelbazillen in die Wege ein, dann entsteht die Granulie discrète, die in ihrem weiteren Verlaufe bei fortgesetzten Schüben zu der eben geschilderten Tuberculosis fibrosa densa Veranlassung gibt. Nehmen wir zunächst einmal Herde in den bronchialen oder mesenterialen Lymphdrüsen an. Da wird es oft geschehen, daß einige Tuberkelbazillen in den Ductus thoracicus gelangen, von da in die obere Hohlvene und dann in die Arteria pulmonalis kommen. Wir haben dann bilaterale Herde in den Lungen vor uns, die sich allenthalben lokalisieren, mit Vorliebe und am dichtesten aber in den Lungenspitzen angehäuft sind. Nur einige wenige nehmen ihren Weg wieder durch die Vena pulmonalis in das linke Herz und in die allgemeine Zirkulation. Ein peripherer Tuberkelherd, der Bazillen in die Kapillaren oder in die relativ dünnwandigen kleinen Venen abgibt, wird wiederum zu einer Miliaris discreta und zur Tuberculosis fibrosa densa Veranlassung geben. Eine dritte Möglichkeit, u. zw. dann namentlich für die relativ seltenen, einseitigen, miliaren Lungenschübe, ist gegeben, wenn tuberkulöse Bronchialdrüsen in einen Ast der Arteria pulmonalis durchbrechen. Das ist anatomisch auch möglich, leichter möglich als der Einbruch in die Lungenvenen, weil wir ja aus den Untersuchungen von Hasselwender und Briegel wissen, daß die bronchopulmonalen Drüsen lateral vom Bronchus und in dichter Nähe der Arterienäste liegen. Sie können also zu einem intracanaliculären Einbruch in den Bronchialbaum, also zu phthisischen Prozessen oder zu einem Einbruch in einen Ast der Arteria pulmonalis und dann zur Miliaris discreta Veranlassung geben. Eine weitere Möglichkeit für eine solche Entstehung dürften auch die durch sorgfältige Plattenrekonstruktion eines Konglomerattuberkels gewonnenen Feststellungen Millers bieten, der fand, daß die obere Hälfte des Tuberkels in enger Verbindung mit Zweigen der Pulmonalvenen steht, welche aber thrombosiert erscheinen, während die untere Hälfte mit den noch offenen Zweigen der Pulmonalarterie in Verbindung steht.

Endlich spielen hiebei auch noch als letzte Möglichkeit die Verhältnisse eine Rolle, welche G. B. G r u b e r (2) gekennzeichnet hat, wenn er schreibt: „Viel seltener dürfte der Modus sein, daß in der umgekehrten Stromrichtung von undurchgängig gewordenen phthisischen Lymphdrüsen der Lungenpforte aus der Prozeß als tuberkulöse Lymphangitis der Lunge sich ausdehnt, wenn er überhaupt vorkommt. Diese interstitielle Propagation kann zu Reihen von Knötchen mit Lagerung um Bronchien und Gefäße Anlaß geben und ziemlich schnell verlaufen. Wenn diese Knötchen, die so nahe, räumliche Beziehungen zu den Gefäßverzweigungen haben, in die Gefäßbahn einbrechen, so führt dies zu einer weiteren, vom Interstitium der Lunge ausgehenden Komplikation. Es führt zu einer umschriebenen oder allgemeinen miliaren Phthise der Lunge. Entwickeln sich aus lymphangitischen Knötchen proliferativ große Knoten, so kann der Krankheitsverlauf nicht kurzdauernd sein und vermag anderseits eine mächtige interstitielle Zirrhose anzuregen, innerhalb deren Zügen wiederum ein Netzwerk von Tuberkeln bemerkbar sein kann." Wenigstens für die einseitige Tuberculosis fibrosa densa scheint mir diese Erklärungsart sehr wohl denkbar.

Da nun auch der erste Schub einer Miliaris discreta häufig die deutlichsten Erscheinungen in den Lungenspitzen setzt, haben wir auch diese Form unter dem Namen der d i s k r e t e n S p i t z e n m i l i a r e hier einer näheren Besprechung zu unterziehen. Doch kann ich auf diese spezielle Form der M i l i a r i s d i s c r e t a erst dann näher eingehen, wenn wir vorher das Wichtigste zum Verständnis dieser Form auseinandergesetzt haben.

Oft versteckt sich die gutartige Miliartuberkulose unter dem Bilde einer Grippe, einer fieberhaften gastrischen Störung, eines leichten Typhus. Es gehört nach P i é r y hier herein die Ephemera, das Wachstumfieber bei den Kindern, das Ermüdungs- und Überanstrengungsfieber, es gehört hieher auch die große Menge jener Fälle, welche L a n d o u z y als Typhobacillose beschrieben hat, und welche wir im Deutschen eindeutig als T y p h o t u b e r k u l o s e bezeichnen müssen. Nach den bisher darüber vorliegenden, meist nur gelegentlichen Obduktionsbefunden frischer Fälle stellt sich diese Krankheit anatomisch als ein Aufschießen feiner Knötchen dar, die wahrscheinlich ziemlich regelmäßig über die ganze Lunge zerstreut sind, die aber sehr zart sind und entweder vollständig resorbiert werden oder zu kleineren, runden Verdichtungsherden Veranlassung geben, die sich mit nachfolgenden Schüben zu den im vorigen Abschnitt schon beschriebenen, dichten, melanotisch-fibrösen Massen verdichten können, so zur Tuberculosis fibrosa densa Veranlassung gebend. Aus dem häufigen Vorwalten dieser dichten Narbenmasse in den Lungenspitzen erhellt schon, daß diese Knötchen eine besondere Vorliebe für die Spitzenpartien der Lunge erkennen lassen, wie es ja auch schon aus vielfachen Beobachtungen für die gewöhnlich letal verlaufende allgemeine Miliartuberkulose bekannt ist. Wenn auch die einzelnen Knötchen recht klein sind, wie wir hörten, so entstehen doch durch die immer wieder erfolgenden Schübe in die gleichen Lungenpartien hinein allmählich größere Knoten. Begünstigt wird diese Vergrößerung der haematogenen Herde durch ein Gesetz, welches sich bei diesen gutartigen miliaren Schüben fast durchwegs nachweisen läßt und welches wohl in individuellen anatomischen Verhältnissen des ersten Herdes und des Gefäßsystems seine Ursache hat. Man sieht nämlich regelmäßig, daß die einzelnen, oft sogar jahrelang auseinanderliegenden Schübe immer wieder denselben Weg nehmen wie der erstmalige. So hatte ich in den Sommermonaten 1921 ein Fräulein an meiner Abteilung, E. B., welches bei freien Lungenspitzen seit mehr denn fünf Jahren immer wieder haematogene Schübe in die Haut der Unterschenkel bekam, woselbst in großen Zwischenräumen papulonekrotische Tuberkulide und Eruptionen von Erythema induratum Bazin auftraten. Sonst waren bei ihr nur noch die beiderseitigen Halslymphdrüsen und die axillaren Lymphdrüsen rechterseits befallen, große Knoten bildend. Ebenso habe ich jetzt (August 1921) einen älteren Herrn an der Abteilung, dessen Lungenbefund eine typische Tuberculosis fibrosa densa aufweist und der seit einer Reihe von Jahren solche haematogene Schübe in seinem linken Kniegelenk bekommt. Erst äußerte sich das nur in leichten rheumatischen Schmerzen in diesem Knie, bis endlich mit einem weiteren Schub ein typischer Fungus des Kniegelenkes auftrat, aber ohne Fistelung und auch röntgenologisch ohne Destruktion der Knochen. Befällt nun ein derartiger miliarer Schub die Lungenspitze im Sinne einer Miliaris discreta, so entwickelt sich daraus wieder durch immerwährend an gleicher Stelle sich wiederholende Aussaat das Bild einer mehr weniger ausgesprochenen Tuberculosis fibrosa densa. Es mag dies, wie ich oben schon andeutete, durch individuelle anatomische Verhältnisse bedingt sein. Sicherlich hängt es auch mit den Gesetzen zusammen, die L ö w e n s t e i n in einem interessanten Vortrag zum Ausdruck brachte. Falls die erste Lokalisation der im

Blute kreisenden Tuberkelbazillen ein empfindliches Organ treffe, dann erkranke in diesem Falle nicht nur das betreffende Organ, sondern bei genügend langer Dauer der Erkrankung häufen sich die Metastasen in dem ganzen Organsystem, indem gleichartige Gewebe an Tuberkulose erkranken, was er sympathische Erkrankung nennt.

Diese miliaren Schübe der gutartigen Miliartuberkulose haben nun bestimmte Prädilektionsorgane, welche für die Diagnose von großer Wichtigkeit sind. Eine Lieblingslokalisation bilden die serösen Häute. Es kommt so zu einer Pleuritis oder noch häufiger zu einer Polyserositis von gutartiger Prognose mit fast vollständiger Restitutio ad integrum. Doch werde ich von dieser Form erst in einem späteren Abschnitt sprechen. Die nächsthäufige Lokalisation sind die Lungen mit besonderer Beteiligung der Lungenspitzen, die diskrete Spitzenmiliare, die ich gleich ausführlich abhandeln werde. Eine besondere Vorliebe besteht ferner für die Milz, weshalb wir diese auch in allen derartigen Fällen immer als harten, palpablen Tumor tasten können, ein diagnostisch nicht hoch genug einzuschätzender Befund. Eine weitere, häufige Vorliebe zeigen diese Schübe für die Gelenke, so daß es zu flüchtigen Polyarthritiden tuberkulöser Natur kommt, wie auch G r a u betont (vergleiche darüber Beobachtung 22), dann für die Lymphdrüsen, die oft anschwellen. Mit Recht rechnet G r a u multiple, kleine Drüsenschwellungen — die Micropolyadenopathie L e g r o u x s — zu diesem Bilde. Auch die Haut kann mitbeteiligt sein unter dem Bilde des Erythema nodosum (G r a u). (Siehe darüber meine Beobachtung 1 des 1. Bandes.) Ein anderer, von mir freilich nicht gar zu oft beobachteter Schub geht in die Nieren vor sich. Nach P i é r y kann es dabei sogar zu vorübergehender Anurie kommen, ferner zum Auftreten von leichter Albuminurie, niemals aber zur Haematurie. Für die Richtigkeit dieser Auffassung P i é r y s scheint auch eine eigene Beobachtung zu sprechen. Ich sah bei einem typischen Fall von Polyserositis infolge Miliaris discreta eine Nierenentzündung ohne Erythrozyturie, nach der Einteilung von V o l l h a r d und F a h r am ehesten einer blanden Sklerose entsprechend. Der Tod erfolgte später durch einen Solitärtuberkel des Gehirns, der durch den miliaren Schub gesetzt worden war. Die Autopsie ergab nun ganz in Übereinstimmung mit unserer klinischen Annahme Solitärtuberkelentwicklung in den Nieren. Der prinzipiellen Wichtigkeit halber sei dieser Fall hier mitgeteilt.

BEOBACHTUNG 25: Am 30. November 1919 kam die 50jährige, ledige

Näherin L. K. an meine Abteilung. Die hereditär belastete Patientin, deren Vater an progressiver Paralyse, deren Bruder an Lungentuberkulose gestorben war, hatte mit 17 Jahren angeblich einen Typhus überstanden. Mit 22 Jahren war bei ihr eine Ovarialzyste operiert worden, und seither sei die Menstruation nicht mehr wiedergekehrt. Im Mai 1919 hatte sie eine Rippenfellentzündung mit Nierenentzündung. Im Juni 1919 wurde bei ihr eine Probelaparotomie vorgenommen, welche eine Miliartuberkulose des Peritoneums ergab. Im September kam es zu einem Wiederaufflackern der Rippenfellentzündung, und, da sich seit fünf Tagen heftige Schmerzen, besonders beim Husten, und heftige Kopfschmerzen geltend machten, kam sie ins Spital.

Wir fanden nun ein pleuritisches Exsudat der linken Seite bis zum VI. Brustwirbeldorn hinaufreichend und Reste einer Tuberculosis peritonei, außerdem eine Nierensklerose mit 1% Albumen, im Sediment hyaline und granulierte Zylinder, keine Erythrozyten. Der Blutdruck betrug 142 R. R. Wasserausscheidung normal, fehlende Konzentrationsfähigkeit der Niere. Wegen der starken Kopfschmerzen Verdacht auf Hirntuberkel. Die Lumbalpunktion ergab aber nur positive Sublimatprobe, sonst gar keinen pathologischen Befund. Normaler Liquordruck. Augenspiegelbefund normal. Die Wassermannsche Reaktion negativ.

Am 22. April 1920 verließ Patientin gebessert das Spital. Das Exsudat war verschwunden, sie hatte sich erholt, nur hielten die Kopfschmerzen noch weiter an. Derentwegen kam sie am 10. Juni 1920 wieder zur Aufnahme. Sie hatte jetzt dabei auch Brechreiz und Schwindel, doch war eine genaue Anamnese nicht zu erheben, weil Patientin leicht verwirrt war. Sie konnte den Urin nicht halten. Im Urin fanden sich immer noch Spuren von Eiweiß, im Sediment Leukozyten und vereinzelte, fein- und grobgranulierte Zylinder ohne Erythrozyten. Die Lumbalpunktion war nun gleich bei der Aufnahme positiv. Es entleerte sich unter erhöhtem Druck ein wasserklarer Liquor, der keine Pleozytose erkennen ließ, aber deutliche Sublimatprobe, deutlichen Nonne-Apelt und sehr starke Pandysche Reaktion. Unter zunehmendem, manchmal sich aufhellendem Stupor kam es zu ausgesprochenem Dekubitus des Kreuzbeins und endlich starb Patientin unter hinzutretenden Erscheinungen einer Purpura haemorrhagica am 2. August 1920.

Wir diagnostizierten auf Grund des Krankheitsverlaufs eine abgelaufene tuberkulöse Polyserositis, Solitärtuberkeln des Gehirns, Solitärtuberkeln der Nieren. Die Autopsie gab uns vollständig Recht. Es fand sich ein pflaumengroßer Solitärtuberkel der rechten Kleinhirnhemisphäre, eine akute Menigitis tuberculosa mit hochgradigem Hirnödem und einem akuten Hydrocephalus internus, eine knotig-fibröse Tuberkulose in beiden Lungen. Pleuratuberkulose und totale Verwachsung beider Pleurablätter. Verkäste Bronchialdrüsen rechts. Atheromatose des Aortenbogens. Käsige Tuberkulose des Uterus und der linken Tube. Die rechtsseitigen Adnexe exstirpiert. Tuberkeln in der Leber und in der Niere. Vereinzelte tuberkulöse Geschwüre im Ileum.

Wir hätten also in der Albuminurie ohne Blutungen mit guter Wasserausscheidung und mangelhafter Konzentrationsfähigkeit der

Nieren bei derartigen Fällen ein Mittel in der Hand, die sonst einer Diagnose nicht zugänglichen Solitärtuberkeln der Niere zu diagnostizieren. Treten die Haemorrhagien dagegen in den Vordergrund, ohne Blutdrucksteigerung, haben wir es also mit einer herdförmigen Nephritis zu tun, dann lägen eventuell tuberkulotoxische, haemorrhagische Herdnephritiden im Sinne von M ü l l e r und K o t h n y vor, die ich ebenfalls schon beobachtet habe, über deren anatomische Grundlage ich aber mangels von Autopsiebefunden noch nichts auszusagen vermag.

Ein weiteres Organ, welches häufig derartige Schübe aufweist, sind die Meningen. Es äußert sich das in den Erscheinungen eines Meningismus. Es treten flüchtige Monoplegien oder Hemiplegien auf, flüchtige Augenmuskelstörungen, Lebhaftigkeit der Reflexe, alles aber vorübergehend und heilbar. Genaue Liquoruntersuchungen derartiger Fälle aus letzter Zeit haben mich gelehrt, daß unter erhöhtem Druck sich ein klarer, kein Spinnwebenhäutchen absetzender Liquor entleert. Die Nonne-Apeltsche, die Pandysche und die Sublimatprobe sind dabei immer positiv, es besteht aber keine Pleozytose. (Siehe darüber Kirch 4.)

Selten kommt es auch zu Schüben in die Konjunktiven und in die Kehlkopfschleimhaut, wodurch es zu flüchtigen, heilbaren, kleinen Erosionen kommen kann.

BEOBACHTUNG 26: Die 30jährige, verwitwete Krankenpflegerin A. G. hatte schon vor einem Jahr einmal durch vier Wochen an starker Heiserkeit gelitten, die dann wieder vollständig geschwunden war. Nun kam sie wieder wegen Heiserkeit zu uns an die Abteilung. Sie sah sehr gut genährt, dabei aber etwas zyanotisch aus. Der Kehlkopfbefund von Prof. H a r m e r ergab eine trockene Laryngitis und eine sehr suspekte Verdickung der interarytaenoidealen Schleimhaut. Über beiden Lungenspitzen finden sich leichte Dämpfungen, rechts dabei etwas kleinblasiges, nicht klingendes Rasseln. Röntgenologisch leichte Trübung beider Spitzen. Temperatur subfebril bis 37.4. Auf Tuberkulin bestand leichte Reaktion bis 37·4. Rascher Rückgang aller Erscheinungen unter spezifischer Therapie.

Auch für die Nebennieren zeigen derartige Schübe eine gewisse Vorliebe, wie das schon aus dem gelegentlichen Vorkommen von Solitärtuberkeln dieses Organs bei Phthisis fibrosa densa erhellt. Es kommt dadurch nach den Beobachtungen P i é r y s zum Auftreten addisonähnlicher Zustände, die aber im Gegensatz zum echten Addison heilbar und regressiv sind. Einen derartigen, wohl auf diese Weise zu erklärenden Fall habe ich in meiner Arbeit über die Bedeutung der Phrenikusdruckpunkte mitgeteilt. (W. N e u m a n n, 3, Beob. 9.)

BEOBACHTUNG 27: Ein junges Mädchen M. L. erkrankte unter zunehmender Schwäche mit brauner Pigmentierung des ganzen Körpers und der Schleimhäute. Bei der Untersuchung an der Klinik fanden sich rechterseits Mussysche Druckpunkte auf der Höhe einer Tuberkulinreaktion, wohl als Ausdruck eines primären Herdes der dem Zwerchfell benachbarten rechten Lungenbasis, eine Diagnose, die durch eine mehrere Monate später nachfolgende exsudative Pleuritis dieser Seite noch mehr gesichert werden konnte. Gegenwärtig geht es dem Mädchen nach überstandener Pleuritis ausgezeichnet, und auch die braune Pigmentierung des Körpers hat sich beträchtlich gebessert.

Es differiert diese Reihenfolge der Lieblingslokalisationen der gutartigen miliaren Schübe, wie sie die Klinik aufdeckt, in ziemlich beträchtlicher Weise von den miliaren Schüben letal fortschreitender Tuberkulose, die L u b a r s c h zusammengestellt hat. Er fand unter 278 Fällen von haematogener Verschleppung die Leber 201mal, die Nieren 165mal, die Milz 152mal, das Gehirn 38mal, die Knochen 26mal, die weiblichen Genitalien 20mal, die männlichen 11mal und die Nebennieren nur 15mal beteiligt. Das mag teils davon herrühren, daß wir leichte miliare Schübe in der Leber klinisch überhaupt kaum diagnostisch fassen können, teils davon, daß viele miliare Erputionen, z. B. in den Gelenken, autoptisch wieder schwer aufzufinden sind.

Nach diesen allgemeinen Auseinandersetzungen, die wohl ein hinreichendes Bild von der Mannigfaltigkeit der Symptomatologie derartiger Fälle geben, kehre ich nun zu der Klinik der eigentlichen Spitzenmiliare zurück. Wir haben es dabei meist mit Leuten im mittleren Lebensalter oder mit Kindern zu tun, wenn auch alte Leute davon nicht verschont bleiben, wie wir schon oben gesehen haben. Sie erkranken an Kopfschmerz, Abgeschlagenheit, Appetitlosigkeit, Kräfteverlust und Fieber bis 37·5 und mehr. Gefragt, wie lange sie sich nicht wohl fühlen, datieren sie den Beginn der Erkrankung schon auf ein oder mehrere Monate zurück, bevor sie sich genötigt gefühlt hätten, ärztliche Hilfe aufzusuchen. Die Familienanamnese ergibt meist starke Tuberkuloseheredität. Man vergleiche darüber nur die unter Beobachtung 1 angeführte Anamnese, welche einen typischen Fall von derartigen benignen miliaren Schüben oft mit ganz theatralischem Bild darstellt. Wir hören dann weiter, daß sie immer blaß gewesen sind, daß sie häufig rheumatische Schübe hatten (vergl. darüber Beobachtung 22), wir hören von einer oder mehreren Haemoptoen in der Vorgeschichte, hören von pleuritischen Schüben, von wiederholten tuberkulösen Halslymphdrüsen, von Analfisteln usw.

Die physikalische Untersuchung ergibt keine, oder nur eine leichte Dämpfung über beiden Spitzen mit etwas abgeschwächtem Atmen oder mit sakkadierendem Inspirium. Man hört einige feine, mehr trockene Rasselgeräusche entweder (⁂L) oder (ʌL), wobei die Bilateralität der Erscheinungen ein besonderes Charakteristikum bildet. Manchmal findet man daneben auf einer oder auf beiden Lungenspitzen die Erscheinungen einer Tuberculosis fibrosa densa mit Bronchialatmen, das gelegentlich so intensiv werden kann, daß man zur Zeit eines Fieberschubes kaum die Differentialdiagnose zwischen einer lobären Oberlappenpneumonie und einer derartigen Affektion stellen kann, falls man den Patienten nicht von früher her kennt. Doch habe ich schon im vorhergehenden Abschnitt betont, daß man aus praktischen Gründen derartige Fälle mit alten Verdichtungsherden als Tuberculosis fibrosa densa mit frischen Nachschüben von der echten Spitzenmiliare abtrennt. Von subjektiven Beschwerden haben wir trockenen Husten mäßigen Grades, im ganz uncharakteristischen Sputum meist keine Tuberkelbazillen, namentlich nicht zur Zeit eines ersten Schubes. Sind die Erscheinungen einer älteren Spitzenverdichtung, einer Tuberculosis fibrosa densa, gleichzeitig vorhanden, dann kann man gelegentlich nach längerem Suchen einige wenige Tuberkelbazillen auffinden. Oft findet sich eine geringgradige Haemoptoe. Es besteht immer Fieber, manchmal mit exzessiv hohen Temperaturen, manchmal ohne besondere Tagesschwankungen, also von kontinuierlichem Charakter. Dabei sind die Allgemeinerscheinungen, das Krankheitsgefühl, meist nicht so hochgradig, als man nach der Fieberhöhe erwarten sollte, oft wird die hohe Temperatur nur durch Temperaturmessungen entdeckt. P a l l a r d hat darauf aufmerksam gemacht, daß diese Art des Fiebers in ganz spezifischer und dann auch diagnostisch verwertbarer Weise durch eine Einreibung von flüssigem Guajakol behoben werden kann. Ich kann diese Beobachtung aus meiner Erfahrung auch vielfach bestätigen, wenn auch die Entfieberung meist nicht so prompt vor sich geht, wie P a l l a r d das schildert. Das Fieber zeigt eine längere Dauer, 5 bis 6 Wochen und mehr, und geht dann allmählich lytisch in subfebrile Temperaturen und endlich in normale Temperaturen über.

Röntgenologisch findet man bei diesen Fällen etwas verstärkten Hilusschatten und leichte Verschleierung beider Spitzen, bei längerem Bestande entspricht das Bild der kleinknotigen, disseminierten Tuberkulose im Sinne von G e r h a r t z (2) mit meist im Oberlappen lokalisierten, scharf begrenzten, gleich großen Knötchenhäufchen, die meist entlang den Bronchien liegen.

Die spezifischen Reaktionen bei dieser Form von Tuberkulose zeigen ein mannigfaches Verhalten. Verschiedene Grade von Allergie und positive oder auch negative Anergie können vorliegen. Mit dem Eigenserum geprüft, ergibt sich bei diesen Fällen häufig eine paradoxe Reaktion, aber doch nicht konstant und nicht ausschließlich genug, um diese Reaktion zur Diagnose derartiger Fälle heranziehen zu können.

Die Differentialdiagnose der Miliaris discreta umfaßt sehr verschiedenartige Zustände. Denn zur Zeit, wo der Lungenbefund noch wenig ausgeprägt ist, wo vor allem noch eine Tuberculosis fibrosa densa fehlt, können die geringfügigen Veränderungen sehr leicht auch einer sorgfältigen Untersuchung entgehen. So kommt vor allem die Verwechslung mit Typhus sehr häufig vor, denn der Milztumor und die hohe Temperatur legen naturgemäß eine derartige Diagnose recht nahe. Heutzutage wird ein positiver Widal und eventuell eine positive Kultur aus dem Blute oder aus dem Stuhl die Frage bald klären, denn die klinischen Unterscheidungsmerkmale sind ziemlich vager Natur. Die Temperaturen zeigen bei der Miliaris discreta meist beträchtliche Schwankungen, sie sind unregelmäßiger als beim Typhus, und die morgendlichen Remissionen sind selbst bei kontinuierlichem Verlauf mehr ausgeprägt. Der Puls ist mehr beschleunigt, da die relative Bradykardie fehlt. Der Puls ist niemals dikrot. Es besteht konstant Dyspnoe, beträchtliche Abmagerung. Das Gesicht ist blaß und zeigt einen Anflug von Zyanose an Wangen und Lippen. Es besteht Seitenstechen, entsprechend der Oberunterlappengrenze und allgemeine Überempfindlichkeit der Haut. Wichtig sind auch Angaben über wiederholte Rezidiven einer typhösen Erkrankung in der Anamnese, denn da kann man fast sicher sein, daß wir es nicht mit einem echten Typhus, sondern mit einer Miliaris discreta zu tun haben. Vergleiche die Anamnese der Beobachtung 25, wo sich bei der Autopsie keine Reste nach typhösen Geschwüren nachweisen ließen.

Ebenso besteht die Möglichkeit der Verwechslung mit einer kryptogenetischen Sepsis. Immerhin hilft hiebei zur Entscheidung, daß die Fieberanstiege der Sepsis dem Kranken subjektiv höchst unangenehm sind, während auch hohe Temperaturen bei der Miliaris discreta subjektiv sehr wenig Beschwerden machen. Auch die Leukozytenzahl gibt da einen Anhaltspunkt, denn bei septischen Zuständen besteht doch zumeist, von ganz malignen Fällen abgesehen, eine mehr weniger ausgesprochene Leukozytose, die der Miliaris discreta fehlt. Vielmehr ähnelt das Blutbild in der Leukopenie und der relativen Lymphozytose dem Typhus.

Gegenüber anderen Tuberkulosefällen gelten folgende Anhaltspunkte: relativ leicht wird die Diagnose, wenn wir es nicht mit dem ersten Beginn einer Miliaris discreta, sondern mit einer Tuberculosis fibrosa densa mit frischen Nachschüben zu tun haben. Frische Fälle können zunächst mit einer beginnenden echten Phthise große Ähnlichkeit haben, doch sind bei der echten Phthise die ersten Veränderungen meist ausgesprochen einseitig, führen rasch zu Verdichtungserscheinungen, welche der Miliaris discreta im ganzen Verlauf eines Schubes abgehen. Eine Pleuritis sicca oder exsudativa an der Basis der Lunge spricht für Miliaris discreta, ebenso Vergrößerung von Leber und Milz. Die allgemeine Miliartuberkulose führt bei gleichem Beginn rasch zu viel schwereren Symptomen, und der letale Ausgang in relativ kurzer Frist behebt jeden Zweifel.

Die Prognose derartiger Fälle ist eine relativ gute, trotz des oft bedrohlichen Bildes. Sie deckt sich im großen ganzen mit der Prognose der Tuberculosis fibrosa densa, in welche ja diese Form zumeist übergeht, u. zw. ist die Prognose um so günstiger, je dichtere und ältere Läsionen man antrifft. Besteht eine reine Miliaris discreta im ersten Schub, also ohne Verdichtungserscheinungen, dann ist noch ein Moment von prognostischer Wichtigkeit. Finden sich bei einem derartigen Falle mehrere Organe gleichzeitig befallen, wie wir das besonders augenfällig bei der Polyserositis sehen werden, dann ist die Prognose relativ gut. Bei gleicher Intensität der Erscheinungen ist aber die Prognose bedeutend schlechter, wenn die verschiedenen Schübe nicht gleichzeitig, sondern hintereinander kommen, durch relativ kurze, freie Intervalle voneinander getrennt. Denn sind die Zwischenräume zwischen den einzelnen Schüben durch Monate getrennt, dann haben wir es meist mit ganz gutartigen Schüben einer unspezifischen Tuberkulose, der Tuberculose inflammatoire von P o n c e t, zu tun, die sich klinisch in der gleich später zu erörternden Pleurite à repetition äußert. Bei Schüben, die aber in einigen Wochen aufeinander folgen, haben wir es mit einer bösartigen Form der Miliaris discreta zu tun, welche B a r d mit dem Namen T u b e rculosis miliaris migrans bezeichnet und welche eine absolut infauste Prognose gibt. Eigene Beobachtungen darüber scheinen diesen auf den ersten Blick recht paradox klingenden Gesetzen recht zu geben. So erwähne ich hier nur das Beispiel eines derartigen Falles, dessen unheilvollen Ausgang ich erst vor kurzem erlebte.

BEOBACHTUNG 28: Es handelt sich um eine etwa 30jährige Frau V. K., zu der ich von einem Laryngologen gerufen wurde. Ich sah die Patientin erstmalig am 13. Februar 1920. Sie hatte im September des Vorjahres eine Dacryocystitis bekommen, über deren Aetiologie die behandelnden Ärzte zunächst im Unklaren blieben. Als sich die tuberkulöse Genese derselben herausstellte, kam sie aus Ungarn nach Wien. Da fand der untersuchende Laryngologe neben einer exulzerierenden Tuberkulose des linken Tränensackes eine ausgesprochene Miliartuberkulose der Uvula und des weichen Gaumens. Um nun zu wissen, ob ein energisches operatives Vorgehen am Platze sei, oder ob er sich mehr auf eine symptomatische Behandlung beschränken solle, wollte er den Lungenbefund wissen. Der ergab nun bei der hochfieberhaften Patientin eine kleinherdige, beiderseitige Oberlappentuberkulose, links frischen, rechts älteren Datums. An ein energisches Vorgehen war also nicht zu denken. Zunächst schien es auch gar nicht notwendig zu sein, denn nach 2 bis 3 Wochen war die Schwellung, und waren die miliaren Knötchen des Gaumens fast vollständig geschwunden. Aber diese Freude dauerte nur kurze Zeit. Schon acht Tage später traten unter neuem Temperaturanstieg neue Schübe in der gleichen Gegend auf. Einige Wochen später kam es zu starken Leibschmerzen, zu Aufblähungen des Abdomens, zu diarrhöischen Stühlen und zu einem leichten Flüssigkeitserguß in das Peritoneum, ein paar Wochen darauf zu einer Miliartuberkulose im Kehlkopf, wieder später zu einer trockenen Pleuritis erst einer, dann der anderen Seite, und so erlag die Patientin nach vielerlei Qualen ihrem Leiden, das einen typischen Fall einer derartigen Miliaris migrans vorstellt.

Solange das Fieber besteht, ist eine energische Liegekur in einer Heilstätte angezeigt, die aber bald, sowie die Temperatur subfebril wird, von einer spezifischen Behandlung unterstützt werden muß, um so durch eine energische Kur die Quelle für die wiederholten miliaren Schübe endgültig zu verstopfen. Das gelingt nach mehreren, in Etappen durchgeführten Kuren wohl zumeist, wie mich viele eigene Fälle lehren. Eine bei derartigen Fällen bestehende Gravidität muß unbedingt unterbrochen werden, wenn Fieber besteht, als Zeichen einer frischen Aussaat. Sind die Patientinnen fieberlos, dann würde ich nur eine Indikation zur Unterbrechung der Schwangerschaft als gegeben betrachten, wenn die verläßliche Anamnese, am besten die eigene Beobachtung erweist, daß häufig Schübe auftreten. Doch fällt das dann meist mit den Richtlinien zusammen, die ich für die Tuberculosis fibrosa densa diesbezüglich aufgestellt habe.

3. Die Bronchialdrüsentuberkulose, bzw. der Primärkomplex nach Ranke

Schon aus der Genese und auch aus den mannigfachen Autopsien bei **Phthisis fibrosa densa** haben wir ersehen, daß fast regelmäßig bei derartigen Erkrankungen eine Bronchialdrüsentuberkulose gleichzeitig vorliegt. Diese kann das Primäre sein. So hörten wir bei Besprechung der diskreten Miliartuberkulose, daß von den Bronchialdrüsen aus vereinzelte Tuberkelbazillen in den Ductus thoracicus oder in einen Ast der Arteria pulmonalis gelangen können und dann zu diesem Krankheitsbild Veranlassung geben. Es können aber auch die Bronchialdrüsen sekundär erkrankt sein, denn mit Recht macht **Deycke** (l. c. pag. 48) darauf aufmerksam, daß ja die Drüsen an der Lungenpforte das Abflußgebiet aus der Lunge darstellen. Wenn also von irgend woher im Körper Tuberkelbazillen durch die Arteria pulmonalis in die Lunge kommen, werden sie in der Lunge Herde setzen, und diese sekundär die Bronchialdrüsen infizieren. Darum gehört eben auch eine Bronchialdrüsentuberkulose zum häufigen Befund bei den Tuberkuloseformen, die mit chirurgischer Tuberkulose einhergehen. Sind die Lungenherde klein und entziehen sie sich selbst einer genauen Untersuchung, dann wird man neben den chirurgischen Herden nur die Bronchialdrüsentuberkulose nachweisen können. Anderseits können Bronchialdrüsentuberkeln durch ihre Schwellung auch wieder zu Lungenspitzenerscheinungen Veranlassung geben, worauf mit Recht **Kraemer** (1 und 2) die Aufmerksamkeit lenkt. Er sagt darüber: „Man darf sich nicht vorstellen, daß diesen Dämpfungen lauter Tuberkulosenmaterial zugrunde liege. Dazu ist die Prognose der Bronchialdrüsentuberkulose eine viel zu gute. Ich glaube vielmehr, daß sie in der Hauptsache auf Verdickungen und Durchtränkungen des pleuralen, interlobären und interstitiellen Bindegewebes zurückzuführen sind, verursacht durch Stauungen und Entzündungsvorgänge, zu denen die Lage der tuberkulösen Drüsen gerade im Hilus besonders leicht Veranlassung gibt. Diese, zumeist also unspezifischen Veränderungen können sich auch weiter in die Ferne erstrecken, und so gehören Spitzendämpfungen und kleinere Pleuritiden ebenfalls dazu. Sehr anschaulich hat **Ranke** die Vorgänge am Hilus mit Schwellungen, Entzündungen und Vernarbungszuständen am Hals und im Gesicht bei Halsdrüsentuberkulose verglichen. Daß dann durch Druck auf die Bronchien und auf das Lungengewebe Abschwächungen und Verschärfungen der Atmung, gelegentlich auch Geräusche besonders pleuritischer Natur, eine Folge der Bronchialdrüsentuberkulose mit ihren sekundären Veränderungen sein können, ist leicht zu verstehen." Ebenso hat Nägeli und sein Schüler Gältz darauf hingewiesen und sie haben durch genaue Röntgenbefunde ihre Auffassung gestützt, daß man oft bei typischer Bronchialdrüsentuberkulose Schallabschwächungen über den Spitzen findet, die nicht durch tuberkulöse Veränderungen bedingt sind, sondern einer Kompressionswirkung auf Bronchien und Gefäße und dadurch hervorgerufenen Atelektasenbildungen entsprechen. Wir haben dann positiven Lungenspitzenbefund, der meist als Apicitis diagnostiziert wird, Dämpfungen, Verengerungen der Krönigschen Felder, wobei aber bei einer gelegentlichen Autopsie die Lungenspitzen ganz gesund betroffen werden. Darum gehört auch diese weitverbreitete Tuberkuloseform in dieses Kapitel.

Es ist nun eine allgemeine Ansicht der Ärzte, daß zum Nachweis der Bronchialdrüsentuberkulose die Röntgendurchleuchtung das ideale Verfahren sei, daß man ohne positiven Röntgenbefund keine Bronchialdrüsentuberkulose diagnostizieren könne. Das ist aber ein Irrtum, dem zum erstenmal der Röntgenologe des Eppendorfer Krankenhauses Lorey mit Recht entgegengetreten ist. Er zeigte nämlich an der Hand der Sukiennikowschen Bilder, daß die vergrößerten und geschwellten Bronchialdrüsen sämtlich in den Mittelschatten fallen, daher bei der Durchleuchtung von vorne nach rückwärts oder umgekehrt überhaupt nicht darstellbar seien. Tatsächlich haben mich wiederholte Autopsiefälle belehrt, daß bis apfelgroße tuberkulöse oder karzinomatöse Bronchialdrüsen sich dem Röntgenologen entziehen. Was man gewöhnlich als verstärkten Hilusschatten bezeichnet, sind, abgesehen davon, daß nicht Verwechslungen mit stärkerer Gefäßzeichnung bei Stauungen im kleinen Kreislauf vorliegen, die vergrößerten bronchopulmonalen Lymphdrüsen, welche die Bronchien I. und II. Ordnung in die Lunge hinein begleiten. Diese erzeugen die fleckige Verdichtung in der Hilusgegend. Nun sind ja häufig gleichzeitig mit der Tuberkulose der bronchialen Lymphdrüsen auch diese Drüsen vergrößert; sie müssen es aber nicht sein, und so dürfen wir uns zum Nachweis der Bronchialdrüsentuberkulose nicht auf das Röntgenverfahren verlassen, dürfen uns auch durch einen negativen Röntgenbefund nicht an unserer Diagnose irremachen lassen.

Was haben wir also für Anhaltspunkte, um diese so wichtige Diagnose stellen zu können? Da haben uns die Forschungen der letzten Jahre und die vereinten Bemühungen der verschiedensten Forscher eine große Reihe von klinischen Symptomen kennen gelehrt, aus deren Kombination sich mit recht großer Sicherheit eine Schwellung der Bronchialdrüsen diagnostizieren läßt. Siehe darüber die zusammenfassenden Darstellungen von De la Camp (1 und 3). Nur muß man sich zur Vermeidung von diagnostischen Irrtümern stets vor Augen halten, daß alle diese Symptome nur eine Schwellung dieser Drüsengruppe bedeuten, über die tuberkulöse Natur derselben aber durchaus nichts aussagen. Wir werden daher auch den klinischen Symptomen einer Bronchialdrüsenschwellung bei und nach Pertussis, bei Morbillen und Rubeola, bei allen akuten Infektionskrankheiten überhaupt begegnen, welche mit Lymphdrüsenschwellungen einhergehen. Wir finden sie bei infektiösen Bronchitiden, namentlich bei und nach einer Grippe. Siehe Kirch (1) u. Moro (1). Erst eine weitere Beobachtung, eine diagnostische Tuberkulinprüfung wird uns im Zweifelsfalle Aufschluß geben, ob wir ein Recht haben, diese Schwellung auf eine Tuberkulose zurückzuführen. Immerhin spricht die größere Wahrscheinlichkeit an und für sich für diese Natur der Bronchialdrüsenschwellung, die ja doch weitaus die häufigste Ursache dafür bildet.

Weitere Beobachtungen müssen mich erst lehren, ob ein Zusammentreffen, welches bei unspezifischen Bronchialdrüsenschwellungen nur ganz ausnahmsweise beobachtet wird, welches aber meiner Erfahrung nach zum Symptomenkomplex einer frischen Bronchialdrüsentuberkulose gehört, wirklich so verläßlich und sicher ist, daß es diagnostisch verwertet werden kann. Ich meine das Zusammentreffen der Symptome einer Bronchialdrüsentuberkulose mit Mussyschen Phrenikusdruckpunkten der gleichen oder der Gegenseite. Wir werden dieses Zusammentreffen immer dann zu erwarten haben, wenn die Bronchialdrüsen, wie so häufig, von einem primären Küss-Ghonschen Lungenherd an der Basis der Lunge in der Nähe der diaphragmalen oder mediastinalen Pleura aus tuberkulös infiziert sind. Der primäre Herd an dieser Stelle macht dann die rudimentären Erscheinungen einer Pleuritis diaphragmatica, auf deren diagnostischen Wert ich in einer früheren Arbeit hingewiesen habe (W. Neumann 3). In älteren Fällen freilich wird der primäre Herd keine Reizung des Nervus phrenicus mehr bedingen, und daher werden die Mussyschen Druckpunkte bei dieser Bronchialdrüsentuberkulose fehlen. Sie können aber meiner Erfahrung nach (siehe Beobachtung 20 jener Arbeit) durch eine diagnostische Tuberkulininjektion wieder auf kurze Zeit hervorgerufen werden und so die Sachlage klären.

Von einer klinischen Symptomatologie der Bronchialdrüsentuberkulose sind die subjektiven Zeichen, das Hoffmannsche Bronchialdrüsensymptom, Schmerz unter dem Brustbein und im Interskapularraum, wenig verläßlich. Der objektive Nachweis beruht zunächst auf dem Befund von Dämpfungen im Interskapularraum. Da ist besonders eine genaue Abgrenzung der von mir so genannten Krämerschen Dämpfungsfelder von großem Wert, wobei die Länge nach den Brustwirbeldornen und die Breite nach Querfingern bestimmt wird, denn die zu- und abnehmende Größe dieser Felder im Laufe der Behandlung bietet einen Aufschluß über das Zu- und Abnehmen der Schwellungen. Das Größerwerden auf der Höhe einer Tuberkulinreaktion ist einer Herdreaktion gleichzusetzen. Vielfach hört man Stimmen laut werden, daß einer derartigen Perkussion im Interskapularraum gar kein Wert beizumessen sei. Es mag das Sache der Übung sein. Auf jeden Fall kann ich auf Grund von vielen und vielen Obduktionsbefunden sagen, daß mich dieses Symptom fast niemals im Stich gelassen hat. Freilich darf man sich nicht dabei vorstellen, daß die Bronchialdrüsen genau so groß sein müssen wie die gefundene Krämersche Dämpfung. Darauf hat ja schon Krämer in den eingangs dieses Abschnittes zitierten Auseinandersetzungen hingewiesen, daß Lymphstauungen, Blutstauungen, Pleuraveränderungen usw. ein Gutteil zur Entstehung dieses Dämpfungsfeldes beitragen, weshalb die Dämpfungen immer größer ausfallen, als der wirklichen Lymphdrüsengröße entspricht.

Ein nächstes perkutorisches Symptom ist die Dämpfung über den Wirbeldornen bei leichter mittelbarer Perkussion, wie sie zuerst Koranyi dafür festgelegt hat. Auch diese Methode gibt gute Resultate. Man vergleiche darüber nur die schon im allgemeinen Teil erwähnten Untersuchungen De la Camps und seiner Schüler. Andere Symptome beruhen auf Druck der vergrößerten bronchialen Lymphdrüsen auf die Gebilde des hinteren Mediastinums. Dahin gehören die Anisokorie, die Kuthyschen Striae venosae; auch das nur gelegentlich hörbare, dann aber sehr charakteristische Smith-Fischersche Zeichen, ein Venensausen, dem Nonnensausen vergleichbar, über dem

Manubrium sterni oder rechts daneben bei zurückgebeugtem Kopf, gehört hieher. Es ist zwar recht selten zu hören, dann aber unverkennbar und deutet dann auch auf Stromhindernisse im Ablauf der Vena anonyma hin.

Andere Symptome beruhen auf Fortleitung der Entzündung von einer Lymphadenitis über eine Perilymphadenitis zu einer Periostitis der anliegenden Wirbelkörper. Das bildet dann die Ursache für die Petruschkysche Spinalgie, ebenso für die weniger leicht nachweisbare Neissersche Sondenpalpation. Das D'Espinesche und das Barotsche Zeichen dagegen, die Fortleitung der Flüsterstimme über den ersten Brustwirbeldorn hinunter bei Kindern, über den dritten oder vierten bei Erwachsenen, entweder in einer kontinuierlichen Reihe wie beim D'Espine oder mit Aussparung einzelner Wirbeldorne wie beim Barot, ist ein weiteres verläßliches Symptom, auf dessen Wert erst jüngst wieder Ceppelini an einem großen Material hingewiesen hat. Andere Symptome sind viel weniger verläßlich, und deshalb übergehe ich sie ganz, zum Teile kommen sie nur dem viel kleinere Raumverhältnisse bietenden kindlichen Thorax zu und spielen also für die Diagnose der Tuberkulose Erwachsener nicht diese Rolle. So kann es zu pathologisch erweiterten Venen einer Halsseite kommen, besonders beim Valsalvaschen Versuch, zu ödematösen Schwellungen einer Gesichtsseite usw.

Haben wir nun auf Grund mehrerer dieser Befunde die Diagnose: Bronchialdrüsentuberkulose gestellt, so erhebt sich sofort die Frage nach der klinischen Bedeutung dieser Feststellung. Diesbezüglich möchte ich auf Grund einer langjährigen persönlichen Erfahrung und auf Grund einer Verfolgung des Schicksals von vielen Patienten mit Bronchialdrüsentuberkulose durch mehrere Jahre hindurch folgende praktisch brauchbare und leicht festzustellende Einteilung der Bronchialdrüsentuberkulose vorschlagen. Ich unterscheide:

1. Die inaktive Bronchialdrüsentuberkulose: Wir finden positiven Krämer, positiven Koranyi, D'Espine oder Barot, wir finden Anisokorie und Kuthysche Striae venosae. Der Patient hat aber kein Fieber, keine weiteren subjektiven, auf Tuberkulose verdächtigen Beschwerden, der Befund wird vielmehr zufällig bei einer genauen Untersuchung erhoben.

Da muß man ganz im Sinne Hayeks dann zur immunbiologischen Prüfung seine Zuflucht nehmen. Findet man a) mehr weniger ausgesprochene Allergie, dann verdient der Fall trotzdem unsere energische Behandlung. Denn dann ist der Prozeß noch nicht zur Heilung gekommen, und eine Vernachlässigung kann sich furchtbar rächen. Mir ist da immer die Erfahrung in trauriger Erinnerung, die ich mit einem jungen Mädchen machte.

BEOBACHTUNG 29: Da sah ich am 18. Februar 1912 erstmalig die damals 11jährige Volksschülerin M. G., ein schon gut entwickeltes, aber noch nicht menstruiertes Mädchen mit lymphatischem Habitus, mit Scaphoidscapulae und leichtem Strabismus infolge Hypermetropie. Sie wurde mir deshalb gebracht, weil beim Vater eine progressive Paralyse ausgebrochen war und die wohl unterrichtete Mutter wissen wollte, ob nicht eine hereditäre Syphilis beim Kinde vorliege. Die Wassermannsche Reaktion war negativ. Keine Zeichen von hereditärer älterer oder frischer Lues. Das Mädchen war pastös, hatte mehrere kleine Lymphdrüsen am Halse und bot den Befund einer inaktiven Bronchialdrüsentuberkulose rechts. Kein Milztumor. Im Urin eine leichte Eiweißopaleszenz ohne renalen Sedimentbefund. Eine Tuberkulinprüfung und eventuelle Tuberkulinbehandlung wurde damals von Seite der Mutter abgelehnt, die vollständig damit zufrieden war, daß das Kind frei von Syphilis war. Am 16. September 1918 sah ich sie als 17jährige Lehramtskandidatin wieder. Sie war eine sehr gute Schülerin. Der Befund über den Lungen war der einer Tuberculosis fibrosa densa der rechten Spitze. Rechts Krönig nur 1½ cm breit gegenüber 5 cm links, ausgesprochene Spitzendämpfung rechts hinten bis zum dritten Brustwirbeldorn mit anschließender Krämerscher Dämpfung, vorne Dämpfung bis zur Clavicula. Dabei aber kein pathologisches Atmen und keine Nebengeräusche. Spinalgie positiv, tastbare Milz. Sie ging wieder in das Pädagogium zurück und so konnte auch jetzt keine spezifische Behandlung durchgeführt werden. Am 12. Juli 1919 sah ich sie ein drittes Mal. Sie fühlte sich müde, hatte fortwährend Herzklopfen bei jeder geringsten Gelegenheit, sie schwitzte viel bei Tag und Nacht, war gänzlich appetitlos und bemerkte eine eigentümliche Überempfindlichkeit an der Haut der Fußsohle. Die objektive Untersuchung des blassen Mädchens ergab den gleichen Befund wie früher über den Lungen. Der Milztumor in gleicher Größe. Im Urin kein Eiweiß, ebenso wie bei der zweiten Untersuchung. Als neues Symptom machten sich gelegentliche Extrasystolen am Herzen bemerkbar. Im November 1919 bekam sie eine tuberkulöse Meningitis und starb.

Wir können hier Schritt für Schritt das Fortschreiten der Tuberkulose von den Bronchialdrüsen mit miliaren Schüben in die rechte Lungenspitze und schließlich in die Meningen hinein verfolgen. Hätte gleich bei dem 11jährigen Mädchen eine energische spezifische Therapie eingesetzt, vielleicht nur in der Form von Tuberkulineinreibungen, so habe ich nach meinen jetzigen Erfahrungen die feste Überzeugung, daß das unheilvolle Ende sich hätte vermeiden lassen. Auf jeden Fall bildet für mich diese Erfahrung eine stete Warnung, überhaupt keinen positiven Befund über den Lungen leicht zu nehmen, namentlich nicht den Befund einer Bronchialdrüsentuberkulose, die noch alle möglichen Eventualitäten für die Zukunft offen läßt. Wer nur einmal eine derartige Erfahrung gemacht hat, wird sich hüten, auch bei anscheinend so leichtem Befund einfach die Kranken mit einigen leeren Worten zu vertrösten und ruhig wegzuschicken. Findet sich also eine mehr weniger ausgesprochene Allergie, dann bin ich bei derartigen Fällen unbedingt für eine spezifische Kur. Freilich erübrigt sich eine Injektionskur. Hier muß ich auch nach meinen Erfahrungen H a y e k vollständig recht geben, daß eine Einreibungskur mit steigender Tuberkulinmenge vollständige Dauerheilungen herbeiführen kann. Eine solche Kur belastet den Patienten weder mit Zeit noch mit Geld und ist leicht durchführbar. Die Wirksamkeit einer derartigen Behandlung ist ja durch P e t r u s c h k y (3) im verseuchten Dorfe Helga auch klinisch in großem Maßstabe erwiesen, und auch tierexperimentell hat jüngst erst W i d e r o e S o p h u s an Meerschweinchen den Beweis dafür erbracht.

Ich verschreibe daher in einem derartigen allergischen, wenn auch klinisch inaktiven Falle von Bronchialdrüsentuberkulose:

<pre>
    Rp. Alt-Tuberkulin   0·5
        Olei Terebinthinae rectific.   10·0
        Glycerini seu Vaselini seu Hydrolani 40·0
</pre>

Der Terpentinölzusatz hat den Zweck, die Hornschicht der Haut leichter für das Tuberkulin durchlässig zu machen, wie aus den Untersuchungen von H e i n z hervorgeht. Hydrolan wird von mir in neuester Zeit als Salbengrundlage gewählt, da sich nach neueren Feststellungen Jod mit Hydrolan, auf die Haut eingerieben am raschesten im Urin nachweisen läßt. Von dieser Salbe wird nun jeden Abend vor dem Schlafengehen ein zirka bohnengroßes Stück, bzw. 20 Tropfen eingerieben. Als Applikationsstellen werden am besten haarfreie Stellen des Stammes ausgewählt, mit Vorteil solche, unter denen sich spezifische Veränderungen nachweisen lassen, in unserem Falle also die Hilusgegend und eventuell die Schulterpartien. Die verschiedenen Stellen werden turnusweise der Reihe nach, jedesmal nur eine Stelle, durch 5 Minuten damit eingerieben, dann zur Vermeidung der Verschmutzung der Wäsche mit einem trockenen Lappen sorgfältig gereinigt. Tritt eine Hautreaktion oder gar eine Temperaturerhöhung auf, so wird mit der Behandlung ausgesetzt, bis die Effloreszenzen abgeheilt sind, die Temperatur wieder die frühere Höhe hat, und dann wieder angefangen. Werden die Einreibungen der ersten 1%igen Salbe reaktionslos vertragen, und ist das Quantum ausgebraucht, dann geht man zu einer 2%igen über, also

Rp. Alt-Tuberkulin   1·0
Olei Terebinthinae rectific.   10·0
Hydrolani   40·0

dann zu einer 5-, 10-, 20-, 50%igen Tuberkulinsalbe, wenn es notwendig erscheint, wenn also die Beschwerden nicht schon früher gewichen sind*).

Zeigt sich bei einer inaktiven Bronchialdrüsentuberkulose positive Anergie, dann kann man von einer Behandlung vollständig absehen. Man wird dem Kranken nur einschärfen, bei auftretenden Beschwerden sich wiederum einzufinden, um nicht eine Durchbrechung seines Durchseuchungswiderstandes (v. Hayek) zu übersehen und die oben skizzierten bösen Folgen zu vermeiden.

2. Die aktive Bronchialdrüsentuberkulose: Wir finden neben den oben erhobenen Befunden noch mehr weniger ausgesprochene Spinalgie, subjektive Schmerzen zwischen den Schulterblättern, oft in der Tiefe des Thorax (Hoffmanns Bronchialdrüsensymptom), wir finden eventuell hohes Fieber oder wenigstens subfebrile Temperaturen, finden schlechtes Aussehen, zunehmende Abmagerung und neben mehr weniger hohen Graden von Blutarmut trockenen Husten oft von bellendem Charakter. Außerdem machen sich bei dieser aktiven Bronchialdrüsentuberkulose häufig alle möglichen, zunächst nicht auf eine Lungendrüsenerkrankung bezogenen Beschwerden geltend, auf die ich erst in einem späteren Kapitel eingehen kann. Hier sei nur daran erinnert, daß Beschwerden von seiten des Herzens, des Magens, des Bauchraums durch eine aktive Bronchialdrüsentuberkulose bedingt sein können. Da diese Beschwerden vor allem durch die perifokale Entzündung im primären Herd und an den Bronchialdrüsen im Sinne Rankes verursacht sind, be-

---

*) Neuerdings werden derartige Salbenzusammenstellungen von der Pharmaceutischen Industrie A. G., Wien-Klosterneuburg, unter dem Namen „Ateban 1%, Ateban 2% usw." in Zinntuben in den Handel gebracht und sind in allen Apotheken erhältlich.

zeichne ich neuerdings diese Form als entzündlichen Primärkomplex. Darüber später mehr in einem eigenen Kapitel.

In einem solchen Falle muß man unbedingt eine Behandlung einleiten. Auch hier kann man zunächst eine Einreibungskur in der oben skizzierten Art versuchen. Sollte diese nicht den gewünschten Erfolg bringen, dann wird man eine Injektionskur durchführen, die sicher vielfach bessere Resultate zeitigt als eine einfache Heilstätten- oder Spitalskur, denn diese allein leistet bei dieser Form der Tuberkulose kaum besonders viel. Das Fieber derartiger Bronchialdrüsentuberkulosen sehnt sich nach Tuberkulin, sagt K r a e m e r mit Recht.

3. Ich spreche von p r o l i f e r i e r e n d e r B r o n c h i a l d r ü s e n t u b e r k u l o s e, einem Ausdruck v. H a y e k s folgend, der damit freilich schon die M i l i a r i s d i s c r e t a und T u b e r c u l o s i s f i b r o s a d e n s a bezeichnet, wenn sich neben diesem eben skizzierten Befund auch noch ein derber Milztumor nachweisen läßt, der dafür spricht, daß es aus diesen Drüsen heraus zu vereinzelten Tuberkelbazilleneinbrüchen in die Gefäßbahn gekommen ist, auch wenn sich diese derzeit noch nicht klinisch greifbar nachweisen lassen. H o l l ó schweben bei seinen intrapulmonalen Hilustuberkulosen diese Fälle vor Augen, wenn er schreibt: „Etwas ernster sind diejenigen Formen, wo wir auf Grund des Röntgenbildes ein Übergreifen auf das interstitielle Lungengewebe annehmen oder vermuten müssen, und wo auch die durch kollaterale perifokale Entzündung hervorgebrachten Symptome mehr in den Vordergrund treten. Auch die Erscheinung der Kranken erinnert mehr an Tuberkulose. Es handelt sich gewöhnlich um grazile, bläßliche Patienten mit dünner, feiner Haut, beseeltem Blick und schwächlichem Knochenbau." Denn ganz unmerklich leitet diese Form der Bronchialdrüsentuberkulose zu der eben im vorhergehenden Abschnitt geschilderten Miliaris discreta und zur Tuberculosis fibrosa densa über, weshalb ich eben diese Form der Tuberkulose im Anschluß an diese beiden Formen beschreiben mußte. Solche Fälle müssen unbedingt sofort in spezifische Behandlung genommen werden. Auch hier kann man zunächst noch eine Einreibekur versuchen. Aber mit Rücksicht auf die von P a l l a r d nachgewiesene günstige Beeinflussung des Fiebers der Miliaris discreta durch Guajakoleinreibungen kombiniere ich derartige proliferierende Fälle von Bronchialdrüsentuberkulose mit Guajacolum liquidum. Ich verschreibe daher:

  Rp. Alt-Tuberkulin   0·5

    Olei Terebinthinae rect·

    Guajacoli liquidi   aa 10·0

  Hydrolani   30·0*)

Die Anwendungsweise ist die gleiche wie in den vorhergehenden Fällen. Sollte eine steigende Einreibungskur nicht rasch genug den erwünschten Erfolg bringen, dann sind auch bei diesen Patienten Injektionen mit Alttuberkulin anzuwenden, um die Gefahr eines miliaren Schubs mit seinen eventuellen deletaren Folgen hintanzuhalten.

Die Spitzenveränderungen der Bronchialdrüsentuberkulose haben, wenn sie einseitig sind, große Ähnlichkeit mit dem Befund einer abortiven Tuberkulose, eventuell einer sekundär-fibrösen inzipienten Phthise. Ihnen kommt eine verschiedene Wertigkeit zu. Die erste Möglichkeit ist die, daß die Spitzendämpfungen im Sinne Krämers und Nägelis nur durch Zirkulationsstörungen in der betreffenden Lungenspitze verursacht sind, bedingt durch den Druck der vergrößerten Drüsen. Die zweite Möglichkeit ist die, daß wir neben der Bronchialdrüsentuberkulose noch einen primären Herd in der betreffenden Lungenspitze haben, so daß dieser mit der Bronchialdrüsentuberkulose den Primärkomplex im Sinne von Ranke vorstellt. Es entspricht das dann einer Form der Tuberculosis abortiva. Beide Möglichkeiten kommen hauptsächlich für die inaktive und aktive Bronchialdrüsentuberkulose in Betracht. Haben wir es aber mit einer proliferierenden Bronchialdrüsentuberkulose zu tun, haben wir also zumindest eine begleitende, derbe, harte, scharfrandige Milz oder gar schon sonstige chirurgische Tuberkuloseherde, dann müssen wir noch daran denken, daß diese Spitzendämpfung schon durch miliare Lungenspitzenherdchen bedingt sein kann. Sind die Veränderungen dabei einseitig, dann kann es sich um einen Einbruch der Tuberkelbazillen in einen Ast der Arteria pulmonalis handeln, sind sie doppelseitig, dann haben wir eine Miliaris discreta, bzw. schon eine Tuberculosis fibrosa densa vor uns.

Eine die Bronchialdrüsentuberkulose begleitende Conjunctivitis·

---

*) Diese Zusammensetzung ist entweder magistraliter zu verschreiben, oder, wenn man die fertigen Atebantuben vorzieht, ist daneben noch Guajacolum liquidum separat aufzuschreiben, und sind davon gleichzeitig 5—10 Tropfen einzureiben. Denn aus betriebstechnischen Gründen werden diese Zusammensetzungen nicht besonders in den Handel gebracht.

ekzematosa freilich darf man nicht als metastatische Tuberkulose auffassen und deshalb schon die Bronchialdrüsentuberkulose unter die proliferierende Gruppe einreihen. Meiner Erfahrung nach findet sich bei solchen Augenaffektionen zwar häufig als einzige Tuberkulosemanifestation in den Lungen eine Bronchialdrüsentuberkulose ohne Milztumor. Die Conjunctivitis eczematosa stellt daher nicht eine Tuberkelbazilleninvasion dar, sondern hier dürfte wohl die Meinung Köllners zu Recht bestehen, der sie auf Grund seiner Tuberkulinerfahrungen und wegen der günstigen Beeinflussung derartiger Augenerkrankungen durch eine die Tuberkulinallergie aufhebende Masernerkrankung als ausgesprochenes Überempfindlichkeitsphänomen an den Bindehäuten auffaßt, die mit einer Tuberkuloseinfektion der Conjuctiva und Cornea nichts zu tun hat. Siehe darüber auch Guillery.

Aktive Bronchialdrüsentuberkulosen mit Milztumor, also proliferierende Bronchialdrüsentuberkulosen, sind besonders ernst zu beurteilen. auch wenn Anergie vorliegt. Um dies zu illustrieren, sei zum Schluß nur eine meiner Beobachtungen mitgeteilt.

BEOBACHTUNG 30: Am 12. September 1919 sah ich den 14jährigen Gymnasiasten F. L. Er war im Winter 1918 erkrankt. Damals hatte er angeblich nach einer leichten Halsentzündung immerfort erhöhte Temperatur gezeigt. Nach einiger Zeit stellten sich Schwellungen der Gelenke, besonders der Knie und der Knöchel ein, so daß zeitweise der Fuß ganz unbeweglich war, und er vier Monate zu Bette lag. Auch stellten sich Schmerzen in der Mitte des Rückens ein, so daß er sich häufig nicht aufsetzen konnte. Jetzt hat er immer noch zeitweise erhöhte Temperatur bis 37.6 und Herzklopfen, leidet an großer Müdigkeit und Appetitlosigkeit. Der blaße, schmächtige Bursche zeigt nun wieder ausgesprochene Scaphoidscapulae und auf den Lungen den Befund einer beiderseitigen proliferierenden Bronchialdrüsentuberkulose: ausgesprochene Krämersche Dämpfungsfelder, ausgesprochene Spinalgie des III. bis VI. Dorns, D'Espine. Großer, harter Milztumor. Micropolyadenopathie. An den Gelenken gegenwärtig kein objektiver Befund. Auch kein Stauchschmerz der Wirbelsäule. Dagegen am Herzen eine deutliche Mitralinsuffizienz mit Verbreiterung der absoluten Herzdämpfung bis zum rechten Sternalrand, einem musikalischen systolischen Geräusch an der Herzspitze und starker Akzentuation des zweiten Pulmonaltones.

Die Differentialdiagnose mußte also hier entscheiden zwischen einer Miliaris discreta mit Micropolyadenopathie, tuberkulösem Gelenksrheumatismus und tuberkulöser Endocarditis an der Mitralis oder einer rekurrierenden Endocarditis an der Mitralis, ausgehend von einer fraglichen Angina in der Anamnese mit Polyarthritis rheumatica bei gleichzeitiger Bronchialdrüsentuberkulose. Eine vorgenommene Tuberkulinallergieprüfung mit negativer Stichreaktion auf 0.01 mm³ ATK, trotz zweimaliger Wiederholung, schien bei dem leicht fiebern-

den Kranken eher zugunsten der letzteren Annahme zu sprechen, aber der
weitere Verlauf brachte bald die Aufklärung im ersteren Sinne. Denn der
Junge bekam bald darauf eine typische Spondylitis und, als ich ihn im März
1920 wiedersah, hatte er eine ausgesprochene, in Ausheilung begriffene Spondylitis vertebrae thorac. VI. mit Gibbus, einen in Heilung begriffenen Fungus
des rechten Kniegelenkes und einen noch fistelnden Fungus des linken Sprung-
gelenks.

Daß überhaupt die Feststellung einer proliferierenden Bronchialdrüsentuberkulose häufig zur Aufklärung einer zweifelhaften
Diagnose ganz wesentlich beitragen kann, dafür nur noch ein Beispiel eigener Erfahrung.

BEOBACHTUNG 31: Am 6. Dezember 1917 sah ich die 11jährige J. B.,
welche seit einem Jahr über Schmerzen in der linken Sacroiliacalgegend
klagte und dabei gleichzeitig Ischiassymptome bot, ausgesprochene Ischiadicus-
druckpunkte linkerseits und deutlich positiven Lasègue zeigte. Die Diagnose
der Chirurgen war zweifelhaft. Sie dachten zunächst an einen Bluterguß in das
Becken, da die Erkrankung nach einem Rodelunfall aufgetreten war, und die
Röntgenaufnahme des Beckens keinen positiven Anhaltspunkt ergab. Bei dem
kleinen Mädchen fanden sich nun normale Lungenverhältnisse, aber ausgesprochene rechtsseitige Krämersche Dämpfung, Spinalgie III. bis V. Brustwirbeldorn, dabei kein Stauchschmerz von Kopf oder Schulter her. Es fand
sich ein D'Espine bis hinunter zum IV. Dorn, ein harter, derber Milztumor.
Mit Rücksicht auf den Befund einer proliferierenden Bronchialdrüsentuberkulose erschien mir die Annahme eines kariösen Prozesses im Sacroiliacal-
gelenk am allerwahrscheinlichsten und der spätere Verlauf, das Auftreten
eines kalten Abszesses in dieser Gegend, auftretende Temperatursteigerungen,
die starke Reaktion auf kleine Tuberkulindosen und der positive Röntgenbefund sicherten dann die Diagnose.

*
*   *

Gelegentlich verbindet sich eine Tuberkulose der Tracheobronchialdrüsen mit einer Tuberkulose der Drüsen im vorderen Mediastinum, die sich durch eine, das Manubrium nach
einer oder beiden Seiten stark überschreitende Dämpfung verrät. Am
besten werden die dabei vorkommenden Möglichkeiten einige Thoraxschemen selbstbeobachteter Fälle beleuchten.

BEOBACHTUNG 32: Eine 52jährige Kaffeehausbesitzerin B. G. sucht
mich am 26. Juni 1918 auf. Sie fühlte sich nicht ganz wohl, ohne eigentlich
krank zu sein, und merkte seit sieben Monaten eine Anschwellung der Hals-
drüsen. In letzter Zeit schläft sie sehr schlecht, hat stechende Schmerzen
zwischen den Schulterblättern, magert stark ab und wird vor allem durch

furchtbare Kopfschmerzen gequält.   Den Befund bei ihr gibt beifolgendes
Thoraxschema (Fig. 36 und 37) wieder, das gleichzeitig zeigen soll, wie ich die
verschiedenen Bronchialdrüsensymptome auf dem Thoraxschema zur Darstel-

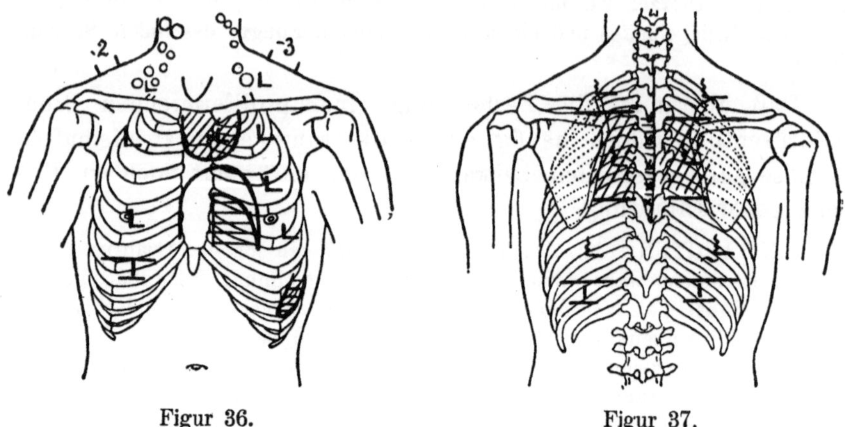

Figur 36.   Figur 37.

lung bringe. Wir ersehen daraus beiderseitige Halslymphdrüsen, beiderseitige
ausgesprochene Krämersche Dämpfungen mit Verengerungen der Krönigschen
Felder, ausgesprochenen Petruschky und D'Espine, Kuthysche Venen der
linken Unterschlüsselbeingrube, eine ausgesprochene, nach links sich erstreckende Manubriumdämpfung. Dabei aber keinen Milztumor.   Temperatur
bis 38.2. Wir haben es also mit einer ausgedehnten, vom Hals bis in das vor-
dere und hintere Mediastinum sich erstreckenden, tuberkulösen Lymphdrüsen-
kette zu tun. Auf zwei in Etappen durchgeführte Tuberkulininjektionskuren
schwanden das Fieber und die Beschwerden unter Rückgang der Lymphome.

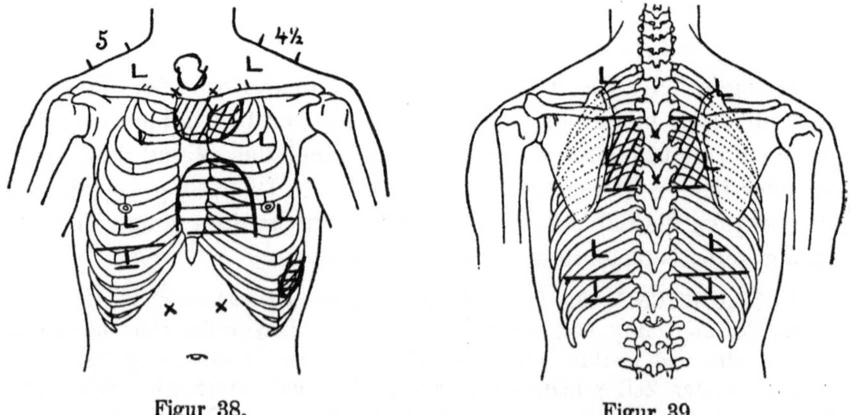

Figur 38.   Figur 39.

Im nächsten Falle verbinden sich die Drüsen des vorderen Mediastinum nur mit einer aktiven Bronchialdrüsentuberkulose.

BEOBACHTUNG 33: Ein 19jähriges Fräulein M. K. kam am 28. Mai 1920 zu mir. Sie hatte zu Neujahr eine fieberhafte Erkrankung gehabt und war damit 14 Tage zu Bett gelegen. Seitdem hat sie ständig Husten und Schmerzen in der Schulter. Den Befund bei ihr ergibt beifolgendes Thoraxschema (Fig. 38 und 39). Auch da sehen wir wieder den Befund einer aktiven Bronchialdrüsentuberkulose mit Spinalgie und leichter Krämerscher Dämpfung, eine ausgesprochene, wieder nach links sich erstreckende manubriale Dämpfung und Denudation des ganzen Herzens, sowie beiderseitige Mussysche Druckpunkte, wohl als Ausdruck für eine tuberkulöse Mediastinitis. Kein Milztumor. Struma. Auf Tuberkulinsalbentherapie rascher Rückgang der subfebrilen Temperaturen und der subjektiven Beschwerden.

Auch isoliert· kann ein derartiger Befund auftreten. Er erhält dann seine Deutung nur durch die vorerwähnten Fälle, weshalb ich sie auch vorausschicken mußte.

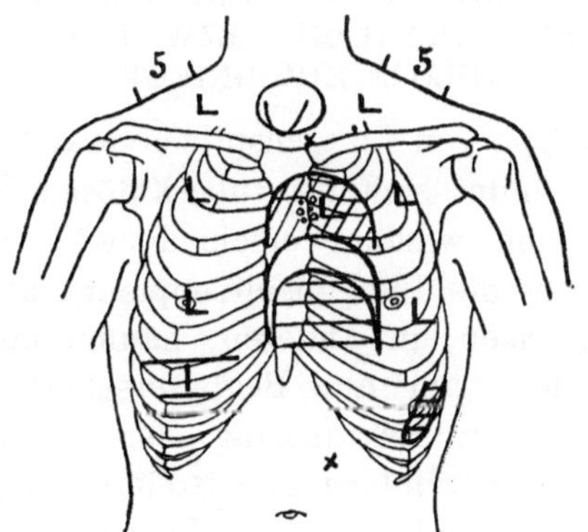

Figur 40.

BEOBACHTUNG 34: So sah ich am 13. November 1919 eine 22jährige Frau R., die zu mir geschickt wurde, weil ihre schon vorher vorhandenen Atembeschwerden im Laufe einer vierwöchigen Gravidität noch bedeutend zugenommen hatten. An den Lungenspitzen bei ihr fand sich nichts besonderes, auch rückwärts keine Zeichen einer Bronchialdrüsentuberkulose. Kein Milztumor. Vorne am Manubrium sterni aber, wieder nach links sich erstreckend, eine ausgesprochene, handtellergroße Dämpfung mit klanglosen und einzelnen klingenden, inspiratorischen Rasselgeräuschen, einem ausgesprochen rauhen systolischen Geräusch an der Pulmonalis, einem fühlbaren systolischen Schwirren, leichte Verbreiterung des Herzens nach rechts, ausgesprochene Mussysche Druckpunkte linkerseits, wie das beifolgende Thoraxschema (Fig. 40) zeigt. Auch hier müssen wir wohl in Analogie zu den vorhergehenden Fällen eine

Tuberkulose der vorderen Mediastinaldrüsen annehmen, die auf das Lungenparenchym übergegriffen haben, im Sinne von Straub und Otten, und ferner zu einer Pleuritis mediastinalis und Pericarditis externa an der Pulmonalis geführt haben.

Bei dieser Gelegenheit noch ein paar Worte über das Verhalten des Arztes bei bestehender Gravidität in Fällen von Bronchialdrüsentuberkulose. Eine inaktive Bronchialdrüsentuberkulose bietet keinen Anlaß, eine bestehende Schwangerschaft zu unterbrechen; eine aktive dann, wenn die Temperatur 37.5 bei kontrollierter Achselmessung überschreitet. Zeigen sich die Zeichen einer proliferierenden Bronchialdrüsentuberkulose, so würde ich eine Indikation zur Unterbrechung einer bestehenden Gravidität dann erblicken, wenn die Temperaturen 37.5 erreichen, denn die oben angeführten Beispiele haben wohl zur Genüge gezeigt, wie verhängnisvoll eine derartige Krankheit sein kann.

C. LUNGENSPITZENBEFUNDE DURCH UND BEI PLEURAVERÄNDERUNGEN, OFT MIT AUGENERKRANKUNG, BZW. UNSPEZIFISCHER TUBERKULOSE KOMBINIERT

Eine dritte Gruppe von Lungenspitzenveränderungen, von sogenannten Apicitiden, findet sich bei tuberkulösen Erkrankungen der Pleura. Dabei kommen wieder verschiedene Möglichkeiten in Betracht. Zunächst kann die Lungenspitzenpleura allein pathologische Veränderungen aufweisen, in anderen, häufigeren Fällen sind die Lungenspitzenveränderungen nur Begleiterscheinungen einer mehr weniger ausgesprochenen Erkrankung der basalen Pleuraanteile. Sind die Lungenspitzenveränderungen isoliert, dann haben wir zwei Möglichkeiten zu unterscheiden: entweder handelt es sich um eine reine Veränderung der Spitzenpleura, oder es sind gleichzeitig auch die der Pleura benachbarten Randteile des Lungenparenchyms fibrös oder fibrös-käsig verändert. Sind die Lungenspitzenveränderungen nur Begleiterscheinungen bei ausgesprochen basalem pathologischen Befund, dann kommen auch wieder die zwei eben erwähnten Möglichkeiten in Betracht, also reine Pleuraerkrankungen auf der einen Seite, Mitbeteiligung der Randanteile des Lungenparenchyms auf der anderen. Daneben besteht aber hier noch die Möglichkeit, daß die Lungenspitzen an sich vollständig frei sind und die sich darüber vorfindenden Dämpfungen, Verengerungen der Krönigschen Felder und pathologische Befunde bei der Auskultation nur durch Kompressionswirkung und Zirkulationsstörungen in den oberen Lungenanteilen bedingt sind, wie wir das schon bei der Bronchialdrüsentuberkulose besprochen haben. Auf derartige Verhältnisse dabei haben Goldscheider und Jagic hingewiesen. Doch sprechen Verengerungen der Krönigschen Felder meiner Erfahrung nach wohl meist für eine pathologische Veränderung der Lungenspitzen selbst, denn durch Kompressionswirkung kommt meist, wie ich mich wiederholt überzeugen konnte, eher eine Verbreiterung der betreffenden Felder zustande, wohl durch das begleitende vikariierende Emphysem der Spitzenanteile und die Relaxation des Lungengewebes daselbst verursacht.

Diese Form der Apicitis verdient also eine Sonderstellung, weil wir hier wieder oft Lungenspitzenveränderungen vor uns haben, denen keine pathologischen Veränderungen entsprechen; anderseits aber auch deshalb, weil die tuberkulösen Prozesse bei begleitender Pleuraerkrankung eine viel günstigere Prognose abgeben. Es rührt dies zum Teil davon her, daß die Mitbeteiligung des großen Lymphraumes der Pleura an dem tuberkulösen Prozeß günstige Immunitätsverhältnisse schafft. Das wissen wir schon aus vielen Erfahrungen; namentlich die begleitenden Pleuritiden trockener und exsudativer Natur beim künstlichen Pneumothorax machen sich nicht nur auf die tuberkulösen Prozesse der gleichen Seite, sondern auch der Gegenseite in heilendem Sinne geltend. Man vergleiche darüber die Erfahrungen v. Muralts, Kachs und Schröders. Eine gewöhnliche fibröskäsige Phthise wird durch frühzeitige Mitbeteiligung der Pleura zur unendlich viel gutartigeren Tuberculosis fibrocaseosa corticalis, eine Miliaris discreta wird zur gutartigsten Tuberkulose, die wir überhaupt kennen, zur rezidivierenden trockenen Pleuritis, wenn die ersten Herde zufälligerweise recht nahe an der Pleura lokalisiert sind usw. Zum Teil mag die weit bessere Prognose derartiger Fälle auch davon herrühren, daß die Tuberkulose bei den pleuritischen Formen sich lymphogen weiter verbreitet, wie dies Amrein und Kuthy zur Erklärung der Gutartigkeit derartiger Pozesse annehmen, denn ein solcher Infektionsmodus bedingt sicherlich einen viel milderen Krankheitsverlauf als die ganz besonders bösartige intracanaliculäre Ausbreitung und die haematogene Aussaat.

Auf die Lungenspitzenveränderungen bei bestehenden pleuritischen Exsudaten sei hier nur hingewiesen und daran nochmals erinnert, daß ein großer Teil davon nicht durch tuberkulöse Herde in den Lungenspitzen bedingt ist, sondern einer Fernwirkung seine Entstehung verdankt. Wir kommen darauf in einem späteren Abschnitt zurück, wenn wir die verschiedene Wertigkeit pleuritischer Exsudate besprechen werden. Ebenso sollen die Lungenspitzenveränderungen bei hochgradiger Pleuraschwarte, die zum Teil auch in diese Gruppe gehören, erst im nächsten Kapitel näher besprochen werden. Hier müssen wir vor allem zwei Prozesse erwähnen.

1. Die Spitzenpleuritis im Rahmen der chronisch rezidivierenden Pleuritis

Es handelt sich da um einen Krankheitsprozeß, der sich anatomisch in bindegewebigen, wenig dichten Verwachsungen mit leichter, aber konstanter Mitbeteiligung des darunter liegenden Lungenparenchyms äußert und welche drei Lieblingslokalisationen an der Lunge erkennen läßt: 1. Die Spitzenpartie in ihren hinteren Anteilen, die Ober-Unterlappengrenze und die Lungenbasis. Dabei sind die Veränderungen wenig charakteristisch für Tuberkulose, da Verkäsungen und Riesenzellen fehlen, auch Verkalkungen meist nicht vorkommen. Diese Unspezifität der Veränderungen ist nun gerade sehr wichtig für diese Prozesse, weil auch die anderen Lokalisationen dieser Krankheit ebenfalls unspezifischer Natur zu sein pflegen, also in das Gebiet dessen hineingehören, was Poncet als Tuberculose inflammatoire bezeichnet. Piéry hat das Krankheitsbild erstmalig unter dem Namen der Pleurite à repetition beschrieben, Brecke als Pleuritis tuberculosa chronica sicca recidivans. Auch Holló beschreibt es in seiner ausgezeichneten Arbeit mit wenigen, kurzen Strichen als pleurale Form der juvenilen Tuberkulose: „Akut auftretende, größere Exsudate sind seltener als im Kindesalter. Die Pleuritiden führen gewöhnlich nur zu einer unbedeutenden Flüssigkeitsansammlung, zeigen dafür einen sich in die Länge ziehenden Verlauf und rezidivieren oft. Am häufigsten aber sind die trockenen Pleuritiden, die sozusagen ständig bestehen und bald hier, bald dort zu geringen Auflagerungen, zu spitzenartigen, strangartigen, nur den Sinus ausfüllenden Verwachsungen führen und meist auch das äußere Perikard ergreifen. Ihr Verlauf zeigt auf einem chronischen Boden kleinere, unberechenbare Schwankungen. Die Temperatur ist regelmäßig über das normale Niveau erhoben, zeigt öfter akute Erhebungen und größere Tagesschwankungen und ist dann auch durch Antipyretica gut zu beeinflussen."

Die Erkrankung befällt vor allen Dingen Frauen, viel seltener Männer. Auf eine Erklärung dieses Vorwaltens bei Frauen macht

H o l l ó wohl mit Recht aufmerksam, wenn er sagt: „Auch der Umstand, wonach die Krankheit nach unseren Beobachtungen häufiger
bei Frauen — beim schwächeren Geschlecht — als bei Männern zu
finden ist, erklärt sich aus dem verschiedenen Grad der subjektiven
Empfindlichkeit. Es scheint, als ob diese Krankheitsform der Vergrößerung eines empfindlichen Organismus bedürfte, um wahrnehmbar zu werden." Sie verbindet sich häufig mit einem tuberkulösen
Rheumatismus mehr weniger schwerer Natur bis zu den ausgesprochenen Formen der ankylosierenden Gelenksentzündung; sie kombiniert
sich häufig mit Endocarditis an der Mitralklappe, mit einer sogenannten Albuminurie prétuberculeuse im Sinne Teissiers und mit
Strumen. Nach Piéry soll auch die Enteritis muco-membranacea
eine Manifestation einer derartigen Tuberkulose sein, wofür mir wohl
ebenfalls mehrere Beobachtungen zur Verfügung stehen. Trotzdem
wage ich noch nicht, dabei einen ätiologischen Zusammenhang anzunehmen. Einer meiner Fälle freilich spricht scheinbar direkt für
die engen Beziehungen zwischen Colitis mucomembranacea und
Tuberkulose.

BEOBACHTUNG 35: Ein 20jähriger Chemiker E. P. erkrankte anläßlich
seiner militärischen Dienstleistung an schwerer Haemoptoe. Ich sah ihn erstmalig im Sommer 1917. Eine chronischen Spitzenkaverne im Sinne einer Tuberculosis cavitaria stationaria des linken Oberlappens war damals der Befund.
Daneben hochgradige nervöse Störungen, eine Herzneurose infolge einer trockenen Pleuritis der linken Lungenbasis und der linken Pleura mediastinalis, sowie
oino ausgesprochene Colitis mucomembranacea, die ihn sehr quälte und direkt
lebensüberdrüssig machte. Durch eine Sanatoriumskur in Verbindung mit einer
spezifischen Behandlung wurde er so wesentlich gebessert, daß der Befund
über den Lungen derzeit fast negativ ist; die Colitis hat sich vollständig
gegeben, die nervösen Herzstörungen sind völlig geschwunden, nur wird der
Kranke jetzt von einem schmerzhaften Rheumatismus in den Fußgelenken
gequält.

Diese Spitzenpleuritis im Rahmen der Pleurite à répétition verläuft nun in fieberhaften Schüben, die oft zur kalten Jahreszeit einsetzen und wobei Verkühlungen häufig ein auslösendes Moment zu
bilden scheinen. Es kommt zu Seitenstechen, das sich bei starken
Atemzügen steigert und beim Husten direkt unerträglich wird. Es
kommt zu trockenem Husten. Die Temperatur erhebt sich gelegentlich bis 38°. Der physikalische Befund derartiger Fälle zeigt leichte
Spitzendämpfung, oft leichte Turbansche Verschleierungen der Basen
mit eingeschränkter oder aufgehobener Verschieblichkeit einseitig

oder doppelseitig, die Krönigschen Felder sind mehr weniger eingeengt, meist aber nicht sehr hochgradig. Das Atemgeräusch über den
Spitzen ist abgeschwächt oder sakkadiert wegen der Schmerzhem-
mung, dabei hört man meist etwas kleinblasiges, trockenes Rasseln
über den Spitzen, in der Hilusgegend und entlang der Ober-Unterlappengrenze Reiberasseln, über den Basen typisches Reiben. Diese
Rasselgeräusche und Reibegeräusche liegen meist etwas oberhalb und
etwas nach hinten von den Stellen des subjektiven Seiten-, bzw.
Rückenstechens. Klingt der schmerzhafte oder Fieberschub ab, was
meist nach 2 bis 3 Wochen der Fall ist, dann bleiben oft noch subfebrile Temperaturen bestehen, es bleibt etwas abgeschwächtes Atmen
zurück, sakkadiertes Inspirium und leichte Dämpfung. Der Fremitus
ist dabei meist eher abgeschwächt, und wir haben keine Verstärkung
der Flüsterstimme. Die frisch befallene Spitzenpartie zeigt häufig
ausgesprochen erhöhte Resistenzprüfung nach Pottengers Methode. Das sind auch die Fälle, wo die Schultermuskulatur bei Druck
und Walken zwischen den Fingern im Sinne von Porges sehr
schmerzhaft ist. Häufig finden sich bei derartigen Kranken auch als
Zeichen eines diaphragmalen Schubes Mussysche Druckpunkte.
Diese Form kann daher auch zu verschiedenen Tuberkulosemasken
Veranlassung geben, zu einer Herzneurose, zu Ulkussymptomen, allgemeiner Neurasthenie führen, worauf ich erst in einem späteren Kapitel
im Zusammenhange eingehen kann. (Siehe darüber auch die interessante Schilderung von Holló, pag. 533, die sich mit meinen Beobachtungen größtenteils deckt.)

In typischen Fällen ist diese Tuberkuloseform nicht zu ver-
kennen, und gerade das Nebeneinander oder Nacheinander von leichten Schüben über der Spitze, über der Basis und an der Lappengrenze
sichert die Diagnose. Als Beispiel dafür sei eine derartige Beobachtung mitgeteilt, wenn auch hier die Spitzenveränderungen ganz
zurücktreten.

BEOBACHTUNG 36: Am 3. März 1920 sah ich erstmalig die 30jährige
verheiratete E. H. Sie gab an, seit drei Wochen Seitenstechen zu haben, wozu
sich allmählich ein trockener Husten gesellte. Der Befund ergab damals gute
Krönigsche Felder von beiderseits 4½ cm, keine Spitzendämpfungen, keinen
Milztumor. Eine leichte Struma. Keine Zeichen für eine Bronchialdrüsen-
erkrankung, wohl aber Druckempfindlichkeit des IV. und V. Brustwirbeldorns.
Diese Wirbel auch schmerzhaft bei Stauchung von Kopf und Schulter her. Als
wichtigster pathologischer Befund eine sehr mangelhafte Verschieblichkeit
beider Lungenränder hinten unten mit überhandhoher Turbanscher Ver-

schleierung, links noch ausgesprochener wie rechts. Links basal dabei saccadiertes Inspirium. Eine zweite Untersuchung am 3. April ergab vorne über den basalen Lungenpartien, also an der Basis des Mittellappens und über der Lingula, inspiratorisch kleinblasiges Reiberasseln. Am 21. April fand sich das Gleiche in der linken Axilla und über dem Mittellappen höher hinauf. Am 13. Juli bot die Patientin ausgesprochenes pleurales Reiben links infraclavicular und in den obersten Partien der linken Axilla. Auf Tuberkulinsalbeneinreibung rasche Besserung.

Schwierigkeiten bereitet die Differentialdiagnose gegenüber abortiver Spitzentuberkulose. Haben wir es mit der haemoptoischen Form der letzteren zu tun, dann fällt eine solche wohl weg, denn Bluthusten kommt der Spitzenpleuritis nicht zu oder höchstens in ganz rudimentärer Form. Finden wir über den Spitzen oder sonstwo typische Reibegeräusche, so spricht das eindeutig für Spitzenpleuritis. Findet man deutliche Zeichen der Spitzeninduration, also verstärkten Fremitus, Bronchophonie der Flüsterstimme, Veränderungen des Atemgeräusches ins Bronchiale, so spricht das für abortive Spitzentuberkulose.

Noch schwieriger und oft unmöglich kann die Unterscheidung gegenüber einer Spitzenmiliare sein. Das ist auch gar nicht zu verwundern, denn meiner Meinung nach ist häufig die chronisch rezidivierende Pleuritis nur eine durch frühzeitige Mitbeteiligung der Pleura abgeschwächte oder von vornherein durch weniger virulente Tuberkelbazillen milder verlaufende Form der Miliaris discreta, gewissermaßen eine b l a n d e P r o l i f e r a t i o n, gegenüber der v i r u l e n t e n, die ich im vorstehenden Kapitel geschildert habe. Wenigstens bestehen derartig fließende Übergänge zwischen beiden Formen, daß oft die Unterscheidung auf Schwierigkeiten stößt. Da helfen vor allem folgende diagnostische Regeln: ein ausgesprochener Milztumor kommt der Pleurite à répétition nicht zu, spricht also für Miliaris discreta oder Tuberculosis fibrosa densa. Die Bilateralität der Spitzenveränderungen spricht mehr im Sinne einer Miliaris discreta. Besonders wichtig sind da aber die sekundären metastatischen Veränderungen, welche bei beiden Prozessen vorkommen. Wir haben schon oben ausführlich davon gesprochen, wie bei der Miliaris discreta in den verschiedenen Organen sich das Aufschießen von miliaren Tuberkeln nachweisen läßt. Bei der chronisch rezidivierenden Pleuritis kommen nun ebenfalls derartige, an fernliegenden Organen nachweisbare Veränderungen vor. Schon oben habe ich ja vom chronischen Rheumatismus gesprochen, welcher die Miliaris discreta, Tuberculosis fibrosa densa und Pleurite à répétition begleitet. Auch von der Albuminurie, die bei beiden Prozessen vorkommt. Desgleichen von der begleitenden Struma. Ich habe auch die Meinung Piérys mitgeteilt, wonach bei der Pleurite à répétition häufig eine Mitralendocarditis auftritt. Nun fehlt diese auch der Miliaris discreta nicht. Man vergleiche nur darüber den Fall Beobachtung 30. Wir haben auch gesehen, daß an den Augen häufig tuberkulöse Veränderungen bei der Miliaris discreta beobachtet werden: miliare Konjunktivaltuberkel, miliare Tuberkel der Iris, der Chorioidea, des Ziliarkörpers. Auch der chronisch rezidivierenden Pleuritis kommen Augenmetastasen mit Vorliebe zu. Aber hier zeigt sich ein großer Unterschied. Während die Metastasen der Miliaris discreta und der Tuberculosis fibrosa densa typische Tuberkel vorstellen, begegnen uns bei der mehr gutartigen, durch weniger virulente Bazillen verursachten Pleurite à répétition unspezifische Entzündungen, hier und an den Gelenken und auch sonst im Körper. Ich habe ja schon oben erwähnt, daß Lungen- und Pleuraveränderungen der Pleurite à répétition häufig jedes charakteristische Merkmal einer Tuberkulose vermissen lassen, so daß es selbst unter dem Mikroskop schwer fallen kann, die bestehende Pleuraverdickung oder die Lungenspitzenschwiele auf Tuberkulose zurückzuführen. Nun kennen wir ja im Auge Veränderungen, die man ehemals mangels einer anderen Aetiologie als rheumatische oder rheumatoide bezeichnete. Ich erinnere nur an die Iritiden, Iridozyklitiden, Skleritiden usw. Die Ophthalmologen Michel und Stock haben die tuberkulöse Natur dieser Rheumatoide erkannt, v. Hippel hat uns dann auch gelehrt, daß diese „rheumatischen" Augenaffektionen sich großartig durch Tuberkulin beeinflussen lassen. Dadurch haben wir hier den augenscheinlichen Beweis für die Realität der unspezifischen Tuberkulose Poncets vor uns. Nach dem schon im ersten Teile erörterten Gesetz von Piéry und Arbez aber zeigen sämtliche tuberkulöse Manifestationen ein und desselben Indvidiuums zur gleichen Zeit denselben Entwicklungsgrad und dieselbe Entwicklungstendenz. Haben wir also in den Augen deutliche Erscheinungen von unspezifischer Entzündung vor uns, dann haben wir allen Grund, auch die gefundenen Veränderungen in den Lungenspitzen und in der Pleura als unspezifische Tuberkuloseform, eben als Pleurite à répétition aufzufassen und damit dem Patienten ein sehr günstiges Horoskop zu stellen. Findet der Ophthalmolog dagegen Aufschießen miliarer Tuberkel in irgendeinem Bulbusabschnitt, dann werden wir mit größter Sicherheit auch in den Lungen miliare Knötchen diagnostizieren müssen und wir haben dann eine Miliaris discreta, bzw. eine Tuberculosis fibrosa densa vor uns.

Eine dritte Schwierigkeit bereitet die Frage, ob die gefundenen Veränderungen spezifischer Natur sind oder nicht. Denn es ist nicht zu leugnen, daß auch eine andere Infektion zu derartigen Bildern Veranlassung geben kann. So haben wir ja gerade nach der Grippe so häufig Veränderungen der Pleura vor uns, die sich auch oft in so rudimentärer Weise ausprägen können. Die tuberkulöse Natur wird wahrscheinlich, wenn die Pleuraveränderungen sich an der Lungenspitze und an der Oberunterlappengrenze lokalisieren, was bei der Grippe meist nicht so der Fall ist, weil dabei die basale Pleura hauptsächlich oder ausschließlich betroffen wird. Die tuberkulöse Natur wird wahrscheinlich, wenn die Fieberbewegungen geringgradig sind, während akut-infektiöse, trockene Pleuritiden meist hochfebril beginnen, da sie kapillaren Bronchitiden und subpleuralen, broncho-pneumonischen Herden ihre Entstehung verdanken. Als diagnostischer Behelf zur sicheren Erkennung der tuberkulösen Natur dieser leichten Veränderungen hat sich mir in vielen Fällen eine genaue Anamnese und namentlich eine genaue Untersuchung der übrigen Familienmitglieder bewährt. Ich finde nämlich sehr häufig die Pleurite à répétition gerade bei Individuen, in deren nächster Umgebung eine offene Tuberkulose immer wieder zur Infektion Gelegenheit gibt. Ich möchte diese Form daher in vielen Fällen direkt als Ausdruck von wiederholten mittleren Infektionen bei resistenten Erwachsenen auffassen. Noch leichtere Infektionen werden nur mit Erhöhung der Allergie beantwortet, wovon ich mich an den Pflegerinnen und den Ärzten einer Tuberkulosestation, mich selbst eingeschlossen, wiederholt überzeugen konnte. Ich war z. B. wiederholt nach einem längeren Urlaub, namentlich aber nach meiner dreiährigen Felddienstleistung vollständig anergisch gegen Tuberkulin. Hatte ich mich einige Zeit wieder eingehend mit der Untersuchung offener Lungentuberkulosen befaßt, dann trat starke Tuberkulinallergie in Erscheinung, ohne daß ich mich irgendwie krank gefühlt hätte. Bei einem Arzt aus Bosnien trat nach längerer Arbeit an der Tuberkulose-Baracke der Klinik N e u s s e r eine Pleurite à répétition in Erscheinung, einhergehend mit einer Albuminurie, die durch eine Sanatoriumskur endgültig und dauernd beseitigt wurde. Hier wäre also möglicherweise durch geringere Immunität oder vielleicht auch durch zufällig starke Infektion der zweite Grad der Infektion Erwachsener mit Tuberkelbazillen unter der Form einer chronisch rezidivierenden Pleuritis aufgetreten. Sind die Infektionen Erwachsener massiv im Sinne R ö m e r s, dann treten der Reihe nach die Formen der Miliaris discreta und endlich gar phthisische Prozesse auf. Derartige Beobachtungen über den Zusammenhang von Fällen von Pleurite à répétition mit einer Infektionsgelegenheit in der untersuchten Umgebung legt den Gedanken nahe, ob nicht wenigstens diese Fälle zunächst pathologisch-anatomisch mit einem Primärherd an der Lungenbasis oder Oberunterlappengrenze zusammenhängen. Ein solcher Herd an der Basis verbreitet sich dann lymphogen gegen die Hilusgegend zu und würde so alle Erscheinungen an der Basis und an der Oberunterlappengrenze ganz gut erklären. (Siehe darüber W. N e u m a n n 13.)

Wir sehen also, daß die chronisch rezidivierende Pleuritis nur klinisch eine Einheit bildet, schon pathologisch-anatomisch sich aus zwei verschiedenen Prozessen zusammensetzt: aus Primärherden im Sinne von K ü s s und G h o n und aus unspezifischen Entzündungen haematogener Natur durch eine geringe Virulenz der kreisenden Tuberkelbazillen, bzw. durch eine frühzeitige Mitbeteiligung des Pleuraraumes mit seiner rasch einsetzenden, hohen Immunität. Genetisch aber ist diese Tuberkuloseform sicher noch viel verschiedenartiger. Sie kann die erste Antwort eines gegen eine Infektion resistenten Individuums auf mittlere Infektionsdosen sein, sie kann die Folge sein von gutartigen miliaren Schüben und irgend einem in die venöse Blutbahn des Körpers oder in eine Lungenarterie eingebrochenen Herd bei frühzeitiger Mitbeteiligung der Pleura, eventuell bei geringer Zahl der eingedrungenen Krankheitskeime, bzw. bei einer hohen Immunität des befallenen Individuums. Sie kann endlich entstehen durch eine lymphogene Ausbreitung der Tuberkulose, wie dies vor allem A m r e i n annimmt.

Die Röntgenuntersuchung derartiger Fälle ergibt sehr wenig Aufschluß. Wir sehen nur scharf begrenzte Hilusschatten, hie und da mit einigen peribronchitischen Strängen gegen die Basis und gegen die Spitze zu. Wir sehen oft eine leichte, mehr schleierhafte und nicht fleckige Spitzentrübung. Wir sehen manchmal schlechtere Verschieblichkeit des betreffenden Zwerchfellabschnittes, häufig aber nur eine schlechtere Aufhellung der Pleurasinus, manchmal zipfelförmige Ausziehungen des Zwerchfells.

Die spezifische Reaktion bei diesen Fällen ist sehr verschiedenartig. Meist besteht eine ziemlich hochgradige positive Anergie. Das ist namentlich bei fieberlosen und leicht subfebrilen Fällen der Fall. Sie reagieren häufig erst auf Dosen von 10 mm³ ATK an. Besteht ein ausgesprochener Fieberschub bis 38°, dann sind die Kranken stark allergisch und beantworten schon 0·02 mm³ ATK mit ausgesprochener Reaktion. Mit dem Eigenserum geprüft, zeigen sie ein sehr differentes Verhalten, immerhin kommt auch hier nicht so selten paradoxe Reaktion vor.

Die Prognose derartiger Fälle ist eine absolut gute. Es kommt höchstens zu totaler Synechie der Pleurablätter, über deren Einfluß auf die Morbidität des betreffenden Individuums und auf die Herzkraft wir noch in einem späteren Abschnitt sprechen müssen. Niemals gehen derartige Prozesse in Phtise über. Mit Rücksicht darauf erübrigt sich für solche Fälle meist eine kostspielige Heilstätten- oder Sanatoriumskur. Meist werden hier sehr günstige Heilresultate und dauernde Beseitigung der immer wiederkehrenden Schübe durch eine Tuberkulineinreibungskur oder durch eine ambulante Tuberkulininjektionskur erzielt. Fieberlose Fälle werden also am besten mit einer Tuberkulineinreibungskur behandelt, wie ich das bei den Bronchialdrüsentuberkulosen erörtert habe. Schon die ersten paar Einreibungen üben auf die begleitenden Schmerzen eine oft überraschende Wirkung aus. Bei fieberhaften Fällen ist eine Injektionskur mit Tuberkulin von großem Wert und leistet bei diesen Fällen genau so gute Dienste, wie dies die Ophthalmologen für die „rheumatischen" Augenaffektionen nachgewiesen haben. Läßt sich nach den oben erörterten Gesichtspunkten eine ständige Infektionsquelle in der näheren Umgebung des Kranken nachweisen, so wird man diese natürlich unter allen Umständen zu beseitigen trachten.

Ist die Diagnose dieser Form über jeden Zweifel erhaben, wie das durch eine längere Beobachtung solcher Kranker immer möglich ist, dann bildet diese Tuberkuloseform auch niemals eine Anzeige zur Unterbrechung einer bestehenden Gravidität. Nur wenn die Diagnose noch nicht durch eine längere Beobachtung gesichert werden konnte, würde ich bei einem fieberhaften derartigen Falle einer Unterbrechung einer ganz jungen Gravidität zustimmen.

2. *Die corticale Spitzenphthise im Rahmen der Phthisis fibrocaseosa corticalis*

Ist die Mitbeteiligung der unter der Pleura gelegenen Anteile eine höhergradige, so daß es hier zu kavernösen Zerstörungen kommt, dann haben wir die corticale, fibrös-käsige Phthise vor uns. Die Mehrzahl dieser Fälle verläuft zwar unter dem Bilde einer Unterlappenaffektion und bildet so die relativ gutartige Unterlappentuberkulose K ö h l e r s, eine Form der fetten Phthisen. Diese tritt namentlich dann auf, wenn sie sich im Anschluß an einen pleuralen Erguß einstellt. Sie wird daher erst in einem späteren Abschnitt Berücksichtigung finden. Einige Fälle davon gehören aber auch in dieses Kapitel, wenn sie im Anschluß an trockene Pleuritiden auftreten und dann vornehmlich in den oberen Anteilen der Lunge lokalisiert sind. Dann sind sie häufig die Folgezustände von stationären Spitzenkavernen.

Die genaue Kenntnis dieser Form ist deshalb sehr wichtig, weil wir da eine offene Tuberkuloseform vor uns haben, weil sie in den Rasselgeräuschen mit der gewöhnlichen Phthise große Ähnlichkeit hat und trotzdem eine ganz andere, bedeutend günstigere Prognose gibt. Sie ist auch deshalb wichtig, weil dies Tuberkuloseformen sind, welche lange Zeit einseitig bleiben, auf der einen Seite zu weitgehenden Zerstörungen des Lungengewebes führen können und gerade wegen dieser Einseitigkeit ein aussichtsreiches und dankbares Objekt für einen künstlichen Pneumothorax abgeben. Nur ist ein solcher gerade bei dieser Form oft wegen der gleichzeitigen pleuritischen Adhäsionen nicht durchführbar. Dann muß man eventuell an die Vornahme einer Lungenplombierung denken, die hier wegen des guten Fettpolsters meist mit dem eigenen Fett durchführbar ist. Auf der Gegenseite kommt es meist zu ausgesprochenem kompensatorischem Emphysem. Besonders gern entwickelt sich diese Form der corticalen Spitzenphthise aus einer Tuberculosis cavitaria stationaria und meiner Erfahrung nach auch aus einer Tuberculosis fibrocaseosa secundarie fibrosa.

Die Diagnose solcher Fälle stützt sich vor allem auf die Gleichmäßigkeit der Rasselgeräusche über eine große Ausdehnung hin, auf ihre Oberflächlichkeit und Deutlichkeit und, wie schon erwähnt, trotz der weit vorgeschrittenen, tief herunter reichenden Veränderungen durch ihre Einseitigkeit. Ein weiteres Unterscheidungsmittel gibt die

Abgrenzung der Spitzendämpfungen. Während, wie schon erwähnt, bei der gewöhnlichen Phthise die untere Grenze der Spitzendämpfung eine gebrochene Linie darstellt, erst horizontal bis zur Oberunterlappengrenze geht und dann, der Ausdehnung des Oberlappens entsprechend, sich nach unten erstreckt, während bei der Tuberculosis fibrosa densa die Spitzendämpfung sich mehr paravertebral ausbreitet und daher gegen die Schulter wieder ansteigt, breiten sich pleurale und daraus hervorgehende corticale Lungenprozesse horizontal aus. Als Beispiel dafür sei folgende Beobachtung mitgeteilt, die gleichzeitig dartut, wie gutartig die Prognose derartiger Fälle selbst bei begleitender Larynxphthise sein kann.

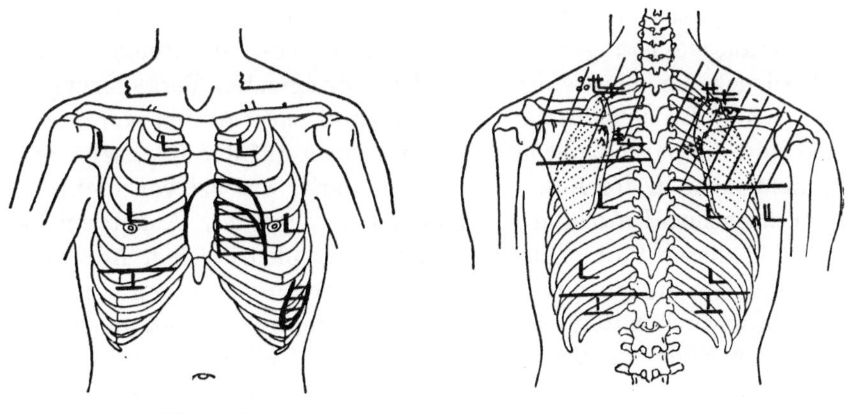

Figur 41. Figur 42.

BEOBACHTUNG 37: Es handelt sich dabei um ein 29jähriges Dienstmädchen B. Sch., welche am 19. Juli 1920 an meiner Abteilung aufgenommen wurde. Es bestand starke Tuberkuloseheredität, denn zwei Schwestern von ihr waren an Tuberkulose gestorben, die übrigen Geschwister husten ständig. Vor sieben Jahren hatte sie eine Lungen- und Rippenfellentzündung, welche einige Wochen dauerte. Seit der Zeit öfters Fieber, Husten und Nachtschweiße. Ein Jahr später (1913) kam es zu Heiserkeit und Schmerzen im Hals. Es wurde damals eine Kehlkopftuberkulose konstatiert. Wegen zunehmender Atembeschwerden wurde sie deshalb am 13. April 1920 tracheotomiert. Ihren Lungenbefund gibt beifolgendes Thoraxschema wieder (Fig. 41 und 42), das einer genauen Untersuchung am 3. April 1920 entspricht. Wir erkennen daraus mehrere charakteristische Befunde für diese Tuberkuloseform. Zunächst die ganz horizontal verlaufende, sich nicht an die Oberunterlappengrenze haltende, untere Begrenzung der Spitzendämpfung, dann, daß hinten die auskultatorischen und perkutorischen Veränderungen sehr ausgesprochen und deutlich sind, während vorn fast normale Verhältnisse vorliegen. Es spricht das eben dafür, daß nur eine schmale, hintere Randschicht des Lungenoberlappens krankhaft verändert ist. Dann haben wir vor allem alte Rasselgeräusche vor uns, im Sinne D e y c k e s, wenn auch das Atemgeräusch und die Amphorophonie der Flüsterstimme ohne Zweifel eine Kaverne rechterseits feststellen läßt. Ein weiteres Moment stellen auch die relativ geringgradigen röntgenologischen Veränderungen dar. So ergibt ein Röntgenbefund der Klinik O r t n e r vom 5. Juli zarte, fleckige Trübung beider Spitzen, namentlich rechts und ziemlich umschrieben im rechten ersten und zweiten Interkostalraum. Zwerchfell beiderseits frei. Ein anderer Röntgenbefund von Dr. M i t t l e r in unserem Spital vom 13. Juli lautet: Zarte, diffuse Verschleierung beider Spitzen und Oberlappen mit eingestreuten, nicht sehr dichten und unscharf begrenzten Herdschatten. Zwerchfell gut verschieblich.

Wir erkennen also aus vorliegender Beobachtung, daß bei dieser Form der Spitzentuberkulose trotz des klingenden Charakters der Rasselgeräusche häufig fast ganz normales Vesikuläratmen besteht als Ausdruck der nur wenig in die Tiefe dringenden Veränderungen. Wenn schon Bronchialatmen oder amphorisches Atmen vorhanden ist, so sind die pathologischen Veränderungen auf der Rückseite hörbar, nicht mehr in der Fossa supraclavicularis, was bei vorgeschrittenen phthisischen Prozessen sonst immer der Fall ist. Außerdem bestehen bei dieser Form häufig Zeichen einer pleuritischen Adhäsion. Noch mehr wie die gewöhnliche Phthise weisen die Kranken ein gutes Aussehen und namentlich ein gutes Fettpolster auf, so daß ein großer Teil dieser Fälle zu den schon im ersten Teil erwähnten fetten Phthisen gehört. Die Prognose ist insofern günstiger als bei den gewöhnlichen Phthisen, weil die Krankheit sich über viele Jahre, selbst Jahrzehnte erstrecken kann, ohne das Leben zunächst zu gefährden. Selbst eine Larynxphthise kann bei derartigen Fällen jahrelang ertragen werden. Daß aber auch diesen Kranken mannigfache Gefahren drohen, lehrt folgende

BEOBACHTUNG 38: Am 29. Oktober 1919 sah ich das 18jährige Fräulein G. B. in der Ordination. Sie hatte zwei Jahre vorher eine Rippenfellentzündung überstanden und zeigte nun bei sehr gutem Aussehen, wenn auch vom Charakter der Beauté phthisique, folgenden Lungenbefund (Fig. 43 und 44). Wir erkennen daraus, daß wir es mit einer sekundären corticalen Phthise zu tun haben, nach stationärer Kaverne der linken Lungenspitze, eines der typischen Ausgänge der Tuberculosis cavitaria stationaria, wie wir schon oben hörten. Im Sputum finden sich äußerst spärliche, perlschnurartige, kurze und lange Tuberkelbazillen. Ein künstlicher Pneumothorax gelang ganz gut, wenn auch mit etwas Schmerzen, und zeigte gleich nach der Anlegung ein günstiges Resultat, indem Husten und Sputum rasch zurückgingen und die Patientin sich noch wohler

fühlte als vorher. Weil aber die Adhäsionen der Oberlappenkavernen zu fest
waren und sich trotz wiederholter Einblasungen nicht lösen wollten, vielmehr

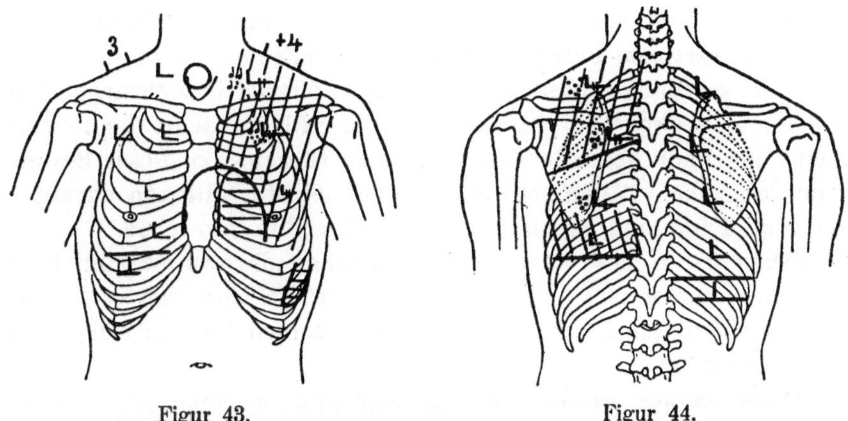

Figur 43.   Figur 44.

jede neue Einblasung immer stärkere Schmerzen verursachte, wurde im Frühjahr eine Paraffinplombe angelegt, welche tadellos wirkte und das Sputum
ganz zum Verschwinden brachte. Sie erlag aber vier Monate später der Perforation eines tuberkulösen Darmgeschwürs mit den klassischen Symptomen
einer Perforationsperitonitis, nicht so schleichend, wie ich das bei der Tuberculosis fibrosa densa erwähnt habe.

III. KAPITEL

DIE BEGINNENDE LUNGENTUBERKULOSE MIT PATHOLOGISCHEM
BEFUND ÜBER DEN LUNGENBASEN

Diese Tuberkuloseformen nehmen eine ganz besondere Stellung
ein. Es kommt dies wohl am besten durch die Formulierung von
L. B r o w n zum Ausdruck, welcher sagt: „Abnorme physikalische
Zeichen in einer Spitze sollen als tuberkulös gedeutet werden, bis
das Gegenteil bewiesen ist, Zeichen an der Basis sollen als nicht
tuberkulös angesehen werden, bis der Beweis dafür erbracht ist.‘‘
Während wir also in dem vorigen Kapitel mit gutem Recht von
vornherein eine tuberkulöse Genese der bestehenden Lungenspitzenveränderungen annehmen konnten, und die paar Ausnahmen erst

später eine Besprechung finden sollen, unsere Aufgabe hier also vor allem darin bestand, die verschiedene Wertigkeit und Prognose der betreffenden Lungenspitzenveränderungen zu erörtern, müssen wir in diesem Kapitel auch noch damit rechnen, daß ein Großteil der Fälle mit derartigem Befund nicht einer Tuberkulose, sondern irgend einer anderen Lungenaffektion oder einer Zirkulationsstörung seine Entstehung verdankt. Es ist also in jedem Falle zunächst der Beweis für eine zugrunde liegende Tuberkulose zu führen. Da dieser Beweis bei den einzelnen Fällen schwieriger oder leichter fällt, da darunter auch viele Fälle sind, wo im Gegensatz zur B r o w n schen T h e s e die tuberkulöse Genese an und für sich schon die wahrscheinlichere ist — man denke nur an die idiopathische Pleuritis serosa —, so kann ich auf diesen Punkt erst bei den einzelnen Formen selbst des Näheren eingehen.

Diese zweite große Tuberkulosegruppe scheidet sich naturgemäß in zwei Unterabteilungen, in solche, wo die pathologischen Veränderungen über den Lungenunterlappen durch Ergüsse in die Pleura oder durch Verdickungen und Anwachsungen der Pleuren verursacht sind, und in solche, wo sich Infiltrationsprozesse in den Unterlappen finden. Wir haben also zunächst pleuritisch-tuberkulöse Prozesse von den pneumonisch-tuberkulösen Unterlappenherden zu unterscheiden. Da sich aber oft eine genaue Differenzierung dieser beiden Prozesse nicht durchführen läßt, außerdem häufig beide Prozesse nebeneinander gleichzeitig vorliegen, muß auch diese Form noch in eine eigene Unterabteilung gebracht werden. Zunächst beschäftigen wir uns also mit den

A. BEGINNENDEN TUBERKULOSEN MIT VORWIEGENDEN KRANKHEITSERSCHEINUNGEN VON SEITEN DER PLEURA

Diagnostisch die einfachsten Verhältnisse bietet da

1. Die Pleuritis exsudativa

Auf die gewöhnlichen physikalischen Symptome dieser Erkrankung gehe ich hier gar nicht ein, weil die ja allgemein bekannt sind. Es genügt wohl, wenn ich auf die Gesichtspunkte hinweise, welche im ersten Teil meines Buches dargelegt sind: auf die genaue Feststellung der beiderseitigen Lungenbasen nach Wirbeldornen, auf das Vorhandensein des Groccoschen Dämpfungsdreiecks, auf die Ausfüllung des Traubeschen Raums von oben her bei linksseitigen Prozessen; auf das Verhalten des Stimmfremitus und der Flüsterstimme bei diesen Krankheitszuständen; auf die genaue Festlegung der oberen Begrenzungslinie usw. usw., denn nur bei einem derartigen Vorgehen ist es möglich, geringgradige, nur einige Querfinger hohe Ergüsse und eventuell, was noch schwieriger ist, geringfügige doppelseitige nachzuweisen. Die entgehen meiner Erfahrung nach selbst gewiegten Ärzten, wenn sie sich nicht eine genaue Untersuchungstechnik zu eigen gemacht haben.

Was uns viel mehr interessiert, ist die Frage, woraus wir auf eine tuberkulöse Genese des betreffenden Rippenfellexsudates schließen können. Den nächsten Aufschluß darüber gibt uns die Beschaffenheit des Exsudates.

a) Wir finden bei der Probepunktion eine eitrige Flüssigkeit, haben es also mit einem Empyem zu tun. Da gibt meiner Erfahrung nach den besten diagnostischen Rückhalt die Untersuchung auf Mikroorganismen im Gram-Präparat und durch Kultur. Findet man pyogene Keime darin (Streptokokken, Staphylokokken, Diplokokken oder gram-negative Stäbchen der Coli-Typhusgruppe), dann kommt meist eine Tuberkulose gar nicht in Frage. Ein steriles Empyem spricht mit größter Wahrscheinlichkeit für einen tuberkulösen Ursprung, selbst wenn sich Tuberkelbazillen darin nicht nachweisen lassen, was ja färberisch äußerst selten und höchstens mit einiger Sicherheit durch eine Meerschweinchenimpfung gelingt. Misch-infizierte Empyeme kommen bei Tuberkulose wohl auch vor, sind aber meiner Erfahrung nach äußerst selten, namentlich dann selten, wenn der eitrige Rippenfellerguß das erste manifeste Krankheitszeichen einer Tuberkulose darstellt. Etwas anderes ist es wohl bei einem Pyopneumothorax, der relativ häufig außer Tuberkelbazillen noch andere Krankheitskeime enthält, der aber klinisch ganz andere Symptome macht als ein einfaches Empyem. Nicht nur zur ätiologischen Diagnose brauchen wir diese Untersuchung auf pyogene Keime im Empyemeiter, wir brauchen sie auch als Richtlinie für unsere Therapie. Ein Empyem mit pyogenen Bakterien bedarf unbedingt breiter chirurgischer Eröffnung mittels Thorakotomie, ein steriles Empyem wird am besten zunächst gar nicht angerührt, sondern spezifisch behandelt und erst dann, wenn die Eiteransammlung eine lebensbedrohliche Höhe erreichen sollte, oder wenn ein beständiges Steigen wahrnehmbar würde, oder wenn ein Durchbruch droht, oder auch, wenn sich das Exsudat absolut nicht resorbieren will, würde man zu einer Bülauschen Heberdrainage oder zum Ausblasen des Eiters sich entschließen. Wie verläßlich das eben angegebene Kriterium ist, erhellt wohl am besten aus folgender Krankengeschichte, wo eine fistelnde Eiterung des linken Schultergelenks neben einem Empyem den Verdacht auf einen kariösen Prozeß recht nahe legte, wo aber im Empyemeiter sich reichlich Diplokokken nachweisen ließen, so daß wir auf Grund dieses Befundes zur Diagnose einer postgrippösen Pneumokokkenpyaemie uns entschlossen. Die spätere Autopsie gab dieser Auffassung dann auch vollständig recht.

BEOBACHTUNG 39: Am 9. Juni 1920 kam die 52jährige ledige Lottoschreiberin II. F. an meiner Abteilung zur Aufnahme. Sie war immer gesund gewesen, doch hatte sie in den letzten Jahren häufig katarrhalische Erscheinungen geboten, leichtes Fieber, Husten, zeitweise Bruststechen. Vor sieben Wochen erkrankte sie plötzlich nach Erkältung mit Erbrechen, Schwindelgefühl und Schüttelfrost. Am folgenden Tage spürte sie intensives Stechen hauptsächlich auf der rechten Brustseite. Sie hustete und warf ein zähschleimiges Sputum aus. Acht Tage später traten in der linken Schulter Schmerzen auf. Die Schultergegend war gerötet, geschwollen, Bewegungen im Schultergelenk etwas schmerzhaft. Es bildete sich ein Abszeß aus, der nach einigen Tagen spontan nach außen durchbrach und angeblich dünnflüssigen, nicht stinkenden Eiter entleerte. Die stechenden Brustschmerzen sind seither ganz geschwunden. Husten und mäßiger Auswurf bestehen aber weiter. Kein Schüttelfrost mehr.

Die klinische Untersuchung zeigt nun fast ganz normale Temperatur, abends nur 37.0° erreichend, rechterseits auf der Lunge den Befund eines Ergusses, hinten vom Angulus scapulae, vorn von der fünften Rippe nach abwärts. Die sofort vorgenommene Punktion ergab dickrahmigen Eiter mit Pneumokokken im Gram-Präparat und durch Kultur. Die Röntgenuntersuchung zeigte einen interlobären Sitz dieses Empyems. Am linken Oberarm, im oberen Drittel nahe der vorderen Axillarlinie ist eine Fistelöffnung sichtbar, aus der sich dünnflüssiger Eiter entleert. Das linke Schultergelenk ist geschwollen, nur wenig druckschmerzhaft, die Bewegungen im Gelenk etwas eingeschränkt. Patientin zeigt eine mäßige Leukozytose von 12.300. Im weiteren Verlauf kam es bei der Kranken, die jeden operativen Eingriff ablehnte, zu den Erscheinungen einer rechtsseitigen Coxitis und zu einer Eiteransammlung auch in der linken Pleurahöhle. Am 11. August 1920 erlag sie ihrer Krankheit. Wir diagnostizierten auf Grund der vorliegenden Befunde rechtsseitiges interlobäres und linksseitiges freies Empyem, alte metastatische eitrige Omarthritis links und Coxitis rechts. Der Obduktionsbefund gab uns vollständig recht. Es fand sich keine Spur von Tuberkulose.

b) Der häufigste Punktionsbefund bei pleuritischem Exsudat ist freilich eine seröse, mehr oder weniger gelb gefärbte, hie und da leicht getrübte Flüssigkeit, der Befund einer Pleuritis serosa.

Bei einem derartigen Ergebnis muß man auf jeden Fall die Cytodiagnose in Anwendung bringen. Man färbt also das Sediment des Exsudats nach G i e m s a, J e n n e r oder sonstwie und sieht nach, was für zellige Elemente darin vorwiegen. Akute Ergüsse haben vorwiegend polynukleäre Leukozyten, solche chronischer Natur, und da vor allem die tuberkulösen, weisen hauptsächlich Lymphozyten auf. Absolut verläßlich ist freilich dieses Kriterium nicht, denn mir sind schon mehrfach seröse Ergüsse lymphozytärer Natur begegnet, wo die Autopsie eine rekurrierende Endocarditis als Ursache dafür ergab. Ebenso habe ich schon einige Male Fälle von metapneumonischer, seröser, lymphozytärer Pleuritis nach Grippe beobachtet. Anderseits habe ich auch schon bei polynukleären Ergüssen eine Tuberkulose der Pleura gefunden. Auch Pleuraergüsse durch Bronchuskarzinom können serös und lymphozytär sein, sind also auf diese Weise von Tuberkulose nicht zu unterscheiden. Immerhin gibt doch der Befund eines lymphozytären Exsudates eine ziemlich große Wahrscheinlichkeit für eine tuberkulöse Genese. Hat sich dabei der Rippenfellerguß schleichend entwickelt, dann kann man der tuberkulösen Aetiologie fast sicher sein. Für ein derartiges seröses, lymphozytäres Exsudat kehrt sich also die These B r o w n s um, denn dann muß man vor allem an Tuberkulose denken und erst das Gegenteil beweisen. Eine besondere Stellung nehmen da die Exsudate ein, wo sich ausschließlich oder vorwiegend eosinophile Zellen finden, denn auch meine Erfahrungen geben da F a s c h i n g b a u e r und M a y e r recht, daß man ein derartiges Exsudat bei Tuberkulose sehr selten findet. In meinen Fällen von eosinophilen Ergüssen bestand als Grundkrankheit fast immer eine rekurrierende Endocarditis mit polyarthritischen Gelenksschwellungen, und ich habe davon doch schon eine ziemlich große Anzahl gesehen. Nur in ganz wenigen Fällen mußte ich dafür in Übereinstimmung mit französischen Autoren eine cardiale Stauung in Anschlag bringen. Bei nephrogenem Hydrops habe ich bisher kein eosinophiles Exsudat gesehen.

c) Eine dritte Gruppe umfaßt die mehr weniger h a e m o r r h a g i s c h - s e r ö s e n P l e u r i t i d e n. Für diese kommt außer Karzinose fast nur Tuberkulose in Frage, denn die traumatischen Blutergüsse in den Rippenfellraum können wir wohl füglich außer acht lassen. Dabei besteht die Blutbeimengung ohne Haemolyse, weil ja den Tuberkelbazillen keine haemolysierende Eigenschaft zukommt. Das Exsudat wird daher nach Zentrifugieren wasserklar und ohne rötliche Färbung. Haemolyse scheint vor allem bei Neoplasmen und bei haemolytischen Streptokokken im Pleuraexsudat vorzukommen. Man vergleiche darüber C o b e t s Untersuchungen zur Feststellung infizierter Haemothoraxformen nach Lungenschuß.

Wir ersehen also daraus, daß bei serösen lymphozytären und bei haemorrhagischen Ergüssen die tuberkulöse Aetiologie von vornherein das Wahrscheinlichere ist. Andere Anhaltspunkte für die tuberkulöse Aetiologie eines Rippenfellexsudates ergibt dann noch die Sputumuntersuchung, die man in keinem Falle unterlassen darf. Denn nicht gar so selten ergeben sich positive Bazillen, wo man sie gar nicht vermutet hätte. Der Lungenspitzenbefund dagegen läßt sich hier kaum verwerten, denn wir haben schon oben gehört, daß durch Kompressionswirkung des Exsudats, ferner durch fibröse Auflagerungen auf den Spitzenpartien der Lunge als Fortleitung der Pleuraentzündung sich Spitzendämpfungen und Verengerungen der Krönigschen Felder finden können, ohne daß ihnen autoptisch eine Tuberkulose daselbst entsprechen müßte. Auch Rasselgeräusche sind über den Spitzen in dieser Hinsicht nicht verläßlich, denn, wie ich schon im ersten Teile auseinandergesetzt habe, werden Reibegeräusche über den Spitzenanteilen der Lunge wegen der mangelhaften seitlichen Verschiebung der betreffenden Pleuraanteile verkürzt und ähneln dadurch Rasselgeräuschen.

Haben wir nun nach den eben gegebenen Grundsätzen die tuberkulöse Genese einer Pleuritis exsudativa mehr weniger sichergestellt, so erhebt sich zunächst die Frage, welche Lungenveränderungen dem Exsudat zugrunde liegen, wie sich also die darunterliegende Lunge verhält. Diese Frage ist eine sehr wichtige, weil sich daraus die Prognose der Pleuritis ergibt, ist aber auch oft eine sehr schwierige, denn es kommen dafür die mannigfachsten Veränderungen in Betracht.

1. Zunächst kann ein primärer Herd im Sinne von K ü ß und von G h o n Anlaß zu einem Rippenfellexsudat geben. Es braucht nur dieser Herd recht nahe der Pleuraoberfläche zu liegen, dann wird gerade bei diesen frischen, noch stark reaktionsfähigen Fällen eine Flüssigkeitsausscheidung in den Pleuraraum erfolgen. Bei einem solchen Kranken ist dann die übrige Lunge vollständig frei von Veränderungen und die Aussicht auf eine vollständige Heilung gegeben, denn durch die Mitbeteiligung des großen Lymphraums der Pleura

an der Bekämpfung des an sich kleinen Primärherdes wird oft eine vollständige und dauernde Heilung herbeigeführt. Es wären das Fälle von idiopathischer, schleichend einsetzender Pleuritis exsudativa, wo das rein seröse Exsudat sich auch durch Überimpfung auf Meerschweinchen frei von Tuberkelbazillen erweist. Die Diagnose wird nach Ausbildung des Exsudates sehr schwierig sein, speziell die Abgrenzung von anderen, gleich näher zu erörternden Fällen bei Bronchialdrüsentuberkulose. Möglich ist sie, wenn man den Fall vorher gekannt hat, aus verschiedenen diagnostischen Zeichen, wie Mussyschen Druckpunkten usw., die Lage des primären Herdes feststellen konnte und dann sich eine Rippenfellentzündung dazu gesellte. Man vergleiche darüber meine Beobachtung 9, W. Neumann (3). Daß derartige Primärherde nicht gar so selten Rippenfellexsudate setzen, geht für mich aus der vielfachen Beobachtung hervor, daß sie sich als erste Zeichen einer tuberkulösen Infektion häufig bei den bisher gesunden Familienmitgliedern einer offenen Lungentuberkulose entwickeln. Es geht aber auch aus einer gelegentlichen mündlichen Mitteilung Professor Hamburgers hervor. Während des Krieges hatte er in einem Tuberkulosespital endlich einmal mehrere Soldaten angetroffen, die vollständig tuberkulinanergisch waren und auch keine Stichreaktion gaben, die er daher als vollkommen tuberkulosefrei ansprechen konnte. Waren diese Leute längere Zeit mit offenen Tuberkulosen beisammen gewesen, so stellte sich allmählich eine Tuberkulinallergie ein und die ersten Krankheitszeichen bestanden bei mehreren von ihnen in einer Pleuritis exsudativa. Hier hätten wir also direkt einen experimentellen Beweis dafür, daß primäre Herde häufig zu einer idiopathischen, dann das erste Signal der Tuberkulose abgebenden Pleuritis führen können.

2. Eine zweite Möglichkeit zur Entstehung seröser pleuritischer Exsudate gibt eine Bronchialdrüsentuberkulose ab. Nach den sorgfältigen anatomischen Feststellungen Sukiennikows scheinen besonders rechtsseitige Pleuraergüsse dadurch zu entstehen; denn nach dieser im Waldeyerschen Institute gemachten, äußerst verdienstlichen Arbeit verteilen sich die tracheobronchialen Lymphdrüsen auf drei Räume, den rechten, den linken und den unteren Tracheobronchialraum. Die topographischen Grenzen des rechten Tracheobronchialraums sind nun hinten die Trachea und der rechte Bronchus, vorn die Vena cava superior, links die Aorta ascendens und rechts das rechte Mediastinalblatt der Pleura, unten

der rechte Tracheobronchialwinkel und die rechte Arteria pulmonalis. Der linke Tracheobronchialraum zeigt folgende Begrenzungen: hinten Oesophagus und Aorta descendens, vorn Arteria pulmonalis und Aorta ascendens, links Ductus arteriosus, rechts Trachea, unten den Tracheobronchialwinkel, oben den Arcus aortae. Der untere Tracheobronchialraum hat folgende Grenzen: vorn das Pericard, hinten den Oesophagus, rechts die Wirbelsäule und die anliegenden Gefäße und Nerven, unten die zum linken Vorhof ziehenden Pulmonalvenen. Wir ersehen daraus, daß nur die rechten tracheopulmonalen Lymphdrüsen zur Pleura in inniger Beziehung stehen. Eine Tuberkulose dieser Drüsengruppe kann daher leicht entweder auf die Pleura übergreifen oder wenigstens auf dem Wege einer kollateralen Entzündung im Sinne Tendeloos eine Exsudation in diesen Pleuraraum hinein bedingen. Eine derartige Pleuritis wird auch idiopathisch schleichend einsetzen, reinserös und meist tuberkelbazillenfrei sein und sich ebenfalls durch eine relativ rasche und restlose Ausheilung auszeichnen. Während des Lebens ist es freilich sehr schwer, mit Sicherheit sagen zu können, daß eine Pleuritis exsudativa rechts durch eine Bronchialdrüsentuberkulose verursacht sei, darum fehlt mir auch ein einwandfreier Beweis zur Erhärtung der von mir vertretenen Meinung. Aber ich kann für diese Ansicht eine andere Beobachtung anführen, die besonderes Interesse verdient. Aus den oben dargelegten topographisch-anatomischen Beziehungen der Bronchialdrüsengruppe geht hervor, daß die im unteren Tracheobronchialraum gelegenen Lymphdrüsen vorn in unmittelbarer Nachbarschaft des Perikards liegen. Wenn also eine rechtsseitige Bronchialdrüsentuberkulose zu Ergüssen in die rechte Pleurahöhle mit recht gutartiger Prognose führen kann, so müßten die unteren Tracheobronchialdrüsen zu ähnlichen Ereignissen im Pericard Veranlassung geben können. Das ist nun in der Tat recht häufig der Fall, wenn man auch in der Literatur dafür gar keinen Anhaltspunkt findet. Diese Pericarditiden sind sehr leichter und flüchtiger Natur. Wegen der prinzipiellen Wichtigkeit dieses Vorkommens sei eine derartige Beobachtung mitgeteilt.

BEOBACHTUNG 40: Am 10. Juni 1920 wurde an die Klinik Ortner der 27jährige Vorarbeiter J. Sch. aufgenommen. Keine Tuberkuloseheredität. Mit neun Jahren Atembeschwerden, weshalb er tonsillektomiert wurde. Mit 17 Jahren wieder Atembeschwerden, namentlich nach körperlichen Anstrengungen, verbunden mit Herzklopfen, dabei Husten mit etwas schleimigem Auswurf. In einer klinischen Ambulanz wurde damals ein „Lungenspitzenkatarrh" festgestellt. Bei der Musterung 1914 wurde er wegen Herzneurose zurückgestellt. 1917 hatte er plötzlich wieder sehr starke Atemnot mit Herzklopfen, Husten, Kopfschmerzen, täglich abendlichem Erbrechen, großer Abgeschlagenheit, Nachtschweißen und abendlichen Temperaturen. Ein Landaufenthalt brachte die Symptome zum Schwinden, und Patient fühlte sich bis Mai 1920 gesund. Zu dieser Zeit wieder Atemnot, Herzklopfen, namentlich bei körperlichen Anstrengungen, große Müdigkeit, abendliche Temperatursteigerungen bis 38⁰, Nachtschweiße, kein Husten. Da die Beschwerden immer stärker wurden, suchte er die Klinik auf.

Die klinische Untersuchung ergab nun die Erscheinungen einer proliferierenden Bronchialdrüsentuberkulose linkerseits mit Krämerscher Dämpfung, Koranyischer Dämpfung, Petruschkyscher Spinalgie über IV. bis VII., D'Espineschen Zeichen bis VII. und mit einem harten, derben, palpablen Milztumor. Am 10. Juni fand sich eine deutlich dreieckige Herzdämpfung, nach links über den Spitzenstoß hinausgehend, rechts den Ebsteinschen Winkel abschrägend. Dabei über allen Ostien ein typisches, kratzendes, pericardiales Geräusch. Schon am 15. Juni waren diese Geräusche nicht mehr nachweisbar, die Herzdämpfung wesentlich kleiner, und bald konnte Patient geheilt entlassen werden.

3. Zu anderen einseitigen Pleuritiden kann dann jede oberflächlich gelegene Tuberkulose der Lunge Veranlassung geben, nur müssen wir uns da gegenwärtig halten, daß weit vorgeschrittene Phthisen mit starker Beeinträchtigung des Allgemeinbefindens gewöhnlich nicht mehr die Fähigkeit haben, auf pleuranahe Herde mit Exsudation zu antworten. Immerhin kommen aber Pleuraergüsse auch bei recht schweren destruktiven Prozessen der darunter liegenden Lunge vor, namentlich zur Zeit einer Aspiration infektiösen Materials gegen die Basis zu. Dann finden wir aber auch immer schon Tuberkelbazillen im Exsudat, wenigstens durch den Tierversuch, während die rein kollateralen sterilen Ergüsse nur bei weniger bösartigen Prozessen der Lunge in Erscheinung treten. Hieher gehören jene Fälle, wo nach größeren körperlichen Anstrengungen, verbunden mit stark keuchender Atmung Pleuritiden auftreten, nach Bergsteigen also, nach Tanz, größeren Fußpartien, sportlichen Übungen usw. Dieses Ereignis wird gewöhnlich auf Verkühlung durch Überhitzung des Körpers und auf einen eventuell daraufhin genommenen kalten Trunk zurückgeführt, beruht aber meist auf diesen forcierten Atemzügen bei Vorhandensein von Infektionsmaterial in den oberen Lungenpartien. Ich habe von derartigen Pleuritiden schon sehr viele Fälle beobachten können. So ist der Fall der Beobachtung 13 in meiner Pleuritisarbeit in unmittelbarem Anschlusse an eine Besteigung des Schneeberges bei Wien zurückzuführen. Diese Fälle von Pleuritiden, welche durch forcierte Atmung auf dem Wege über einen metastatischen, der Pleura

benachbarten, tuberkulösen Aspirationsherd entstehen, sowie die auf gleichem Wege entstehenden, klinisch zumeist unter dem Bilde einer Pleuropneumonie oder chronischen Pneumonie verlaufenden Kongestivtuberkulosen (siehe nächsten Abschnitt) erklären nach meiner Beobachtung auch, warum der kalte Trunk bei erhitztem Körper bei Laien und Ärzten in der Aetiologie der Pneumonie noch eine so große Rolle spielt. Es gehören in diese dritte Gruppe der Pleuritiden alle jene mit positivem Bazillenbefund im Sputum, deren Prognose sich vor allem nach der Schwere der Lungenveränderungen richtet. Es gehören hieher die Ergüsse mit positivem Bazillennachweis darin, selbst wenn er nur durch den Tierversuch möglich wäre, es gehören hieher gelegentlich auch haemorrhagisch gefärbte Exsudate, wenn diese auch sonst nur einer Tuberkulose der Pleura ihre Entstehung verdanken. Es sind dies auch die Fälle, welche bei Resorption des Exsudates zu den von mir schon einmal beschriebenen postpleuritischen Resorptionsrheumatismen Veranlassung geben, und bei denen der mehr weniger schwere Verlauf dieses Rheumatismus uns einen Anhaltspunkt gibt für die Schwere der darunterliegenden Lungenveränderungen. Ich habe in meiner damaligen Arbeit mehrere Typen unterschieden und kann diesen Auseinandersetzungen nichts Neues hinzufügen. Ich unterschied damals leichte Bursitiden nach harmlosen exsudativen Pleuritiden, Arthralgien bei leichten Lungenveränderungen, einen entzündlichen Rheumatismus der kleinen Gelenke, der Finger und Zehen bei relativ bösartiger, disseminierter Konglomerattuberkulose und hochgradige, an eine akute Polyarthritis rheumatica erinnernde Gelenksaffektionen bei verkäsender Pleuropneumonie mit einem unter dem Exsudat liegenden, ausgedehnten Destruktionsprozeß.

Haben wir also eine einseitige, seröse, exsudative Pleuritis vor uns, so können wir zunächst nicht sagen, welcher Lungenprozeß darunter verborgen liegt, obwohl dies sehr wichtig wäre und eine sichere Handhabe für eine genaue Prognosestellung abgeben würde. Bin ich außerstande, mit Sicherheit sagen zu können, welcher Lungenprozeß die Ursache für das Exsudat abgibt, dann begnüge ich mich zunächst mit einer mehr sinnfälligen Einteilung der Pleuritiden. Ich unterscheide zunächst geschlossene und offene Formen, solche also ohne und mit Tuberkelbazillen im Sputum. Ich unterscheide, ob das Exsudat haemorrhagisch ist oder nicht. Wie schon oben erwähnt, deutet eine haemorrhagische Beschaffenheit auf tuberkulöse Veränderungen

der Pleuren selbst hin, entweder Konglomerattuberkulose oder Miliartuberkulose der Pleura, wenn auch seröse Ergüsse dabei gelegentlich
einmal vorkommen. Bei allen Pleuraergüssen wäre dann noch zu entscheiden, ob der Meerschweinchenimpfversuch eine Tuberkulose hervorruft oder nicht. Im letzteren Falle haben wir es wahrscheinlich mit
exsudativen Formen zu tun, welche einer kollateralen Entzündung im
Sinne T e n d e l o o s ihre Entstehung verdanken, während bei positivem Impfversuch Tuberkulose der Pleura oder wenigstens der Einbruch tuberkulöser Massen in die Pleurahöhle das Wahrscheinlichere
ist. Leider kann ich wegen Mangel der nötigen Anzahl von Meerschweinchen und wegen ihres hohen Preises gegenwärtig noch keine
auf größeren Untersuchungsreihen beruhende prognostische Unterscheidung aufbauen. Geschlossene Formen von exsudativer Pleuritis
mit negativem Impfversuch haben wir rechts- oder linksseitig bei pri-
märem Herd, rechtsseitig auch noch bei Bronchialdrüsentuberkulose zu
erwarten. Offene Formen von exsudativer Pleuritis finden sich bei
phthisischen Prozessen, welche pleurabenachbart sind, namentlich bei
Aspirationsherden gegen die Basis hin. Sie sind also im allgemeinen
viel ernster zu beurteilen, wenn auch hier eine spezifische Therapie
zunächst genau so günstig wirkt wie bei den geschlossenen Formen.
Freilich ist die Prognose für die Zukunft weit trüber zu beurteilen.

4. Haben wir es mit einer Polyserositis zu tun in dem Sinne, daß
wir eine beiderseitige Pleuritis finden, daneben Erscheinungen einer
Peritonitis und einer Pericarditis feststellen können, dann ist die
hauptsächlichste dafür in Betracht kommende Tuberkuloseform die
Miliaris discreta, auf deren Häufigkeit als Ursache einer Pleuritis
exsudativa erst jüngst wieder G r a u hingewiesen hat. Bei der allgemeinen Miliartuberkulose treten wohl auch Knötchen in allen möglichen serösen Häuten auf, es kommt aber wegen der Malignität des
Prozesses nicht zu einer Exsudation, daher nicht zu den Erscheinungen einer Polyserositis. Die Pleuraergüsse, die zwar nach den zu-
treffenden Beobachtungen J o u s s e t s zum Wesen der Miliartuberkulose gehören, sind nur ganz geringgradig, 1 bis 2 Querfinger hoch.
Die Prognose der Polyserositis ist meist eine recht gute, immerhin
können gerade durch Mitbeteiligung des Pericards schwere Herzstörungen zurückbleiben, die dem Leben relativ rasch ein Ziel setzen.
K i r c h hat aus meiner Abteilung erst jüngst mehrere Fälle davon
mitgeteilt, bei denen sich die ungünstige Beeinflußung des Herzens
durch ein ganz auffälliges Kleiner- und Unfühlbarwerden der Pulse

bemerkbar machte. Außerdem sind später nachfolgende Solitärtuberkel des Gehirns oder der Nieren zu fürchten, deren Folgen sich oft erst Monate nachher bemerkbar machen.

Wichtig für die Diagnose einer Polyserositis ist das gleichzeitige Auftreten der Ergüsse an den verschiedenen Körperstellen, als Ausdruck dafür, daß sie e i n e m Schub ihre Ursache verdanken. Kommen die Patienten erst mit den ausgebildeten Exsudaten zur Beobachtung, so kann man hinterher noch die Gleichzeitigkeit des Schubes daraus schließen, daß die aus den verschiedenen Höhlen gewonnenen Punktionsflüssigkeiten makroskopisch und mikroskopisch ein annähernd gleiches Aussehen bieten, daß auch die Rivaltasche Reaktion in gleicher Stärke ausfällt. Ganz anders stellt sich die Sache dar, wenn der exsudative Schub in die verschiedenen serösen Höhlen nacheinander erfolgt, wenn wir es also mit einer Miliaris migrans der serösen Höhlen zu tun haben. Bekommen wir die Kranken erst zu einem späteren Zeitpunkte zu Gesicht, wenn sich schon Exsudat in beiden Pleurahöhlen ausgebildet hat, dann spricht für das Nacheinander der verschiedenen Exsudate, also für die prognostisch viel ungünstigere, nach meiner Beobachtung fast immer tödliche Miliaris migrans, wenn die verschiedenen Exsudate aus den verschiedenen Höhlen ein ganz verschiedenes Aussehen bieten, haemorrhagisch und sehr zellreich, z. B. aus einer Seite der Pleura, serös und klar aus der anderen usw. Eine typische Beobachtung dieser Art gibt folgende Krankengeschichte wieder:

BEOBACHTUNG 41: Am 8. Jänner wurde die 44jährige Frau B. H. zunächst auf der dermatologischen Abteilung des Wilhelminen-Spitals aufgenommen, nach zwei Tagen aber auf meine Abteilung transferiert. Ihre Anamnese ist schon typisch für derartige Fälle. Ihre Mutter starb an Lungenentzündung, eine Schwester an Lungentuberkulose. Sie selbst war immer gesund, bis September 1918. Damals hatte sie eine „Grippe" von kurzer Dauer mit Fieber und Husten. Dann war sie wieder vollständig gesund. Zu Ostern 1919 stellte sich Brennen im Bauch ein, mit häufigem Harndrang. Nach kurzer Zeit Besserung des Zustandes. Nach sechs Wochen kam es zur Schwellung des linken Fußrückens bis zum Sprunggelenk beiderseits. Am 27. Mai plötzlich Schmerzen im rechten Schultergelenk, nachher der rechten Brustseite, dann der Kreuzgegend und endlich des rechten Fußes. Die Schmerzen waren sehr heftig und wurden als Muskelrheumatismus behandelt. Sie ließen dann wieder nach. Ende November trat plötzlich eine Geschwulst am unteren Ende des Brustbeins auf. Dieselbe war anfänglich klein und wuchs mit der Zeit. Bald darauf trat eine ähnliche Geschwulst im unteren Drittel des linken Unterarms, knapp oberhalb des Handgelenks, auf, und eine weitere am rechten Knie. Auch am oberen Orbitalrand ist eine kleine, leicht eindrückbare Vorwölbung entstanden.

Es wurden nun Gummata diagnostiziert. Bald nach ihrer Aufnahme auf die dermatologische Abteilung traten Atembeschwerden ein, und da ein Rippenfellexsudat konstatiert wurde, wurde sie auf meine Abteilung transferiert. Die Probepunktion bei der hochfieberhaften Patientin mit positivem Wassermann ergab rechts in der Pleura ein stark getrübtes, haemorrhagisches Exsudat, links eine klare, seröse Flüssigkeit. Am 12. Februar war rechterseits bei der Punktion kein Pleuraexsudat mehr zu erhalten. Am 28. März stellen sich Erscheinungen eines Flüssigkeitsergusses ins Peritoneum ein, und die Punktion ergibt eine seröse, leicht haemorrhagisch gefärbte Flüssigkeit. Im April traten die Erscheinungen eines Ergusses in den Herzbeutel auf. Am 7. Mai machten sich Symptome einer tuberkulösen Meningitis mit rechtsseitiger Fazialisparese bemerkbar und motorische Aphasie. Ein paar Tage darauf wird sie bewußtlos und stirbt am 11. Mai.

Die Obduktion ergibt: Polyserositis. Miliartuberkelaussaat der Pleura und in beide Oberlappen der Lunge, Verwachsung beider Pleurablätter im Oberlappen, eitrige Bronchitis, käsige Tuberkulose des Pericards. Concretio pericardii cum corde, fettige Degeneration des Herzfleischs, tuberkulöse Peritonitis. Tuberkulöse Geschwüre im Ileum. Konglomerattuberkel beider Nieren, multiple Knochentuberkulose. Hochgradige Stauung und Fettinfiltration der Leber. Akuter Milztumor. Meningitis tuberculosa. Hirnödem.

Wenn wir an der Hand dieses Obduktionsbefundes die Krankengeschichte nach rückwärts überschauen, so haben wir den typischen Fall einer wandernden Miliartuberkulose vor uns. Eine hereditär belastete Kranke bekommt zu Ostern 1919 eine Miliartuberkulose des Bauchfells von ganz flüchtiger Natur, sich äußernd in Bauchschmerzen und Blasenstörungen. Dann kommt es zu miliaren Schüben in die verschiedenen Gelenke nacheinander, Graus tuberkulöser Polyarthritis. Daran schließen sich verschiedene Knocheneiterungen tuberkulöser Natur, welche auch wieder nacheinander auftreten. Dazu gesellen sich Ergüsse in die rechte und später in die linke Pleura; unter unseren Augen kommt es zu einer tuberkulösen Pericarditis, dann zu einem neuerlichen Schub ins Peritoneum und endlich zu einer tuberkulösen Meningitis, während die Ergüsse in Pleura und Herzbeutel, schon wieder aufgesaugt, rechts zu fibrösen Anwachsungen Anlaß gegeben haben. Die Lues und der positive Wassermann dürfen uns in der Diagnose derartiger Fälle nicht irremachen. Überhaupt habe ich die Beobachtung gemacht, daß bei tuberkulösen Polyserositiden sehr häufig eine Lues nach der Anamnese und nach dem Blutbefund mit einherläuft, und daß die Polyserositiden in diesen Fällen, auch wenn sie nicht den wandernden Typus zeigen, fast durchwegs letal verlaufen.

Dieselbe schlechte Prognose zeigen diese wandernden Miliartuberkulosen auch dann, wenn die übrigen serösen Höhlen von der Tuberkulose frei bleiben, und nur in den zwei Pleurahöhlen sich verschiedenartige Exsudate finden. Wenigstens habe ich davon alle Fälle durch den Tod verloren.

Haben wir also das klinische Bild einer Polyserositis vor uns, entweder mit einem einmaligen Schub in mehrere seröse Höhlen oder nach dem Typus der Miliaris migrans nacheinander, so geht man im großen und ganzen, wenigstens unter den jetzigen Ernährungsverhältnissen, nicht fehl, wenn man zunächst eine Tuberkulose als Ursache dafür ansieht. Absolut verläßlich ist aber eine derartige Annahme keineswegs, denn es kommen, bei septischen Prozessen vor allem, gelegentlich auch Polyserositiden von beiden Verlaufsarten, mehr freilich nach Art der wandernden Miliare, zur Beobachtung. Ich selbst habe schon mehrere Fälle davon beobachtet. Freilich ließ in diesen Fällen immer eine vorwaltende Polynukleose der Punktionsflüssigkeit die andersartige Ursache sicherstellen. Auch sah ich derartige Fälle im Verlauf schwerer Grippe auftreten. Außerdem führen heute, bei der großen Neigung zu Oedembildung und Transsudation in die serösen Höhlen, bei halbwegs kachektischen Zuständen alle möglichen Krankheiten zu klinischen Bildern einer Polyserositis, indem sich Höhlenhydrops zur konsumierenden Krankheit dazugesellt. Die Punktion einer dieser Höhlen und der typische Befund eines Transsudats vermag dann die Sachlage zu klären.

Die Behandlung von Fällen von Pleuritis exsudativa muß vor allem eine spezifische sein. Durch jahrelange Untersuchungen habe ich feststellen können, daß hier das Alttuberkulin vielfach geradezu zauberhaft wirkt, und Bandelier und Roepke konnten in ihrer 10. Auflage diese meine Erfahrungen vollinhaltlich bestätigen. Auch Stuhl hat sich unabhängig von mir über die günstige Wirkung einer spezifischen Therapie ausgesprochen. Immerhin konnte er einen vollen Effekt nicht beobachten, weil er meist bei den schwächsten Dosen von Denys- und Rosenbachschem Tuberkulin stehen blieb. In einer späteren Arbeit freilich teilt auch er vollinhaltlich meine Ansicht, wenn er auch für ambulante Zwecke mit kleineren Tuberkulindosen beginnt als ich. Je länger ich mich mit dieser Frage beschäftige, desto überzeugender sind für mich die dabei erhaltenen Resultate. Sie führen zu einer raschen, restlosen Aufsaugung des Exsudats bei den einseitigen serösen Exsudaten infolge primären Herdes oder tuberkulöser Bronchialdrüsen, sie führen auch bei den einseitigen offenen tuberkulösen Pleuritiden ein rasches Verschwinden des Fiebers und eine rasche Aufsaugung des Exsudats herbei und vermögen sicherlich die darunter liegende Tuberkulose noch am besten zu beeinflussen. Die Resultate der spezifischen Therapie sind auch großartig bei den echten Polyserositiden, die durch gleichzeitige gutartige miliare Schübe in die serösen Höhlen entstehen. Selbst bei der wandernden Miliartuberkulose vermag sie, wie schon das obige Beispiel zeigt, die einzelnen Ergüsse zur Aufsaugung zu bringen, wenn auch bei derartigen Fällen selbst Tuberkulin das letale Ende nicht aufzuhalten vermag. Die einzuschlagende Dosierung hängt vollkommen von der Fieberbewegung ab. Hochfebrile Ergüsse behandle ich in der Weise, daß ich mit der Verdünnung 1 : 10.000 (Lösung IV) beginne und rasch mit Verdoppelung der Dosen weiterschreite bis zu jener Menge, welche deutliche Depression der Temperatur hervorruft. Dann wird langsam weiter gestiegen, stets um die Hälfte der vorhergehenden Dosis. Sind die Fälle fieberlos, dann beginne ich die Kur mit probatorischen Dosen (0·2—1·0—4·5 mm³ ATK) und gehe erst von da an oder von der ersten, eine Reaktion auslösenden Dosis langsam vor.

Eine bestehende Gravidität wird bei sicher tuberkulösem Ursprung des Exsudats unterbrochen, falls die Schwangerschaft noch nicht zu weit vorgeschritten ist und eine ausgesprochene Fiebersteigerung besteht. Bei fehlenden Temperatursteigerungen würde ich eine Indikation zur Unterbrechung der Schwangerschaft nur dann für gegeben halten, wenn Tuberkelbazillen im Sputum auf eine darunterliegende zerfallende Lungentuberkulose hindeuten oder eine solche schon von früher her wahrscheinlich ist. Polyserositiden und wandernde Miliartuberkulose mit Ergüssen indizieren eine Unterbrechung in jeder Phase der Schwangerschaft.

*

Als Anhang zu den tuberkulösen Pleuritiden verdienen noch vier Zustände Erwähnung, die in den klinischen Symptomen gelegentlich eine große Ähnlichkeit mit einer exsudativen Pleuritis bieten und die auch wegen ihrer tuberkulösen Genese hieher gehören. Ich rechne dazu:

A. Die Peripleuritis. Darunter versteht Riedinger die Eiteransammlung, welche sich in dem Gewebe zwischen der

Pleura costalis und der Innenfläche der Brustwandung an den verschiedensten Abschnitten und in verschiedener Ausdehnung bildet. Solche Ansammlungen tuberkulösen Ursprungs finden sich vor allem in zweierlei ganz charakteristischen Formen.

a) **Peripleuritis e carie costae.** Findet sich ein kariöser Prozeß an der Innenfläche einer Rippe, und kommt es im Anschluß daran zum Senkungsabszeß, so kann sich der Eiter nach innen zu vorwölben, außerhalb der Fascia endothoracica ausbreiten und so bei einer gewissen Größe das Bild eines abgesackten Empyems täuschend nachahmen. Bei geringer Eitermenge wird wohl die ganz verschiedene Form der nachweisbaren Flüssigkeitsansammlung im Thoraxraum die Diagnose gestatten, bei größerer Ausdehnung sind aber Verwechslungen mit wirklichem Empyem nur allzu leicht möglich. Findet sich daneben noch, wie sehr häufig, auch eine Vorwölbung nach außen hin, so wird die Diagnose bei einiger Achtsamkeit relativ leicht. Doch auch da können Fehldiagnosen gemacht werden, wenn man nicht die Schmerzhaftigkeit der Rippen beachtet. Am besten hat sich mir ein Symptom bewährt, das ich bei derartigen Prozessen immer wieder feststellen konnte. Besteht ein abgesacktes Empyem, so ist eine derartige Absackung nur möglich, wenn die benachbarten Pleurablätter fest miteinander verlötet sind, denn sonst würde sich das Empyem eben weiter über den ganzen Pleuraraum ausbreiten. Finde ich daher bei einem Kranken, bei dem Symptome auf abgesacktes Empyem hindeuten, unmittelbar neben dem Flüssigkeitserguß gut verschiebliche Lungenränder, dann kann man sicher sein, daß die Eiteransammlung nicht im Pleuraraum, sondern extrapleural gelegen ist, und die Diagnose einer derartigen Peripleuritis ist gemacht. Die umgekehrte Regel gilt freilich nicht. Denn nur zu oft führt eine extrapleurale Eiteransammlung auch zu seröser Exsudation in die Pleurahöhle hinein und im weiteren Verlaufe zu Verwachsungen. Daß höher im Thorax gelegene derartige Eiteransammlungen gelegentlich zu Verwechslungen mit interlobärem Empyem Veranlassung geben, ist wohl selbstverständlich, denn sie sind suspendiert, sind also von allen Seiten von Lungenschall umgeben. Hier kann unter Umständen das von Ortner nachgewiesene Symptom des paravertebralen Kreissektors die Entscheidung bringen, denn bei peripleuritischen Eiteransammlungen wird eine derartige circumscripte Hinüberdrängung des Mediastinums wohl immer vermißt.

b) **Peripleuritis spondylitica.** Eine besondere Form der Eiteransammlung findet sich bei spondylitischen Prozessen der Brustwirbelkörper. Ich habe als Erster darauf aufmerksam gemacht (W. Neumann, 4), daß bei den meisten derartigen Fällen sich eine vom erkrankten Wirbel ausgehende, nach unten zu sich dreieckig verbreiternde, paravertebrale Dämpfung einseitig oder doppelseitig findet, ebenfalls wieder häufig mit gleich daneben gut verschieblichen Pleurarändern, bedingt durch einen retropleuralen Senkungsabszeß. Sgalitzer hat dann die Verhältnisse dieser paravertebralen Abszeßbildung bei Wirbelkaries genau röntgenologisch untersucht und konnte einen derartigen Abszeß in zwei Drittel aller Spondylitiden der Brustwirbelsäule nachweisen. Eine derartige Abszeßbildung ist nun auch klinisch nach den von mir festgelegten Symptomen sehr leicht feststellbar und wird häufig die Vermutungsdiagnose einer Spondylitis tuberculosa ganz wesentlich stützen können, wenn Gibbusbildung noch fehlt, und auch ein ausgeprägter Stauchschmerz noch nicht vorhanden ist. Ja, Sgalitzer macht in seiner Arbeit mit Recht darauf aufmerksam, daß schmerzhafte Destruktionsprozesse der Wirbelsäule, welche ohne diese paravertebrale Eiterung verlaufen, an Wirbellues oder Tumor-Metastase denken lassen müssen. Er hat auch die weiteren Schicksale derartiger Abszesse und ihre weitere Ausbreitung studiert und gefunden, daß die von den unteren Brustwirbeln ausgehenden Abszesse sich gewöhnlich, der Schwere folgend, bis zum Zwerchfell herabsenken. Bei weiterer Eitersekretion wachsen sie aber nach aufwärts bis zu dem obersten Brustwirbel empor. „Das Steigen des Abszesses

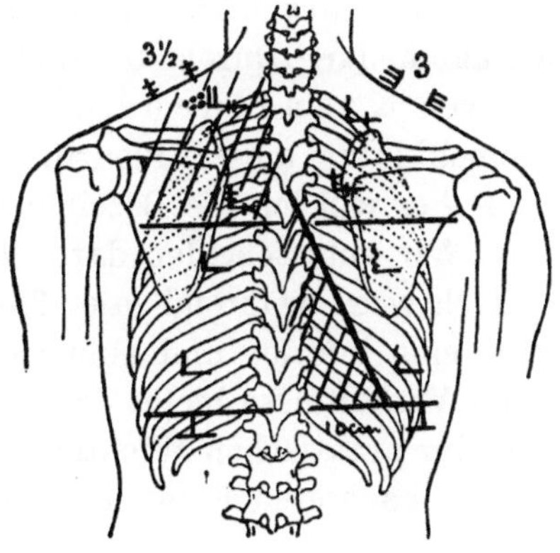

Figur 45.

dauert vermutlich so lange an, bis sein wachsendes Gewicht den den Zwerchfelldurchtritt erschwerenden Bindegewebswiderstand am Hiatus aorticus zu durchbrechen vermag." Als Beispiel für einen solchen Perkussionsbefund sei zu meinen bisher in der oben erwähnten Arbeit publizierten noch folgender Fall mitgeteilt:

BEOBACHTUNG 42: Eine im Jänner 1921 aufgenommene Frau M. K. zeigt spastische Lähmung beider Beine mit Oppenheim, Babinski und mit Fußklonus. Fehlende Bauchdeckenreflexe, erhaltene Mamillarreflexe. Bogige Kyphose mit Gipfel am III. Brustwirbeldorn. Schlaffes Fettpolster, keine Kachexiesymptome, wohl aber fahles Kolorit. Klopfschmerz des III. Brustwirbels, daselbst auch Stauchschmerz von Kopf und Schulter her. Hyperaesthesie in beiden Ulnarisgebieten. Den Perkussionsbefund gibt beifolgendes Thoraxschema wieder (Fig. 45). Wir ersehen daraus eine typische Tuberculosis fibrosa densa beider Spitzen, besonders der linken, und den typischen Senkungsabszeß (Spondylitisches Dreieck) rechts mit der Spitze am erkrankten Wirbel.

Zuletzt hat H o e s s l i n auf ein analoges, ebenfalls aus dem Senkungsabszeß sich erklärendes Symptom die Aufmerksamkeit gelenkt. Es ist dies eine der Koranyischen Brustwirbeldorndämpfung analoge Dämpfung über den Dornen, unter denen der prävertebrale Abszeß liegt, also meist der unteren Brustwirbel.

B. D a s   i n t e r l o b ä r e   s e r ö s e   p l e u r i t i s c h e   E x s u d a t. Eine besondere Besprechung verdient in diesem Rahmen noch die interlobäre seröse Pleuritis, die nach unseren, sich häufenden Beobachtungen der letzten Monate auch bei der Tuberkulose gar nicht so selten ist. Freilich läßt sie sich, wie diese Beobachtungen zeigen werden, klinisch nur schwer fassen. Da hilft vor allem eine genaue Röntgenuntersuchung die Diagnose sichern. Durch klinische Untersuchung kann höchstens eine Vermutungsdiagnose gestellt werden, denn so augenfällig wie beim interlobären Empyem stellen sich hier die Dämpfungen wohl kaum dar. Durch die sorgfältigen und wertvollen Untersuchungen von K r e u z f u c h s und S c h u h m a c h e r sind wir über die Nomenklatur dieser Pleuritis zu einer sicheren Grundlage gekommen. Daher will ich die Bezeichnungen dieser Autoren hier vorausschicken. Wir unterscheiden darnach eine Pleuritis interlobaris sinistra schlechtweg, während die Pleuritis interlobaris dextra in eine superior, eine inferior und eine media zerfällt (siehe Fig. 46). Die einfachsten Verhältnisse bietet da die linksseitige interlobäre Pleuritis. Wegen der praktischen Wichtigkeit sei die Krankengeschichte des von mir beobachteten Falles einer solchen näher mitgeteilt.

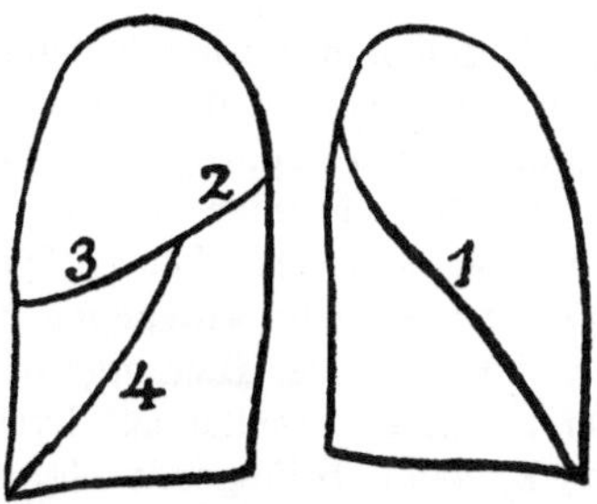

Figur 46.

1. Pleuritis interlobaris sinistra.
2. Pleuritis interlobaris dextra superior.
3. Pleuritis interlobaris dextra media.
4. Pleuritis interlobaris dextra inferior.

BEOBACHTUNG 43: Es handelt sich um eine 36jährige Fabriksdirektors-frau G. J., die am 13. April 1921 an meiner Abteilung zur Aufnahme kam. Ihre Mutter war an einer Lungentuberkulose gestorben. Im Jahre 1914 hatte die Kranke selbst eine „akute Bronchitis" mit Fieber bis 38⁰ und trockenem Husten durchgemacht, womit sie 14 Tage bettlägerig war. Seither häufig trockener Husten. 1920 trat zeitweise Mattigkeit auf. Im Oktober 1920 verstärkte sich der Husten, und es kam zu zeitweisem Frösteln. Im März 1921 erkrankte sie plötz-lich an Frösteln und Hitzegefühl mit Fieber über 39⁰ und trockenem Husten. Nach Ablauf dieser hochfieberhaften Attacke blieben doch noch abendliche Temperatursteigerungen und Nachtschweiße zurück; sie war drei Monate bett-lägerig und ging dann aufs Land. Aber im Anschluß an die Reise traten wieder Temperaturen bis 39⁰ auf, Mattigkeit und Kopfschmerzen, und deshalb kam sie ins Spital. Den klinischen Befund der Patientin ergibt beifolgendes Thorax-schema (Fig. 47 und 48). Freilich muß bemerkt werden, daß dieser Befund

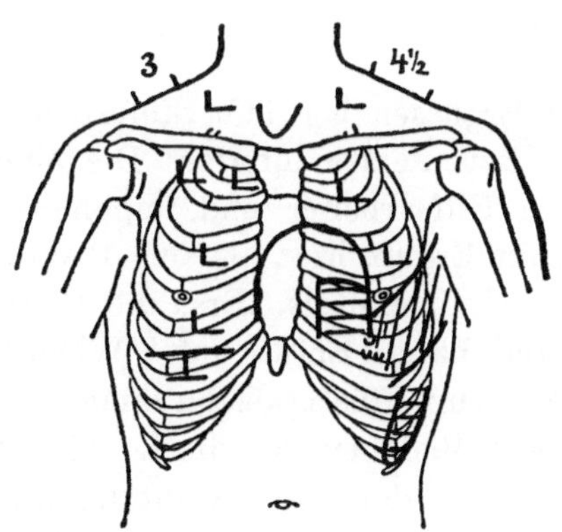

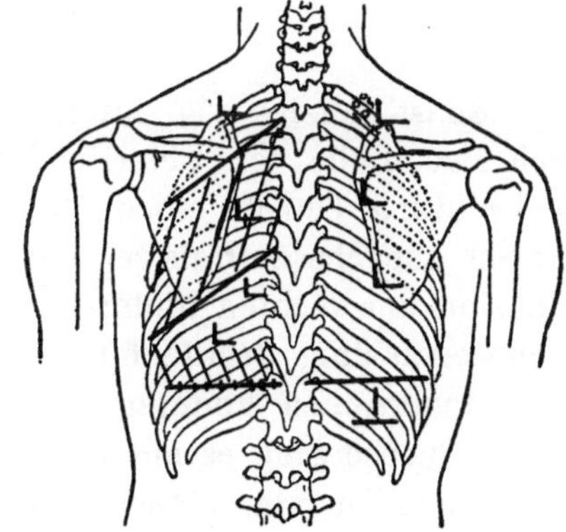

Figur 47.   Figur 48.

10*

erst aufgenommen wurde, als schon der Röntgenbefund vorlag. Da ließ sich dann durch tiefe Perkussion ganz deutlich der schräg verlaufende Dämpfungsstreifen, entsprechend der linksseitigen Lappengrenze, auffinden, ohne O r t n e r s paravertebralen Kreissektor. Bei leichter Perkussion verriet sich diese Dämpfung aber nur durch einen ausgesprochenen Tympanismus. Das Einzige, was einer genauen Untersuchung nicht entgangen wäre, war die absolute Dämpfung in der obersten linken Axilla. Hier ergab auch eine Probepunktion ein seröses, hellgelbes, sehr zellarmes Exsudat mit Lymphozyten. Den Röntgenbefund (Doz. Dr. H a u d e k) zeigt beifolgende Skizze, die die Verhältnisse klar zur Anschauung bringt (Fig. 49). Die Kranke hatte bei febrilen Temperaturen bis 38⁰ nur ganz wenig eitriges Sputum, welches keine spezifischen Erreger erkennen ließ. Nur einmal wurde ein zähes, grünes Klümpchen ausgehustet, worin sich Tuberkelbazillen fanden. Ist schon darnach an der tuberkulösen Natur dieses interlobären Ergusses nicht zu zweifeln, so wird dieselbe noch deutlicher durch prompte Wirkung von Alttuberkulininjektionen auf das Fieber und das Allgemeinbefinden der Patientin. In Bezug darauf und in Bezug auf die reaktive Polyurie verhielt sich die Kranke genau so, wie ich das für die Pleuritis exsudativa überhaupt nachgewiesen habe (W. N e u m a n n, 2).

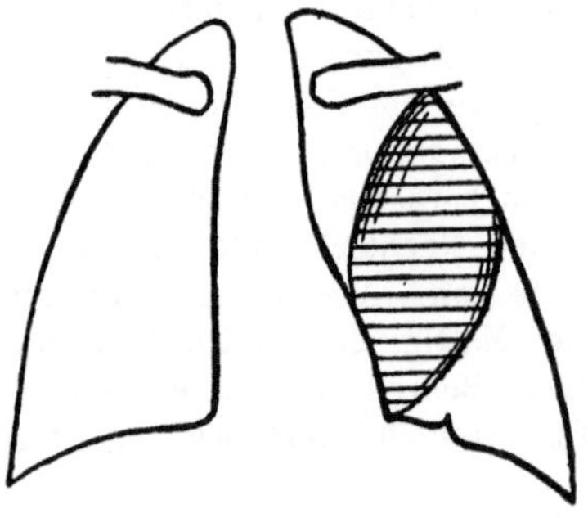

Figur 49.

Sonst sah ich von interlobären Ergüssen bei Tuberkulose nur noch zwei Fälle von Pleuritis interlobaris dextra inferior. Die eine Beobachtung betrifft einen 50jährigen Hilfsarbeiter und imponierte klinisch zunächst nur als febriler leichter Erguß, bzw. als eine Pleuraadhäsion der rechten hinteren unteren Lungenbasis. Erst die Röntgenuntersuchung deckte hier den interlobären Erguß auf. Wiederholte Punktionen konnten aber nicht zur Flüssigkeitsansammlung heran. Ebenso ging es mit einem jungen Mädchen, wo die Krankheit wahrscheinlich von einem Primärherd an der Fissura interlobaris dextra inferior ausgegangen war. Diesen Fall möchte ich ebenfalls etwas genauer besprechen, weil er die Schwierigkeit der Diagnose aufs beste veranschaulicht.

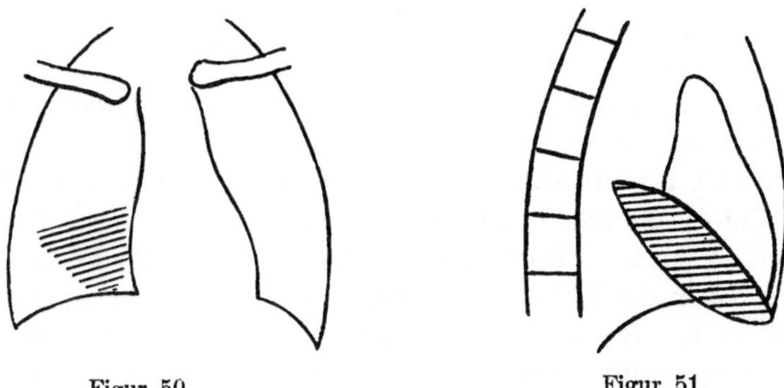

Figur 50.   Figur 51.

BEOBACHTUNG 44: Die 13jährige Bürgerschülerin E. L. kam am 28. Juni 1921 an meine Abteilung. Keine Tuberkuloseheredität. In der letzten Zeit litt die kleine, etwas blaß aussehende, aber sonst gut genährte Patientin öfter an starken Nachtschweißen. Seit zwei Monaten besteht starker Husten. Wenn sie auf der linken Seite liegt, kommt dabei Auswurf. Der Hausarzt soll bei ihr ein Angegriffensein der linken Lungenspitze konstatiert haben. Wegen einer akuten Mittelohrentzündung wurde sie am 2. April operiert. Ende April traten plötzlich rechts unten heftige Schmerzen im Rücken auf, die in den Bauch und in den rechten Fuß ausstrahlten. Am Abend des ersten Tages dieser Schmerzen traten auch heftiger Schüttelfrost und Erbrechen auf. Sie kam damit in ein Spital, wo ein Nierenabszeß diagnostiziert wurde. Behandlung aber nur symptomatisch mit Thermophor. Nach einer Woche kamen die Schmerzen wieder sehr heftig und wieder wurde ein Nierenabszeß rechts diagnostiziert. Als ich sie zuerst sah, bot sie nur über dem Mittellappen vorne etwas Pfeifen und Knacken und zeigte deutliche Mussysche Druckpunkte rechts. Leicht eingeschränkte Verschieblichkeit der rechten Seite gegenüber der linken. Dabei leicht subfebrile Temperaturen. Ich dachte zunächst an einen Primärkomplex als Ursache der in die rechte Nierengegend ausstrahlenden Schmerzen, denn der Urinbefund bot vollständig normale Verhältnisse. Erst die Röntgenuntersuchung deckte einen interlobären Erguß rechts zwischen Mittel- und Unterlappen auf. Die von Dr. Fleischner angefertigte Röntgenskizze füge ich hier bei (siehe Fig. 50 und 51). Aber auch als uns die Diagnose bekannt war, konnte selbst bei genauester Lungenuntersuchung nur eine Hilusdämpfung vom II. bis zum VII. Brustwirbeldorn rechts festgestellt werden und eine angedeutete streifenförmige Dämpfung entlang der Oberunterlappengrenze rechts, etwas eingeschränkte Beweglichkeit der rechten Zwerchfellhälfte und etwas hoher Stand der Lungenbasis rechts vorn. Patientin wurde einer Tuberkulinkur unterzogen und nach drei Monaten war auch röntgenologisch der Erguß bis auf kleine Reste vollständig geschwunden.

C. Der spontane Pneumothorax. Gewöhnlich stellt ein spontaner Pneumothorax keine Früherscheinung der Lungentuberkulose dar, sollte mich also eigentlich in vorliegendem

Buch kaum beschäftigen, und doch kann sich gelegentlich auch eine beginnende, bisher unbekannt gebliebene Lungentuberkulose durch das Auftreten eines spontanen Pneumothorax verraten. Wir haben schon oben gehört, daß ein Pneumothorax bei der käsigen Phthise durch Ruptur einer Kaverne entsteht. Auch bei der fibröskäsigen Phthise kommt er gelegentlich einmal vor, wie mich eigene Autopsiefälle lehrten. Doch liegt in diesen Fällen die Perforationsöffnung nicht in der Kaverne, sondern tritt neben dieser an emphysematös geblähten Stellen auf, speziell unmittelbar in der Nachbarschaft von strangförmigen Verwachsungen. L j u n g d a h l hat nun gelegentlich solcher Fälle darauf hingewiesen, daß selbst gutartige Pleuritiden, wie sie von den Hilusdrüsen ausgehen, Adhäsionen verursachen, die zur Erweiterung der Lungenalveolen in ihrer Nachbarschaft führen. Diese können dann gelegentlich bersten und zum spontanen Pneumothorax Veranlassung geben. Das Fehlen von klinisch nachweisbaren Lungenveränderungen bei diesem Pneumothorax, die Gutartigkeit des Krankheitsverlaufes und die Möglichkeit zu Rezidiven ließ sich durch die Annahme einer Mediastinaldrüsentuberkulose als Ausgangspunkt der zum spontanen Pneumothorax führenden Veränderungen erklären. Ähnliche Beobachtungen hat ja auch F i o r i einige Jahre vorher schon veröffentlicht. Meiner Beobachtung nach wird dieses Ereignis häufig durch ein Trauma verursacht, das die Lunge oder den Thorax trifft. So in folgender

BEOBACHTUNG 45: Sie betrifft einen 21jährigen ledigen Beamten K. Sp., der am 20. Juni 1918 an der Klinik O r t n e r Aufnahme fand. Sein Vater war an Tuberkulose gestorben. Als Kind und später immer gesund. Im Frühjahr 1918 hatte er eine „Bronchitis". Er hatte Stechen auf der Brust und im Rücken, hustete und hatte einen schmutzig-grauen Auswurf. Damit war er zehn Tage bettlägerig. Kein Fieber. Dann war er wieder vollkommen gesund. Am 16. Juni badete Patient und sprang dabei ins Wasser. Dabei verspürte er sofort einen heftigen Stich im Rücken und in der Brust rechterseits. Es trat Atemnot auf, da er nur ganz oberflächlich atmen konnte und bei jedem Atemzug heftiges Stechen verspürte. Er mußte sich ins Bett legen. Seit 19. Juni ist insofern eine Besserung aufgetreten, als er im Bett schmerzfrei ist, selbst bei tiefen Atemzügen. Wenn er aber herumgeht, treten sofort wieder die Atembeschwerden in heftiger Weise auf, insbesondere beim Stiegensteigen. Darum kommt er an die Klinik. Die physikalische Untersuchung ergab am Tage der Aufnahme sehr stark abgeschwächtes Vesikuläratmen über der ganzen rechten Thoraxhälfte im Vergleich zu links, wo scharfes Vesikuläratmen hörbar war. Mit bloßem Ohr oder mit einem kurzen Stethoskop hört man ein deutliches, wenn auch sehr schwaches metallisches Atmen. Die Lungenränder stehen beiderseits sehr tief, am XII. Brustwirbeldorn, aber beiderseits gut respiratorisch verschieblich. Es besteht eine Überlagerung der absoluten Herzdämpfung von rechts her um einen Querfinger. Es findet sich deutliche metallische Stäbchenplessimeterperkussion rechts. Die Milz palpabel, die Leber um zwei Querfinger nach abwärts gerückt. Die röntgenologische Untersuchung (Dr. F r e u d) zeigt das rechte seitliche Lungenfeld in einer Ausdehnung von Handbreite von einem Pneumothorax eingenommen. Der Rand der retrahierten Lungenlappen ist 3 bis 5 Querfinger vom rechten Wirbelsäulenrand zu sehen. In der retrahierten Lunge ist am Übergang zwischen Ober- und Mittellappen ein stufenförmiger Schatten zu bemerken. Das Mediastinum ist nach links verdrängt und bewegt sich respiratorisch nach rechts. Schon am 2. Juli war an der rechten Basis deutliches, reibendes Knistern zu hören und am 22. Juli konnte Patient vollständig geheilt das Spital verlassen.

Hier waren also die subjektiven Erscheinungen sehr stürmisch. In anderen Fällen wieder entsteht der Pneumothorax ganz unbemerkt. So beobachtete ich das vor Jahren noch an der Klinik N e u s s e r, wo die Aufnahme einer alten Frau wegen langsam zunehmender Atemnot erfolgte, und wo die physikalische Untersuchung einen zart metallische Erscheinungen gebenden Pneumothorax ergab. Ob diese Fälle freilich auch hieher gehören oder ob sie nur durch Bersten einer bullösen Emphysemblase ohne Tuberkulose erklärt werden können, wage ich noch nicht zu entscheiden.

Wie wir sehen, sind die physikalischen Zeichen eines derartigen Pneumothorax recht geringfügiger Natur. Nur eine genaue Lungenuntersuchung wird sie auch ohne Zuhilfenahme einer Röntgenuntersuchung aufdecken können. Hieher gehört vor allem das Abhorchen der Thoraxwände mit dem bloßem Ohr oder mit dem von mir im ersten Teil beschriebenen kurzen Stethoskop, denn durch längere Hörrohre werden die zarten, metallischen Phänomene meist ausgelöscht. Die Erscheinungen sind deshalb so geringfügig, weil es dabei so gut wie niemals zu einer Exsudation in die Pleurahöhle kommt. Es kommt also weder ein Sero-, geschweige denn ein Pyopneumothorax zustande. Diese Flüssigkeitsansammlung ruft aber die typischen Pneumothoraxsymptome hervor. Auch wächst die Spannung im Thoraxraum nicht so gewaltig, wie dies beim Ventilpneumothorax einer vorgeschrittenen Lungentuberkulose der Fall ist, so daß ausgesprochene Verdrängungserscheinungen nicht zu konstatieren sind. Wir wissen ja gerade aus den vielfachen Erfahrungen beim künstlichen Pneumothorax, wie rudimentär die Symptome eines derartigen geschlossenen Pneumothorax bei nicht genügender Wandspannung sind. Wenn jemand mit den vom Ventilpneumothorax her gewohnten

Begriffen der Pneumothoraxsymptome an die Untersuchung eines künstlichen Pneumothorax herangeht, wird er hochgradig überrascht sein, so wenig Veränderungen bei der Auskultation und Perkussion zu finden. Selbst die Stäbchenplessimeterperkussion ergibt dabei oft kaum einen deutlichen metallischen Klang. Wir müssen eben bei der Symptomatologie eines Pneumothorax drei verschiedene Zustände unterscheiden. Die klassischen Symptome des Pneumothorax macht ein Überdruckpneumothorax, der beim Ventilpneumothorax vorgeschrittener Lungentuberkulose entsteht. Die Perforationsöffnung ist infiltriert und läßt daher mit jedem Inspirium lange Zeit Luft in den Pleuraraum eintreten, die bei der Exspiration daraus nicht entweichen kann. Ein Atmosphärendruckpneumothorax, wie er beim offenen Pneumothorax der Fall ist, und wie ich ihn im Felde bei penetrierenden Lungenverletzungen häufig finden konnte, macht fast gar keine metallische Phänomene. Noch weniger ruft sie der Unterdruckpneumothorax hervor, dessen Symptomatologie wir namentlich an den Fällen von künstlichem Pneumothorax studieren können. Beim spontanen Pneumothorax beginnender Lungentuberkulosen im Sinne der obigen Beobachtungen und im Sinn Ljungdahls schließen sich die aus zartem, nicht verdicktem Lungengewebe bestehenden Öffnungen sehr bald, so daß es nur vorübergehend zu den klassischen Erscheinungen des Überdruckpneumothorax kommt. Die geplatzten Ränder verkleben dann miteinander infolge des plastischen Vermögens der nicht krankhaft veränderten Pleura, und mit der zunehmenden Resorption der Luft wird daraus ein Unterdruckpneumothorax mit seinen nur ganz rudimentären Symptomen.

D. Die großknotige Pleuratuberkulose. Im Anschlusse an die exsudativen Pleuritiden wäre noch ein ganz seltener Zustand zu erwähnen, der sich anatomisch durch das Auftreten großer tuberkulöser Knoten am parietalen Blatt der Pleura offenbart. Ich selbst habe davon bisher einen Fall beobachtet und in meiner Arbeit über die Phrenikusdruckpunkte mitgeteilt. In den Lehrbüchern der Lungentuberkulose konnte ich bisher keine Angabe darüber finden. Nur Deycke erwähnt kurz diese Form, indem er pag. 216 seines Buches schreibt: „Endlich gibt es Fälle, wo innerhalb der schwartigen Pleuramassen der tuberkulöse Vorgang ungestört weiterschreitet. Daraus entwickeln sich käsige Knoten. Diese käsige schwartige Erkrankung des Rippenfells gehört zu den bösartigen Tuberkuloseformen, die meist unter hohem Fieber und schnellem Kräfteverfall unaufhaltsam zum Tode führen. Das ist wichtig zu wissen, weil solche Fälle manchmal bei der ersten Untersuchung keine besonders ausgedehnten Lungenerscheinungen zeigen und bei der völligen Verlötung des Pleuraraums auch keine unmittelbare Zeichen dieser eigenartigen Krankheitsform nachweisen lassen." Mein Fall (siehe Beobachtung 17 in N e u m a n n, 3) starb nach längerem fieberhaften Verlauf unter den Erscheinungen einer akuten Gastrektasie, bedingt durch eine Einbettung des rechten Nervus splanchnicus in diese Pleuraknoten. Leider war dieser Fall durch mannigfache andere Krankheiten kompliziert, durch eine luetische Spondylarthritis, durch eine postendocarditische Aorteninsuffizienz und Mitralstenose, weshalb sich die Symptome der knotigen Pleuratuberkulose daraus nicht rein ausschälen lassen. Immerhin lassen sich aus meiner Beobachtung folgende, für die Diagnose wichtige Punkte erschliessen, die vielleicht in einem nächsten Falle die Diagnose ermöglichen werden. Wir haben ein auf fortschreitende Tuberkulose verdächtiges Fieber mit hohen Gipfeln vor uns, ohne daß sich über den Lungenspitzen auch durch längere Beobachtung eine Erklärung dafür finden ließe. Dabei trat unter unseren Augen zunächst ein spärlicher Erguß einer Seite auf, der dann unmittelbar von dem Auftreten tuberkulöser Lymphdrüsen in den Supraklavikulargruben und in den Axillen gefolgt war. Doch müssen erst weitere Beobachtungen gleicher Fälle das klinische Bild dieser Krankheit vervollständigen.

*

2. Die Tuberculosis postpleuritica fibrosa

Häufig begegnen wir namentlich älteren Patienten, die wegen Atembeschwerden, „Asthma", und deutlicher Zyanose in ärztliche Behandlung kommen und wo wir bei der Untersuchung die Zeichen einer pleuritischen Adhäsion, oft nur einseitig, manchmal aber auch beiderseitig finden. Erkundigen wir uns nach der Vorgeschichte, dann erfahren wir, daß der Kranke einmal vor vielen Jahren ein pleuritisches Exsudat gehabt hat, welches dann völlig ausgeheilt war und welches keine Beschwerden hinterlassen hat. Nur seien sie seither immer sehr leicht zu Verkühlungen geneigt gewesen. In Ausnahmsfällen hören wir nur von trockenen Pleuritiden in der Anamnese oder die Kranken wissen überhaupt nicht, wie sie zu dieser Rippenfellverwachsung gekommen sind. Wir finden also bei ihnen eine basale mehr weniger hohe Dämpfung mit Unverschieblichkeit der Lungen-

ränder, wir haben ausgedehnte, oft bis zur Lungenspitze hinauf-
reichende Turbansche Verschleierung. Bei tiefem Inspirium zeigen
sich respiratorische Einziehungen der seitlichen Intercostalräume.
Die ganze befallene Thoraxhälfte weist oft deutliche Zeichen einer
Schrumpfung, eines Retrécissement thoracique, auf. Bei der Auskultation hört man nur etwas abgeschwächtes Vesikuläratmen darüber,
nur nach innen zu vom Angulus scapulae, dort, wo der Unterlappen-
bronchus der Lungenoberfläche am nächsten kommt, etwas abgeschwächtes oder sogar ziemlich ausgeprägtes hauchendes Bronchialatmen. Hören wir von keiner akuten Pneumonie in der Vorgeschichte
von kurzer Dauer, bestehen auch nicht die Narben nach einem durchgebrochenen oder operierten Empyem, dann gehen wir meist nicht
fehl, wenn wir eine derartige Schwarte auf eine tuberkulöse Genese
zurückführen. Eine Empyemnarbe schließt anderseits eine Tuberkulose nicht absolut aus, wenn wir es seinerzeit mit einem sterilen
Empyem zu tun hatten. Das Vorhandensein einer Lungenspitzen-
dämpfung derselben Seite spricht nicht ohneweiters dafür, denn sie
kann ausschließlich nur durch eine dicke, kappenförmige Verdickung
der Pleura auch über den Lungenspitzen bedingt sein, wie ich auf
Grund meiner Autopsieerfahrungen konform mit E h r m a n n sagen
muß. Höchstens könnte noch eine Spitzendämpfung der Gegenseite
dafür verwertet werden. Aber immerhin kommt auch hier nicht so
selten neben der basalen Pleuraadhäsion der einen Seite eine Pleuraverdickung der anderen Spitzenpartie vor. Gegenüber einer exsudativen Pleuritis unterscheidet sich dieser Zustand durch das
negative Groccosche Dreieck, durch das Freibleiben des Traubeschen
Raums, durch den negativen Erfolg einer Probepunktion, durch den
meist afebrilen Verlauf.

Zur Diagnose dieser Krankheitsform gehört unbedingt das
Fehlen von Tuberkelbazillen im Sputum. Sind solche zu finden, dann
liegt bei gleichem Befund eine Phthisis postpleuritica fibrocaseosa
corticalis vor, über die ich gleich später sprechen werde. Dagegen
führt aber die Verimpfung des Sputums in der größten Mehrzahl zu
einer Impftuberkulose beim Meerschweinchen, muß also wohl Muchsche Granula enthalten. Ist die Diagnose gestellt, dann wird man sich
noch durch Stichreaktionen und durch probatorische Tuberkulininjektion von dem Grad der bestehenden Allergie des Kranken überzeugen.
Besteht dabei bei gutem Allgemeinbefinden vollständige Anergie, also
eine positive Anergie im Sinne v o n H a y e k s, dann ist eine Behand-

lung überhaupt nicht nötig. Bei mehr weniger hohem Grad von Allergie wird eine spezifische Therapie am raschesten den Zustand günstig beeinflussen, soweit das überhaupt möglich ist. Die Krankheit hat ja an sich gar keine Neigung zum Weiterschreiten der Tuberkulose, ist also in dieser Beziehung vollständig harmlos. Immerhin ist aber auch dieser Zustand nicht ganz ohne Gefahr. Zunächst besteht bei diesen Fällen eine große Neigung zu akuten Infektionen des Bronchialbaums. So weist Walz gelegentlich der ersten Nachkriegsgrippepandemie nach, daß besonders Leute mit Pleuraadhäsionen dieser Krankheit erliegen, und kommt auf Grund dieser Beobachtungen zu folgenden Schlüssen: „Die zur Obliteration der Pleurahöhle führende, totale, adhäsive Pleuritis prädisponiert infolge mangelhafter Entfaltbarkeit der Lunge in hohem Grade zu Bronchopneumonien und verschlechtert deren Prognose infolge der Beeinträchtigung der Lungen- und Herztätigkeit erheblich." Darum finden wir auch bei diesen Zuständen nicht so selten während einer akuten Verschlimmerung pneumonische Herde unter den Adhäsionen, so daß eine Verwechslungsmöglichkeit mit der gleich später zu erörternden hyperplastischen tuberkulösen Pneumonie gegeben ist. Man vergleiche darüber auch die Beobachtungen Neugartens. Das rasche Verschwinden des pneumonischen Befundes, die gleichzeitige Leukozytose wird die Differentialdiagnose stellen lassen. Ferner neigen derartige Fälle auch noch leichter wie eine normale Lunge zu dem zarten Ödemrasseln, welches, an der Basis lokalisiert, Mackenzie mit Recht als Zeichen einer drohenden Herzschwäche hingestellt hat. Die Ausdehnung eines derartigen Ödemknistern über große Anteile des Unterlappens bei fehlendem Ödemsputum kann so bei anderweitigen fieberhaften Zuständen leicht zu Verwechslungen mit bronchopneumonischen Herden, mit Miliartuberkulose oder mit miliaren Abszessen Veranlassung geben. Diesbezüglich ist ein Fall sehr lehrreich, den ich erst kürzlich beobachten konnte.

BEOBACHTUNG 46: Am 15. Oktober 1920 kam ein 68jähriger Hilfsarbeiter in einer Nähmaschinenfabrik F. H. an meine Abteilung. Ein Bruder von ihm war an Lungentuberkulose gestorben. Seit 40 Jahren etwa leidet der Patient an „Asthma", oft verbunden mit starkem Herzklopfen und Husten. Damit lag er auch öfter vorübergehend zu Bett. Vor elf Wochen kam der Kranke in ein Wiener Spital, da er nicht urinieren konnte. Nach Katheterisieren im Laufe einer Woche besserte sich sein Zustand soweit, daß er nach weiteren vier Wochen entlassen werden konnte. Seither mußte Patient alle Stunden etwa urinieren, stets mit leichten Schmerzen verbunden. Vor zwei

Tagen trug der Kranke zwei Säcke Kohle zwei Stockwerke hoch hinauf. Am Abend des gleichen Tages stellten sich heftige Schmerzen im Kreuz ein, und zwar in der Gegend des 3. und 4. Lumbalwirbels, und heftige Schmerzen beim Urinieren. Seitdem ist der Urin weiß und von fetzigen Massen durchsetzt. Durch die Rettungsgesellschaft kommt er ins Spital.

Wir hatten nun einen kachektischen, hoch fieberhaften Mann vor uns. Außer dem starken Schmerzen im Kreuz und einer rektal palpablen, schmerzhaften Prostata war als auffälligster Befund über der linken Lunge eine basale Dämpfung nachweisbar, mit reichlichem, feinblasigem Subkrepitieren. Dasselbe Krepitieren ohne Dämpfung auch in geringem Grade rechts hörbar. Wir dachten daher zunächst an eine Miliartuberkulose, ausgelöst von einer Karies der Lendenwirbelsäule oder von einer Prostatatuberkulose. Auslösungsursache das Trauma. Dagegen spricht aber der Blutbefund von 22.000 Leukozyten. Als der Patient 14 Tage später am 29. Oktober 1920 seinem Leiden erlag, lautete daher unsere Diagnose: Akute Prostatitis mit Abszeßbildung und Cystitis. In beiden Lungenunterlappen bronchopneumonische Herde eventuell mit Abszeßbildung. Akute Spondylitis des vierten Lumbalwirbels, metastatisch entstanden. Diffuse chronische Bronchitis. Lungenemphysem. Geringgradige Arteriosklerose der Aorta. Periphere Mediasklerose. Geringe exzentrische Herzhypertrophie. Die von Prof. W i e s n e r vorgenommene Autopsie ergab: Allgemeine Pyaemie. Vereiterung der Samenblase (im Eiter Staphylokokken). Prostatahypertrophie. Hypertrophie der Blasenmuskulatur. Cystitis. Endocarditis an der Ansatzstelle der Mitralklappe und eitrige Myocarditis unterhalb dieser Stelle. Ältere und frische embolische Abszesse beider Nieren. Akuter Milztumor. Eitrige Pachymeningitis im Sakralkanal. Emphysem der rechten Lunge. Pleuritische Schwarte der linken Lunge.

Wir sehen also, und das ist das Lehrreiche des Falles, daß die Lungenerscheinungen nicht durch pneumonische Herde und Abszesse, sondern nur dadurch hervorgerufen waren, daß unter der Pleuraschwarte das infolge der Herzschwäche aufgetretene Lungenödem besonders ausgebildet war und zu Rasselgeräuschen Anlaß gegeben hatte, wodurch die Diagnose zunächst in falsche Bahnen geriet. Ein solches Vorkommen ist nun bei der Tuberculosis postpleuritica fibrosa überhaupt sehr häufig, und dann kann die Diagnose oft unüberwindliche Schwierigkeiten bereiten.

Eine Bedeutung erlangen diese Pleuraadhäsionen auch deshalb, weil sie gelegentlich zu einem unvermuteten, plötzlichen Tod Veranlassung geben können, wie dies jüngst erst wieder L a c a s s a g n e und M a r t i n betont haben. K o l i s k o freilich, der über eine große Erfahrung bei Autopsien plötzlicher Todesfälle verfügt, leugnet diese Möglichkeit einer Mors subita.

Die Differentialdiagnose dieser Zustände betrifft außer der Phthisis fibrocaseosa corticalis vor allem die hyperplastischen tuberkulösen Pneumonien, über die ich gleich später sprechen werde. Hier haben wir eine vorhergegangene Pneumonie, dort ein pleuritisches Exsudat in der Anamnese, hier haben wir lang andauerndes, unregelmäßiges Fieber, welches der Tuberculosis postpleuritica fibrosa meist fehlt. Wir haben auch bei der hyperplastischen tuberkulösen Pneumonie reichlich subkrepitierendes Rasseln und reichliches Sputum.

Auch für die Tuberculosis postpleuritica fibrosa gilt, was ich oben schon für die Tuberculosis fibrosa densa entwickelt habe, daß man sich niemals mit dem klinischen Befund allein zufrieden geben darf. Denn man kann auf Grund der physikalischen Untersuchung allein niemals sagen, wie die Lunge darunter aussieht. Es kann die pleuritische Schwarte das Resultat von miliaren Herden, sie kann die Folge einer größeren Höhle, das Resultat von größeren Verdichtungsmassen sein und doch klinisch die gleichen Erscheinungen geben. Erst das Röntgenbild klärt uns darüber auf. Oft ist es negativ, der günstigste Fall, oft sieht man mehr weniger ausgedehnte Herd- und Fleckenschatten oder auch Kavernenbildungen darunter. Darum darf bei einem derartigen Falle die Röntgenuntersuchung niemals unterlassen werden. Denn die Genese einer Postpleuritica fibrosa ist eben geradeso mannigfaltig wie die einer Pleuritis exsudativa.

3. *Die rezidivierende tuberkulöse Pleuritis. Pleurite à répétition.*

Sind die basalen Verwachsungen nur locker, nicht durch ein vorhergegangenes pleuritisches Exsudat entstanden, sondern die Folge wiederholter, zarter, trockener Pleuritiden, dann haben wir ein Zustandsbild der Pleurite à répétition vor uns, über deren Spitzenbefund ich schon oben schrieb. Die basale Dämpfung ist dabei oft gar nicht ausgesprochen oder nur einige Querfinger hoch. Es findet sich zwar Unverschieblichkeit der Pleuraränder, aber oft nur eine zwei bis drei Querfinger hohe, leichte Turbansche Verschleierung. Gleichzeitiger Befund einer trockenen Spitzenpleuritis oder Spitzenadhäsion, gleichzeitiger Befund von zartem Reiben an der Oberunterlappengrenze bis in die Axilla hinein unterstützen ganz wesentlich die Diagnose dieser gutartigen Tuberkuloseform. Daß diese Gutartigkeit durch eventuell nur sekundäre lymphogene Ausbreitung der Tuberkulose, durch eine frühzeitige Mitbeteiligung des großen Lymphraumes der Pleura an der Bekämpfung der eingedrungenen Keime und wohl auch dadurch bedingt sei, daß diese Tuberkuloseform häufig die Antwort eines gegen Tuberkulose resistenten Individuums auf wiederholte, kleine Infektionen ist, habe ich schon oben erwähnt. Dort habe ich auch schon beschrieben, daß innige Übergänge zwischen gutartiger Miliartuberkulose und der rezidivierenden Pleuritis bestehen, die wir praktisch nur dadurch auseinanderhalten können, daß Fälle von kleinherdigen Spitzenbefunden mit pleuralen, leichten Adhäsionen und Milztumor zweifellos in das Gebiet der Miliaris discreta, bzw. Tuberculosis fibrosa densa, die gleichen Fälle ohne Milztumor in das Gebiet der Pleurite à répétition, der blanden Proliferation gehören. Auch fand schon Erörterung, daß diese Tuberkuloseformen häufig mit hohen Graden einer positiven Anergie einhergehen, häufig auch mit einer paradoxen Reaktion bei der Prüfung mit Eigenserum nach L ö w e n s t e i n , P i c k e r t und G r e t e S i n g e r. Ich habe oben auch schon erwähnt, daß sich bei diesen Fällen selbst bei Temperatursteigerung über 37·5 bis 38° eine Heilstättenkur meist erübrigt, daß vielmehr hier eine energische spezifische Kur sehr gute Dienste leistet, wie ich sie des näheren bei der Bronchialdrüsentuberkulose geschildert habe. Auch habe ich schon oben erwähnt, daß sich bei dieser Tuberkuloseform häufig Zeichen einer unspezifischen Tuberkulose anderer Organe finden, wie chronische Polyarthritiden bis zum ausgesprochenen ankylosierenden P o n c e t, daß gelegentlich die Zeichen einer Mitralinsuffizienz am Herzen gefunden werden, vor allem aber die unspezifischen, ehemals als Rheumatoide bezeichneten Augenaffektionen, welche so wunderbar auf Tuberkulin ansprechen. Ja, es gehört meiner Erfahrung nach direkt zur Regel, daß wir bei derartigen Augenleiden dieser Form der Tuberkulose begegnen, freilich bei rezenten Augenaffektionen frischerer Natur mit Reibegeräuschen oder trockenen Rasselgeräuschen an den typischen drei Lokalisationsstellen (Spitzen, Unterlappen-Oberlappengrenze und Basis). Auch muß ich an dieser Stelle darauf hinweisen, daß diese Tuberkuloseform häufig unter verschiedenen Tuberkulosemasken verläuft, wie unter den Erscheinungen eines Hyperthyreoidismus, einer Herzneurose, einer Tetanie, einer pleurogenen Vagusneurose usw., worauf ich im zweitnächsten Kapitel noch ausführlich eingehen muß.

4. Circumscripte lokalisierte Pleuraadhäsionen

Eine besondere Besprechung verdienen noch jene Fälle, die zum Arzt kommen, weil sie irgendwelche subjektive Beschwerden haben, welche auf eine Tuberkuloseinfektion verdächtig sind, wie trockenen Husten, Bruststechen, Nachtschweiße, leichte Fieberbewegungen, und wo die genaueste physikalische Lungenuntersuchung nichts weiter findet als eine lokalisierte Adhäsion der Pleura. Wir haben da z. B. vorn rechts eine schlechte Verschiebbarkeit bei normalem Lungenstand am oberen Rand der sechsten Rippe. Aber schon von der vorderen Axillarlinie an ist die Lungenverschieblichkeit wieder eine gute bis hinten zur Wirbelsäule. In einem anderen Falle finden wir eine schlechte Verschieblichkeit der paravertebralen Lungenanteile links z. B., während von der hinteren Axillarlinie angefangen die Lungenverschieblichkeit wieder normal ist. In einem dritten Falle finden wir allenthalben gute Verschieblichkeit der Lungenbasen, dafür aber eine Denudation des Herzens von rechts oder von links her bei Unverschieblichkeit der betreffenden Lungenränder, also die Zeichen einer abgelaufenen Mediastinopericarditis. Diese rudimentären Befunde sind wohl am ehesten als Zeichen eines überstandenen oder noch bestehenden Primärherdes aufzufassen und als solche zur Erklärung dieser Zustände und zur Deutung der dabei bestehenden Bronchialdrüsenveränderungen von großem Werte. Für diese Befunde gilt nun die gleiche Einteilung, die ich schon bei den Bronchialdrüsen erörtert habe. Nur bekommt sie hier eine allgemeinere Fassung als dort, wo wir nur die Bronchialdrüsen allein, nicht den ganzen Primärkomplex im Sinne R a n k e s ins Auge faßten. Nehmen wir hiezu noch die abortive Spitzentuberkulose, die ja ebenfalls häufig einem Primärkomplex in den Lungenspitzen seine Entstehung verdankt, wie mich viele Autopsien lehrten, dann haben wir folgende Formen vor uns. Wir unterscheiden am zweckmäßigsten:

1. D e n   e i n f a c h e n   P r i m ä r k o m p l e x. Wir finden eine abortive Spitzentuberkulose oder eine derartige circumscripte pleuritische, bzw. mediastinitische Adhäsion und mehr weniger deutliche Bronchialdrüsensymptome. Alles aber ohne deutliche Zeichen einer frischen perifokalen Entzündung, also ohne subjektive oder objektive Schmerzphänomene. Ein derartiger einfacher Primärkomplex kann nun einen reinen Zufallsbefund vorstellen, also ohne Ab-

magerung, ohne Fieberzustände und ohne weitere Beschwerden verlaufen, dann sprechen wir von einem

a) inaktiven einfachen Primärkomplex,

der zu keinem ärztlichen Eingreifen Veranlassung gibt und selbstverständlich auch zu keiner Unterbrechung einer eventuell bestehenden Schwangerschaft. Wir sprechen von

b) aktivem, einfachem Primärkomplex,

wenn dazu noch fortschreitende Abmagerung und subfebrile Temperaturen kommen. Hier muß behandelt werden, u. zw. am besten in Form der Tuberkulineinreibungen, die ich bei den Bronchialdrüsen erörtert habe. Bei bestehender Schwangerschaft entscheidet die Temperatur für oder gegen einen Abortus. Temperaturen über 37·5 indizieren hier meiner Erfahrung nach einen Abortus.

2. Steht die perifokale Entzündung im Vordergrund der Erscheinungen, dann haben wir einen entzündlichen Primärkomplex vor uns. Wir haben also pleuritische Schmerzen an der Stelle des Primärherdes, wir haben Spinalgie und Rückenschmerzen von den Tracheobronchialdrüsen her. Ist die perifokale Entzündung sehr stark, so kann es zur Entwicklung einer exsudativen Pleuritis rechts oder links, zur Entwicklung eines interlobären, serösen Exsudats kommen; es gehören daher auch diese Formen der Pleuritis in diesen Rahmen hinein.

3. Haben wir Anzeichen dafür, daß von einem Primärherd aus schon eine Tuberkelbazilleninvasion in die Blutbahn erfolgt ist, haben wir also vor allem einen derben, harten, scharfrandigen Milztumor vor uns, haben wir Hauttuberkulide, Knochen- oder Gelenkstuberkulose oder eine unspezifische Entzündung der Augenhäute, dann spreche ich von einem proliferierenden Primärkomplex. Dieser führt bei subpleural gelegenen Lungenherden in die Pleurite à repétition, bei dem Lungenparenchym durch feuchtes Rasseln und Verdichtungerscheinungen nachweisbaren, dicht gedrängten Herden zur Miliaris discreta, bzw. Tuberculosis fibrosa densa hinüber. Wir haben eben eine blande und eine virulente Proliferation zu unterscheiden.

B) BEGINNENDE TUBERKULOSE UNTER DEM BILDE PNEUMONISCHER UNTERLAPPENVERDICHTUNGEN

Der Tuberkulose als solcher kommt als einer herdförmigen Erkrankung mit dazwischenliegendem, lufthältigem Lungenparenchym kein echtes Bronchialatmen zu. Sind die Herde älter und durch Konfluenz zu größeren Massen geworden, so tritt zwar Bronchialatmen auf, es bekommt aber durch darin liegende, erweiterte Bronchien und Kavernen einen hauchenden Charakter. Hören wir daher über einer tuberkulösen Lungenpartie ein echtes, hohes Bronchialatmen, wie wir es von der Pneumonie her kennen, dann haben wir immer eine besondere Verlaufsart vor uns. Hat jemand einen fibrösen Herd in der Lungenspitze, z. B. eine abortive Tuberkulose oder eine sekundär-fibröse gewöhnliche Phthise oder eine kleine, stationäre Kaverne, und schont er sich nicht, dann kann es zu einer Toxinüberschwemmung aus dem tuberkulösen Herd heraus kommen, die sich in einer mehr weniger ausgedehnten pneumonischen Infiltration offenbart. Derartige Anlässe sind ferner berufliche Überarbeitung, mangelhafte Nachtruhe, zu fleißiges, nächtelanges Studieren, sich in kurzer Zeit wiederholende Wochenbetten, lang ausgedehntes Stillen usw., usw. Diese Prozesse verlaufen hochfebril und werden über den oberen Lungenanteilen bei nicht genügender Kenntnis einfach als phthisische Infiltration bezeichnet; über den Unterlappen aber geben sie häufig zu Verwechslungen mit gewöhnlichen, mehr chronisch verlaufenden Pneumonien Anlaß. Deshalb muß ich diese Prozesse hier zusammenhängend besprechen. T r o j e und T a n g l fassen diese Verschlimmerung der Tuberkulose als eine rein toxische auf, weil man die Tuberkelbazillen nicht in den Herden selbst, sondern nur in der Peripherie antrifft. Wir unterscheiden dabei verschiedene Formen. Am häufigsten verläuft diese Form in der Gestalt der T u b e r c u l o s i s   c o n g e s t i v a nach B a r d, die sich pathologisch-anatomisch charakterisiert als feuchter kongestionierter Herd von lobulärer oder lobärer Ausbreitung, der auf Druck eine blutig-seröse Flüssigkeit austreten läßt und sich mikroskopisch durch Tuberkelbildung in einem Lungengewebe mit ausgedehnter Desquamativpneumonie (B u h l) und intensiver Kongestion der Lungenkapillaren auszeichnet (P i é r y). Die Schnittfläche erinnert an die einer Milz, weshalb G r a n c h e r den Namen Splenopneumonie dafür prägte. In anderen Fällen haben wir eine g e l a t i n ö s e   P n e u m o n i e vor uns. Hier waltet die Desquamativpneumonie vor, die Erfüllung der Alveolen mit abgestoßenen und gewucherten Alveolarendothelien, welche zum Teil einer weitgehenden Verfettung verfallen sind. Die Schnittfläche der Lunge bekommt dadurch ein gelatinöses Aussehen. Die beiden bisher erwähnten Prozesse sind einer vollständigen Rückbildung fähig, namentlich die kongestive Tuberkulose. Es kann aber auch sein, daß bei genügender Virulenz der Bazillen von vornherein oder über eine gelatinöse Pneumonie hinweg sich eine totale Verkäsung der Lungenalveolen einstellt. Wir haben dann die **käsige Pneumonie** vor uns. Dieses käsige Material zerfällt und führt bei genügender Lebensdauer des Kranken zu ausgedehnten Kavernenbildungen. Es kann aber auch zu einer Organisation des käsigen Exsudates kommen, worauf besonders A. **Fraenkel, Tripier, Orth** und **Ceelen** hingewiesen haben. Es entsteht dabei im Alveolargerüst ein nicht spezifisches Granulationsgewebe, und so kommt es zu einer **tuberkulösen Karnifikation.** So entstehen die Lungenzirrhosen oder die hyperplastischen tuberkulösen Pneumonien (siehe darüber **Schmincke**). Neben diesen durch die Wirkung der Tuberkelbazillen selbst entstehenden pneumonischen Prozessen kommen auch noch gewöhnliche pneumonische Herde vor, welche einer Mischinfektion ihre Entstehung verdanken, und welche **Piéry** als **Poussées pneumoniques** bei der gewöhnlichen Phthise bezeichnet. Wir besprechen also der Reihe nach:

1. Die kongestive Tuberkulose = Phthisis fibrocaseosa congestiva Bards = epituberkulöse Infiltration Czernys = Splenopneumonie Granchers

Wir haben es mit einer hochfebrilen, oft hämoptoischen Form der Tuberkulose zu tun, die namentlich zur Zeit der Pubertät auftritt und entweder primär als erstes Zeichen der Tuberkulose oder sekundär bei schon chronisch tuberkulösen Kranken beobachtet wird. Nach den Feststellungen der **Czerny**schen Schule ist diese Tuberkuloseform auch bei jungen Kindern nicht selten, und ich selbst habe einen typischen Fall davon bei einem vierjährigen Mädchen gesehen. Bei den primären Fällen haben wir in der Anamnese frühere Apicitiden oder gutartige, hauptsächlich abortive Spitzentuberkulosen, die bisher noch keine ernstlichen Erscheinungen gemacht haben. Bei den Phthisen tritt diese Erkrankung vor allem, wie schon oben erwähnt, bei Leuten auf, die sich nicht schonen können oder wollen, sich übermüden oder überarbeiten. Ein derartiger Fieberschub dauert einige Wochen und heilt gewöhnlich vollständig aus. Jeder Schub zeigt die Merkmale einer abgeschwächten Pneumonie. Der Kranke bekommt Schüttelfröste mit Seitenstechen, seine Temperatur erhebt sich auf 39 bis 40 Grad. Es stellt sich intensiver

Husten ein. Manchmal freilich ist der Beginn ein mehr schleichender, so daß die Kranken sich erst nach zwei bis drei Tagen zu Bett legen müssen.

Die physikalische Untersuchung ergibt nun gewöhnlich über einem Unterlappen oder in der Nachbarschaft der Lappengrenze, zwischen innerem Schulterblattrand und fünftem Brustwirbeldorn, ferner auch vorne in der Gegend der Mamilla, also links vor allem in der Gegend der Lingula eine ausgesprochene Dämpfung. Der Stimmfremitus ist darüber vermehrt. Doch ist dieses Symptom nicht konstant. Es findet sich hier ausgesprochenes Bronchialatmen und ein Zentrum subkrepitierender Rasselgeräusche. Die Rasselgeräusche sind sehr dicht, besonders groß, etwas feucht und klingend. In anderen Fällen ist das echte Krepitieren einer Pneumonie hörbar. Die Stimme zeigt darüber ausgesprochene Bronchophonie oder Ägophonie, die Flüsterstimme ausgesprochene Pectoriloquie. Rund um den pneumonischen Herd hört man eine mehr weniger dichte Zone von irgendwelchen Rasselgeräuschen, die aber nur ganz flüchtiger Natur sind, in einigen Tagen ganz zurückgehen und als Anschoppungsgeräusche auf der stark serösen Durchtränkung der Nachbarschaft der Herde beruhen.

Das Fieber hält nun in der Höhe von 39 Grad etwa eine Woche an, wird dann etwas niedriger, so daß die Abendgipfel nur etwa 38 Grad erreichen. Dann kommt es zum Abfall der Temperatur, lange bevor die physikalischen Zeichen die geringste Änderung erfahren haben. Die Kranken schwitzen stark bei Tag und Nacht, das Sputum ist häufig hämoptoisch und zeigt kleine, zerschlissene Stückchen von Eiter. Im Sputum sind, je nachdem wir es mit einer primären oder sekundären Form zu tun haben, entweder erst nach wochenlangem Verlauf Tuberkelbazillen nachweisbar oder gleich von vornherein. Gegenüber einer gewöhnlichen Pneumonie fehlt die Leukozytose, fehlt die Verminderung der Chloride im Harn und fehlt die Vermehrung des Fibrinnetzes im nativen Bluttropfen.

Jeder Schub heilt vollständig aus, nur bleibt eine große Neigung zu Rezidiven an der gleichen Stelle bestehen. Bei unzweckmäßigem Verhalten kommt es an der einmal befallenen Stelle zu einer neuerlichen Kongestivpneumonie. Nach mehreren Wiederholungen bilden sich Nekrosen aus, es entstehen Kavernen, und es kann sich so aus einer abortiven Tuberkulose z. B. eine Phthise etablieren. Die Prognose ist aber wegen der guten Rückbildungsfähigkeit eine weit

11*

bessere als die, wenn wir eine gewöhnliche Phthise von gleicher Ausdehnung vor uns hätten. Daher ist die Kenntnis dieser Fälle ungemein wichtig, weil man sonst die Prognose eines Tuberkulosefalles
ganz falsch beurteilt. Erst jüngst haben C z e r n y und seine Schüler
E l i a s b e r g und N e u l a n d diese Form der kongestiven Tuberkulose unter dem Namen epituberkulöse Infiltration bei kleinen Kindern beschrieben. Sie machen ebenfalls darauf aufmerksam, daß die
Prognose bei weitem nicht so schlecht ist, als man auf den ersten
Befund hin glauben sollte. C z e r n y schreibt z. B., daß bei kleinen
Kindern die Tuberkulose oft unter dem Bilde einer pneumonischen
Infiltration mit Dämpfung und Bronchialatmen sich ausbilde, die
manchmal einen ganzen Lappen umfaßt. Derartige Pneumonien
könnten monate-, ja jahrelang bestehen und sich dann zu kleinen
tuberkulösen Herden zurückbilden. Eine solche pneumonische
Tuberkulose gebe im allgemeinen eine weit bessere Prognose als die
wegen ihres geringen perkutorischen und auskultatorischen Befundes viel schwerer diagnostizierbare Tuberkuloseform der Kinder.

Zur Unterstützung und zum besseren Verständnis des Gesagten
seien einige Fälle eigener Beobachtung hier mitgeteilt, die gleichzeitig auch die Schwierigkeit der Diagnose dartun mögen.

BEOBACHTUNG 47: Am 21. November 1919 kam die 25jährige, verhei-
ratete Hilfsarbeiterin M. Tr. an meine Abteilung. Ihre Mutter war einer
Hämoptoe erlegen. Sie selbst war niemals ernstlich krank gewesen. Vor vier
Tagen bekam sie — vier Monate gravid — einen Schüttelfrost mit hohem
Fieber, Husten, schleimigem Auswurf und Atemnot. Sie hatte innerhalb
der letzten Jahre kurz hintereinander schon mehrere lebende Kinder geboren.
Wir fanden bei der hochfebrilen Patientin, welche lytisch entfieberte und bei
der es im Laufe der Krankheit zum spontanen Abortus kam, eine pneumonische
Infiltration des rechten Unterlappens mit hoch bronchialem Atmen und vereinzelten Rasselgeräuschen. Das spärliche Sputum war etwas schleimig. Die
Leukozytenzahl ihres Blutes war 6400, also normal. Es kam im weiteren Verlauf zu einem pleuritischen Exsudat über der befallenen Lungenpartie von
geringer Ausdehnung. Das Punktat serös, klar, mit stark positivem Rivalta,
zytologisch fast ausschließlich Lymphozyten enthaltend. Als sie am 10. Jänner
fieberfrei und bei gutem Allgemeinbefinden entlassen wurde, waren immer
noch die Infiltrationserscheinungen des Unterlappens nachweisbar.

Es fehlt bei diesem Falle zwar der zwingende Beweis, daß da
eine kongestive Tuberkulose vorlag, zumal wir die Patientin seither
nicht mehr zu Gesicht bekommen haben. Aber diese Annahme wird
mir doch am wahrscheinlichsten, weil wir hier eine typisch auslösende
Ursache für derartige Prozesse in den gehäuften Wochenbetten vor

uns haben, weil die Pneumonie einen lang schleppenden Charakter
zeigte, nicht kritisch endete, weil die Leukozytenzahl im Blut eine
normale war, die Chloridverminderung im Urin fehlte, und weil ein
lymphozytäres, seröses Exsudat sich dazu gesellte. Einen absoluten
Beweis wird man überhaupt kaum je erbringen können, selbst die
bei der Gutartigkeit dieser Prozesse nur gelegentlich einmal mögliche Autopsie wird bei unseren jetzigen Kenntnissen keine volle
Klärung bringen können. Wir sehen dann eben pneumonische Herde
in einer Lunge mit älteren tuberkulösen Herden oder gar pneumonische Infiltration um tuberkulöse Herde herum. Die pneumonischen Herde zeichnen sich dabei dadurch aus, daß sie ein sehr blut-
reiches, rotes Aussehen haben, nicht gelb oder grau hepatisiert sind.
So beobachtete ich einen derartigen Fall, den ich der prinzipiellen
Wichtigkeit halber noch erwähnen möchte.

BEOBACHTUNG 48: Vom 4. Februar 1919 bis 26. Juni 1919 hatten wir
einen 51jährigen Hilfsarbeiter J. D. an der Abteilung wegen einer Phthisis
postpleuritica fibrocaseosa mit positivem Bazillenbefund behandelt. Seine Erkrankung ging auf eine linksseitige Rippenfellentzündung im Jahre 1912 zurück.
Schon 1917 hatten sich Schwellungen der Füße und Atembeschwerden einge-
stellt, ebenso 1919, weshalb er ins Spital kam. Im Laufe einer spezifischen Kur
bis 100 mm³ ATK und unter Cardiacis wird er vollständig beschwerdefrei entlassen. Er kann ein ganzes Jahr ungestört arbeiten. Anfang Oktober 1920
bekommt er nun ein Erysipel der linken Gesichtshälfte, das sich über den
Kopf ausbreitete. Nach zwei Wochen ist dieses verheilt. Aber nun kommt es
wieder zu Schwellungen der Beine und zu Atembeschwerden, weshalb er neuerdings unsere Abteilung aufsucht. Am 22. Oktober 1920 war er vollkommen
fieberlos und starb am 4. November unter den Erscheinungen einer kardialen
Insuffizienz mit Hirnödem. Die Obduktion (Dr. L a m p l) ergab eine ältere
kavernöse Tuberkulose des linken Oberlappens mit schieferiger Induration, eine
schwielige Tuberkulose der rechten Lungenspitze, multiple Tuberkel der rechten
Lunge mit schieferiger Induration. Mächtige pleuritische Schwarte über der
gesamten linken Lunge. Kompressionsatelektase des linken Unterlappens.
Emphysem der rechten Lunge. Lungenödem. Atherom der Aorta und der peripheren Gefäße. Koronarsklerose. Kalkeinlagerungen in der Aortenklappe.
Concretio cordis totalis. In der Lunge waren nun in beiden Unterlappen
lobulärpneumonische Herde sichtbar, welche sich durch eine ganz merkwürdige
rote Färbung auszeichneten.

Hier haben wir also eine rote Lobulärpneumonie bei schwie-
liger Phthise vor uns, und der fieberlose Verlauf, das Auftreten nach
einer schwächenden akuten Infektion bei geschädigtem Herzen legt
wieder den Gedanken nahe, daß es sich dabei um eine kongestive
Tuberkulose gehandelt haben könnte. Klarheit werden wir darüber

erst bekommen, wenn wir uns zur Regel machen, alle diese Pneumonien histologisch zu untersuchen, dann wird sich herausstellen, ob
gerade die bei phthisischen oder überhaupt tuberkulösen Individuen
gefundenen Veränderungen häufiger dem histologischen Bilde entsprechen, das P i é r y davon entwirft. Vielleicht könnten auch Ver-
impfungen solcher makroskopisch tuberkulosefreier pneumonischer
Lungenstückchen auf Meerschweinchen durch ein positives Impf-
resultat Klärung bringen.

Bei den bisher beschriebenen Fällen komme ich über ein ge-
wisses Maß von Wahrscheinlichkeit nicht hinaus. Sicher haben wir
es aber mit derartiger kongestiver Tuberkulose in den folgenden
zwei Beobachtungen zu tun. Es handelt sich da beide Male um Soldaten, die unter den Strapazen des Kriegsdienstes daran erkrankten.

BEOBACHTUNG 49: Es handelt sich zunächst um einen 49jährigen Land-
sturmsappeur J. Hr., der von 1916 bis 1918 wegen allgemeiner Körperschwäche
bei einer Arbeiterabteilung Felddienst gemacht hatte und im Jänner 1918 an
Brustschmerzen, Husten und Auswurf erkrankte. Einen Befund vom 2. April
1918 gibt beifolgendes Thoraxschema wieder (Fig. 52). Wir ersehen daraus eine
pneumonische Infiltration der Lingula des linken Oberlappens. Der Patient war
zu der Zeit schon afebril und nahm an Gewicht zu. Sein klinischer Befund im
Mai des gleichen Jahres hatte auch hinten über dem linken Oberlappen hoch-

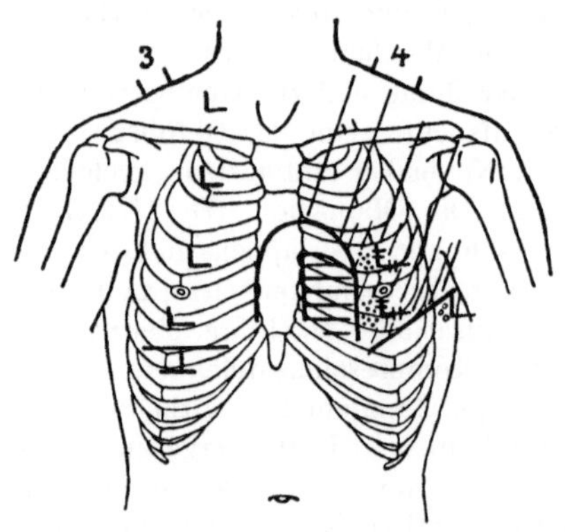

Figur 52.

bronchiales Atmen ergeben, was im Juni schon nicht mehr nachweisbar war.
Die röntgenologische Untersuchung am 17. Mai 1917 ergab eine dichte Infiltration der ganzen linken Lunge. Im Sputum einige wenige Tuberkelbazillen.
Diese Tuberkelbazillen verschwanden aus dem Sputum ab September 1918 für
dauernd und am 2. Oktober 1918 war auch das bronchiale Atmen über der

unteren Hälfte des Oberlappens nicht mehr hörbar. Der Röntgenbefund vom
17. September konnte nur mehr eine diffuse Infiltration des linken Oberlappens
feststellen. Die Erscheinungen hatten sich also wesentlich zurückgebildet.

Hier haben wir also, leider in etwas lückenhafter Beobachtung,
wie sie sich aus dem überreichen Material eines Kriegsspitals ergibt,
einen Kranken vor uns, der im Mai 1918 noch eine dichte pneumonische Infiltration des ganzen linken Oberlappens erkennen ließ,
bei dem ich dann im Juni noch eine pneumonische Infiltration der
unteren Partie des linken Oberlappens feststellen konnte, während
die Infiltration hinten oben ganz geschwunden und durch Vesikuläratmen mit kleinblasigen, nicht klingenden Rasselgeräuschen ersetzt
war. Einige Monate später hellt der Röntgenbefund auf, der Befund
einer Pneumonie ist auch in den unteren Anteilen des linken Oberlappens verschwunden. Die Tuberkelbazillen haben sich aus dem
Auswurf verloren. Patient hat dabei von 65 kg auf 71·70 kg zugenommen.

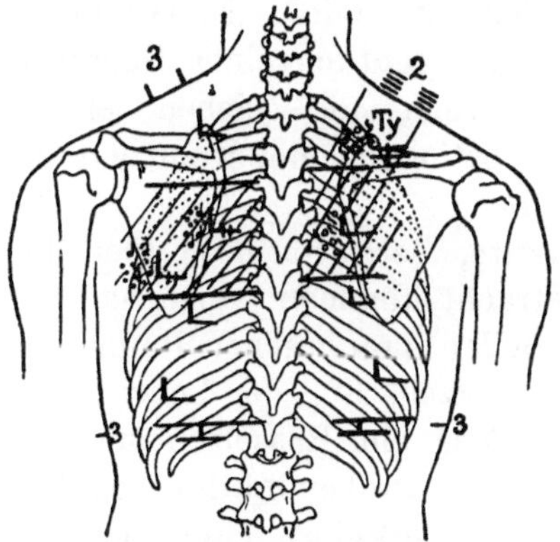

Figur 53.

BEOBACHTUNG 50: Einen analogen, aber etwas anders gelegenen Herd
wies der 20jährige Landesschütze A. D. auf, der am 3. April 1918 im Kriegs-
spital 1 zur Aufnahme kam. Nach zweimonatlicher Abrichtung und fünf
Monaten Felddienst war er an Lungenspitzenkatarrh und Ruhr erkrankt und
wurde nach Besserung seines Zustandes mit C-Befund einem Arbeitersammel-
kader zugeteilt. Da erkrankte er wieder an Herz- und Lungenbeschwerden
und kam dann in das Spital zu mir. Den Befund vom 5. April 1918 zeigt beifolgendes Thoraxschema (Fig. 53). Wir ersehen daraus ein hellklingendes Subkrepitieren entlang der Oberunterlappengrenze links. Im Sputum sehr spärliche
Tuberkelbazillen nachweisbar. Der Röntgenbefund vom 4. April ergab: fleckige
Trübung des rechten Oberlappens bis zur vierten Rippe und dreieckiger

Schatten, vom linken Hilus ausgehend, mit der Basis nach außen, also auch hier einen ganz deutlichen Befund einer pneumonischen Infiltration. Auch dieser Patient nahm dabei von 55 kg auf 62 kg zu. Bei einer Nachuntersuchung am 3. Oktober 1918 waren die Tuberkelbazillen aus seinem Auswurf verschwunden und der pneumonische Herd hatte sich vollständig aufgehellt.

Die Differentialdiagnose muß bei einem solchen Befund verschiedene Möglichkeiten ins Auge fassen:

1. Zunächst erinnert das Bild stark an eine Grippe mit Kapillarbronchitis und bronchopneumonischen Herden. Hier entscheidet das Vorkommen während einer Grippezeit, die stark belegte Zunge, das stark gestörte Allgemeinbefinden für Grippe.

2. Von einer gewöhnlichen Pneumonie unterscheidet sich die kongestive Tuberkulose, wie schon unsere Beobachtung 47 lehrt, durch die fehlende Leukozytose, das Fehlen eines Fibrinnetzes und den normalen Chloridgehalt des Urins. Nach Piéry muß man bei jeder Pneumonie an eine kongestive Tuberkulose denken, wenn Tuberkulose-Antezedentien oder Tuberkulose-Heredität besteht, wenn die Krankheit gelegentlich einer Überanstrengung, eines Surmenage, ausbricht, wenn die Zeichen einer vorausbestehenden Spitzenaffektion sich befinden, oder wenn gar das Sputum Tuberkelbazillen erkennen läßt.

Auch eine akute, serös-fibrinöse Pleuritis kann differentialdiagnostisch in Betracht kommen, doch haben wir bei kongestiver Tuberkulose einen hellen Traubeschen Raum, keine Verlagerung der Nachbarorgane, des Herzens und der Leber. Auch finden wir bei der kongestiven Tuberkulose ein Rasselzentrum mitten im gedämpften Bezirk, schließlich ist die Probepunktion negativ. Freilich kann auch bei der kongestiven Tuberkulose eine Pleuritis sich hinzugesellen, wie unsere Beobachtung 47 zeigt.

4. Große Ähnlichkeit mit einer kongestiven Tuberkulose an der von derartigen Prozessen besonders beliebten Lappengrenze (siehe Beobachtung 50) bietet auch eine interlobäre, serös-fibrinöse Pleuritis, namentlich dann, wenn das Exsudat stark entwickelt ist und zu einer ausgiebigen Kompression der angrenzenden Lungenlappen führt. Hier wird das Röntgenbild Klarheit schaffen, wie meine Fälle 43 und 44 beweisen.

5. Sind die bisher erwähnten Möglichkeiten alle von relativ guter Prognose, so daß wir bei einer Verwechslung in der Prognosestellung eigentlich keinen groben Fehler begehen, so haben wir nun

noch ein paar Möglichkeiten zu erörtern, die prognostisch ganz anders, viel ungünstiger liegen. Hier kommt vor allem die Verwechslungmöglichkeit mit der gewöhnlichen Phthise in Betracht. Dabei ist wichtig und folgenschwer, daß auch die gewöhnliche Phthise bei überarbeiteten und abgemüdeten Menschen mehr Bronchialatmen zeigt als bei sich schonenden Kranken, denn dann sind die phthisischen Herde stark hyperämisch.

6. Namentlich schwierig wird die Differentialdiagnose gegenüber einer tuberkulösen Pneumonie, der gleich zu besprechenden gelatinösen und käsigen Pneumonie. Der Verlauf, das viel schwerere Krankheitsbild geben da die Differentialdiagnose ab, wie wir gleich hören werden. Von einer rückbildungsfähigen und sich wirklich zurückbildenden gelatinösen Pneumonie wird die kongestive Tuberkulose wohl überhaupt nicht abzutrennen sein.

2. und 3. *Die gelatinöse und die käsige Pneumonie*

Diese beiden Formen, die prognostisch doch wesentlich auseinandergehen, weil die galatinöse Pneumonie einer Rückbildung fähig ist, die käsige Pneumonie im günstigsten und dazu noch seltenen Falle in eine Zirrhose übergehen kann, meist aber zum Zerfall und zum tödlichen Ende führt, müssen gleichzeitig besprochen werden, weil eine Differentialdiagnose bei der ersten Untersuchung überhaupt ganz unmöglich ist, weshalb wohl auch die bisher darüber vorliegenden klinischen Arbeiten keine Unterscheidung machen. Auf gelegentliche Differenzierungsmöglichkeiten werde ich im Laufe meiner Ausführungen zurückkommen. Schon bei den vorigen unter der Kongestivtuberkulose abgehandelten Fällen der Beobachtung 49 und 50 ist es ja eigentlich nicht möglich, mit Sicherheit zu sagen, ob wir pathologisch-anatomisch eine Kongestivtuberkulose oder eine gelatinöse Pneumonie gefunden hätten.

Die käsige und die gelatinöse Pneumonie schließt sich häufig an eine profuse Hämoptoe an, namentlich dann, wenn die Hämoptoen mit Narcoticis behandelt und die Patienten aus Angst vor der Blutung möglichst flach ins Bett gelegt werden. Sie entsteht dann wohl durch Überschwemmung des Bronchialbaums bis in seine feinsten Verzweigungen mit bazillenhältigem Blut. Auf dieselbe Ursache sind die Fälle zurückzuführen, wo ein Kranker mit bestehender Phthise sich starken körperlichen Überanstrengungen aussetzt. So sah ich vor kurzem einen jungen Mediziner bei mir, bei dem ich eine beginnende Phthise diagnostizierte. Ich riet ihm, sich in das Spital oder in eine Lungenheilanstalt aufnehmen zu lassen. Er zog aber einen Aufenthalt im Gebirge vor. Bald fühlte er sich nach Überstehen des akuten Schubes so wohl, daß er Hochtouren unternahm. Die Folge davon war eine ausgedehnte käsige Pneumonie, der er dann auch bei mir im Spitale erlag. Ähnliche Beobachtungen habe ich nach anstrengenden Radtouren, nach einer durchtanzten Ballnacht bei Fällen gleicher Art gesehen. Hieher gehören auch die Fälle von käsiggelatinöser Pneumonie im Puerperium. Die plötzliche Entlastung der Lunge vom Druck der hochgedrängten Diaphragmen, ihre starke Ausdehnung ist hier die Ursache der Aussaat. Sie beginnt meist schleichend mit Seitenstechen. Der Kranke wird immer schwächer und matter, bis er sich endlich nach einigen Tagen zu Bett legen muß. Dann erst beginnt er zu husten, es stellt sich ein Schüttelfrost ein und hohes Fieber. Selten beginnt die käsige Pneumonie ganz akut mit Schüttelfrost wie eine echte Pneumonie.

Von den klinischen Symptomen steht die starke Dyspnoe im Vordergrund, ferner die hochgradige Mattigkeit und die Magerkeit mit starkem idiomuskulären Wulst. Der Auswurf ist klebrig, gelb und haftet sehr zäh am Spuckglas. Zuerst enthält er nur unspezifische Diplokokken, aber schon nach 14 Tagen oder erst nach einem Monat finden sich hie und da Tuberkelbazillen. Diese werden immer reichlicher, bis sie mit dem beginnenden Zerfall in großer Menge auftreten. Vielleicht spielt zur weiteren Differenzierung auch noch die Methode von Balint eine Rolle, d. h. die Beachtung der Anordnung der elastischen Fasern. Wie die Nachprüfung Freundlichs nämlich zeigt, lassen die elastischen Fasern bei der käsigen Pneumonie eine alveoläre Anordnung erkennen, während sie bei gewöhnlichen Phthisen in Bündeln oder regellos verteilt sind. Übrigens würden elastische Fasern im Auswurf überhaupt auch für käsige Pneumonie und gegen gelatinöse Pneumonie sprechen. An der Stelle, wo über Seitenstechen geklagt wird, hört man nun die Zeichen einer Pneumonie mit Dämpfung, erhöhtem Stimmfremitus, krepitierendem und subkrepitierendem Rasseln und Bronchialatmen. Das Fieber erhebt sich bis 40 Grad, der Puls ist stark beschleunigt, 130 und mehr, die Respirationsfrequenz beträgt 50, die Zunge ist belegt. Das Bronchialatmen hat etwas amphorischen Beiklang, und die subkrepitierenden Rasselgeräusche werden mit jedem Tag größer und feuchter. Be-

sonders wichtig ist für die Differentialdiagnose, daß mit fortschreitender Nekrotisierung das Bronchialatmen häufig schwindet und
einem absoluten Stillschweigen auf der erkrankten Lunge Platz
macht. Daraus resultiert dann die von Renaut sogenannte dis-
sociation des signes physiques, worunter er versteht, daß Bronchialatmen und Dämpfung nicht miteinander parallel gehen. An Stellen
stärkster Dämpfung hört man kein Bronchialatmen mehr, an Stellen
mit hypersonorem Schall aber sehr lautes Bronchialatmen. Es sind
also Dämpfung und Bronchialatmen nicht gleichzeitig und parallel
miteinander wie bei der echten Pneumonie, sondern folgen einander.
Für die gelatinöse Pneumonie als den Vorläufer der käsigen Pneumonie scheint eine Bronchitis mit eigentümlichem, an Taubengurren
erinnerndem Schnurren und Giemen charakteristisch zu sein. Wenigstens konnte ich schon manchmal daraus eine gelatinöse Pneumonie
diagnostizieren, die dann autoptisch ihre Bestätigung fand. Sonst
sind beide Prozesse wohl schwer auseinander zu halten. Immerhin
gibt die Dauer der Erkrankung einigen Aufschluß. Bei kurzer Dauer
haben wir meist noch gelatinöse Infiltration, bei längerem Bestehen
kommt es endlich zu immer umfänglicheren Verkäsungen dieser
Partien. Unter Umständen kann auch ein Begleitsymptom von
diagnostischer Bedeutung werden, worauf Kirch zuerst die Aufmerksamkeit lenkte. Es hat nämlich nach seiner Beobachtung, die
ich vollinhaltlich bestätigen kann, die käsige Pneumonie eine große
Neigung zu Thrombophlebitiden. Freilich wissen wir, daß solche auch
bei der gewöhnlichen Phthise in ihrer Endphase etwas Alltägliches
sind. Haben wir aber eine akute Krankheit vor uns, wo die Diagnose
zwischen gewöhnlicher Pneumonie, kongestiver Tuberkulose oder
käsiger Pneumonie schwankt, dann spricht eine auftretende
Thrombose entschieden für käsige Pneumonie. Über Thrombosen bei
käsiger Pneumonie teilt übrigens auch Schütt Beobachtungen mit.

Die Prognose ist eine überaus ernste. Der Tod kann entweder
in ein bis zwei Monaten nach ausgedehnter Höhlenbildung erfolgen
oder schon früher toxisch nach drei bis vier Wochen ohne Ein-
schmelzung. Ausnahmsweise freilich kann auch dieses Leiden in eine
chronische Phthise übergehen, ja Powell und Hartley machen
mit Recht darauf aufmerksam, daß viele Fälle von stationären
großen Kavernen auf eine ehemalige käsige Pneumonie zurückzuführen seien. Wie toxisch das in den gelatinösen Massen angehäufte
Material sei, wurde mir klar, als ich einen derartigen Fall mit künst-

lichem Pneumothorax behandeln wollte. Der Wichtigkeit halber sei
er näher mitgeteilt, obwohl die physikalische Untersuchung kaum etwas
Charakteristisches für einen pneumonisch-tuberkulösen Prozeß ergab.

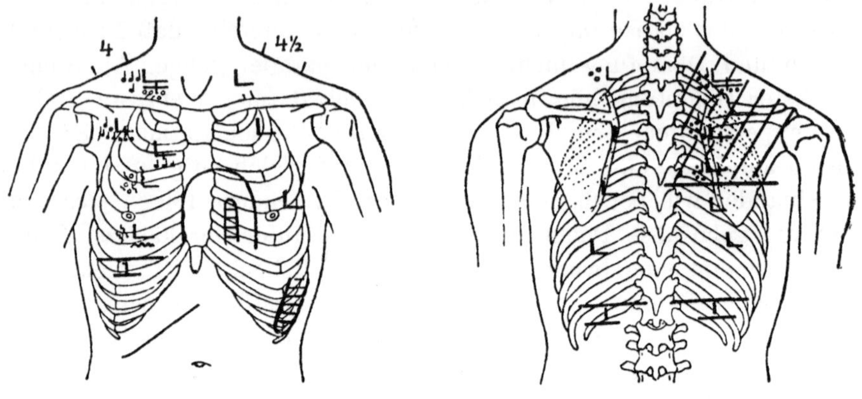

Figur 54.   Figur 55.

BEOBACHTUNG 51: Am 16 März 1920 kam die 37jährige Beamtens-
witwe A. K. an meiner Abteilung zur Aufnahme. Mit drei Jahren hatte sie
eine Lymphdrüsentuberkulose am Halse gehabt, die operiert werden mußte.
Mit neun Jahren zweimal „gastrisches Fieber". Im Dezember 1919 erkrankte
sie an Bronchialkatarrh mit Fieber, Husten und Mattigkeit. Anfang Februar trat
vorübergehende Besserung ein, aber schon Ende Februar kam es zu starker Abmagerung, wieder zu Fieber mit Auswurf und zu Nachtschweißen. Die Menses
waren seit Jänner 1920 ausgeblieben. Die magere, stark zyanotische und deutliche Kachexie-Symptome aufweisende Kranke gab folgenden physikalischen
Befund (Fig. 54 und 55), woraus wir auf eine dichte, zerfallende Infiltration im
rechten Oberlappen und frischen Herd mit Pleuritis sicca im rechten Mittellappen schließen mußten. Der Röntgenbefund ergab eine ausgebreitete, dichte
Infiltration des ganzen rechten Oberlappens und der rechten Hilusgegend.
Wegen der ernsten Prognose, der hohen hektischen Temperaturen und der
strengen Einseitigkeit des Prozesses legten wir am 26. März einen künstlichen
Pneumothorax an. Wir konnten nur 300 cm³ hineinbringen. Doch hatte auch
diese kleine Menge anfänglich recht guten Erfolg. Die Temperaturen gingen
zu subfebrilen Werten herunter und verblieben so. Die Röntgenuntersuchung
ergab einen ausgedehnten Pneumothorax, in welchen der rechte Mittellappen
frei hineinragte. Da starb Patient plötzlich am 4. April ganz unvermutet. Die
Autopsie ergab eine chronische Tuberkulose des rechten Oberlappens mit multiplen alten Kavernen und vereinzelten Konglomerattuberkeln, dann eine gelatinöse Pneumonie im rechten Ober- und Mittellappen, vereinzelte Konglomerattuberkel im rechten Unterlappen. Rechtsseitiger Pneumothorax. Pleuraadhäsionen im Bereiche des rechten und linken Oberlappens. Sonst keine Anhaltspunkte für den plötzlichen Exitus.

Ich gehe wohl nicht fehl, wenn ich diesen plötzlichen Tod auf eine Toxinüberschwemmung des Organismus zurückführe. Dies mahnt also zur Vorsicht, wenn man käsige oder gelatinöse Pneumonien mit künstlichem Pneumothorax behandeln will.

Wegen der eminenten praktischen Bedeutung dieser bösartigen Tuberkuloseform seien zwei meiner Beobachtungen mitgeteilt, um die Verschiedenheiten im physikalischen Befund zu zeigen, je nachdem sich die käsige Pneumonie um präexistente Kavernengruppen entwickelt oder einen bisher unberührt gebliebenen Lappen befällt.

BEOBACHTUNG 52: Ein 60jähriger Pfründner K. E. war vom 1. August 1919 bis 4. Oktober 1919 an meiner Abteilung gelegen wegen skorbutischer Form der hämorrhagischen Diathese. Als Nebenbefund fand sich damals eine Phthisis fibrosa densa mit besonders starken Veränderungen im linken Oberlappen. Am 7. Oktober 1920 kam er ein zweites Mal zur Aufnahme. Er war im Sommer dieses Jahres stark abgemagert, seit vier Wochen vollständig appetitlos. Er stürzte auf der Straße zusammen und wurde von der Rettungsgesellschaft ins Spital gebracht. Den Lungenbefund des nun leicht subfebrilen, hochgradig kachektischen Patienten geben beifolgende Thoraxschemen wieder (Fig. 56 und 57). Wir sehen daraus, wie nach dem R e n a u t s c h e n Gesetz bei

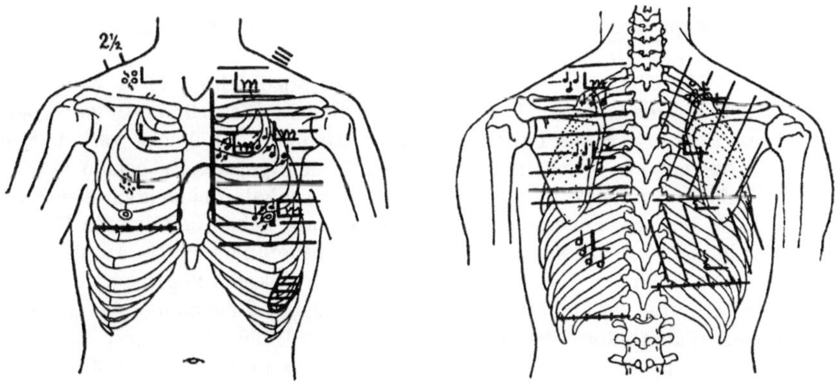

Figur 56.   Figur 57.

absoluter Dämpfung über dem linken Oberlappen nirgends ein Bronchialatmen hörbar ist, das Atemgeräusch vielmehr von den im infiltrierten Lungenparenchym liegenden Kavernen einen metallischen oder amphorischen Klang bekommt. Die Autopsie des am 23. Oktober verstorbenen Kranken zeigte nun chronische Tuberkulose des linken Oberlappens mit hühnereigroßen, käsig belegten Kavernen. Konfluierende gelatinöse Pneumonie des linken Oberlappens, stellenweise in Verkäsung übergehend, nirgends erweicht. Multiple, käsige, pneumonische Herde im linken Unterlappen. Kleine tuberkulöse Schwiele der rechten Lungenspitze.

Der Fall gehört eigentlich genau so wie der vorhergehende der Beobachtung 51 nicht hieher, weil ja hier wie dort die käsige Pneumonie nicht im Unterlappen, sondern im Oberlappen ihren Sitz hatte. Doch habe ich alle pneumonischen Befunde in diesem Kapitel zusammenfassen wollen, um Wiederholungen zu vermeiden. Vollständig reiht sich in unsere Einteilung die folgende

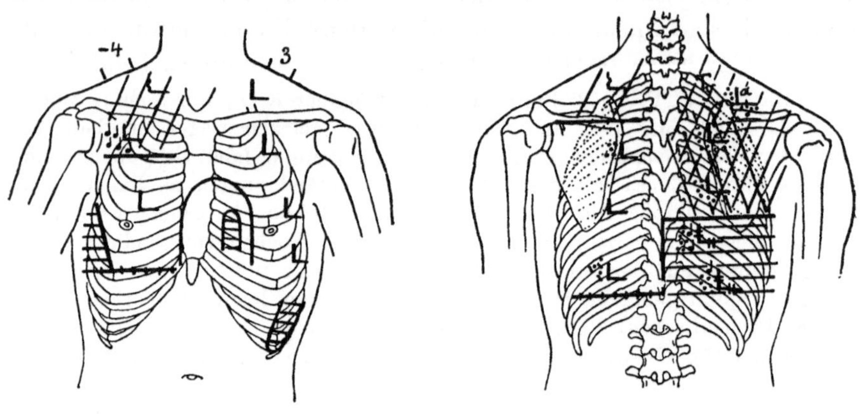

Figur 58.   Figur 59.

BEOBACHTUNG 53: Ein 35jähriger lediger Musiklehrer M. T. wurde am 15. Juli 1920 aufgenommen. Ein Bruder an Bauchfelllentzündung gestorben. Im Februar 1920 erkrankte Patient an einer „Grippe", die leicht verlief. Seit dieser Zeit hustete er, einmal mit blutig tingiertem Sputum. Er bekam Nachtschweiße, Temperatursteigerungen bis 40 Grad ohne lokale Schmerzen. Den Lungenbefund des blassen, äußerst kachektischen Mannes geben beifolgende Thoraxschemen (Fig. 58 und 59) wieder. Der Obduktionsbefund vom 4. August 1920 (Dr. D r e s s l e r) lautet: Narbige Tuberkulose der linken Lungenspitze, käsige Konglomerattuberkel im rechten Oberlappen. Käsige Pneumonie des rechten Unterlappens. Tuberkulose der Pleura beiderseits. Hämorrhagisches, fibrinöses Exsudat beiderseits. Verwachsungen der Pleurablätter rechts. Akuter Milztumor.

Bei typischem Befund wie in den Beobachtungen 52 und 53 ist die Diagnose nicht so schwierig und wird namentlich durch das schwer beeinträchtigte Allgemeinbefinden gegenüber einer Kongestivtuberkulose erleichtert. In beiden Fällen war daher auch unsere klinische Diagnose in Übereinstimmung mit dem Obduktionsbefund. Wenn aber die Erscheinungen der Infiltration nicht so ausgesprochen sind, wie in unserer Beobachtung 51, dann stößt die Diagnose auf große Schwierigkeiten, kann aber immerhin durch den Röntgenbefund ermöglicht werden, der eine gleichmäßige, nicht herdförmige Infiltration ergibt. Unmöglich kann die Differentialdiagnose werden gegenüber einer Pneumonie bei kachektischen Individuen oder bei sehr alten Leuten. Da kann nur der Tuberkelbazillennachweis im Sputum in diesem oder jenem Sinne entscheiden. Schwierig ist auch die Differentialdiagnose einer gewöhnlichen Pneumonie bei einem Phthisiker. Aber ganz abgesehen davon, daß das ein sehr seltenes Ereignis ist, gestattet hier die Differentialdiagnose das Verhalten der Chloride im Urin, welche bei käsiger Pneumonie normal, bei genuiner vermindert sind. Die Leukozytenzahl im Blut, die uns so wesentlich in der Differenzialdiagnose der Kongestivtuberkulose und einer echten Pneumonie hilft, ist hier nicht brauchbar, denn auch bei der käsigen Pneumonie kommen hohe Leukozytenwerte vor, leider aber auch nicht konstant genug, um als diagnostisches Symptom verwendet werden zu können. So hatte der Patient der Beobachtung 53 15.540 Leukozyten im mm³.

4. Pneumonia hyperplastica fibrosa

Die chronisch indurative Pneumonie kennzeichnet sich anatomisch dadurch, daß ein ganzer Lappen in eine braune, schieferige Masse umgewandelt ist, derart luftleer, daß ein ausgeschnittenes Stück im Wasser zu Boden sinkt. Mikroskopisch findet sich eine Verdickung der Interalveolarbalken, welche so hochgradig sein kann, daß die Alveolen vollständig verschwinden. Die Alveolen werden aber nicht nur durch den Druck dieser interalveolären Züge zusammengepreßt, es wachsen auch direkt fibröse Zapfen in die Alveolen hinein.

Die Krankheit entsteht meist bei alten fibrösen Phthisen, die von einer Tuberculosis congestiva oder von einer gelatinösen Pneumonie betroffen werden. Im Beginn ist die Differentialdiagnose nicht zu stellen. Wenn aber selbst nach Monaten und Jahren die Verdichtung sich nicht löst, sondern weiter bestehen bleibt mit ihrer Dämpfung, ihrem Bronchialatmen und der Pectoriloquie der Flüsterstimme, dann kann man mit einiger Wahrscheinlichkeit eine derartige Diagnose stellen, kann aber immer noch dadurch desavouiert werden, daß sich endlich die Verdichtung doch noch löst. Ein Beispiel dafür bietet

BEOBACHTUNG 54: Es handelt sich hier um eine 19 Jahre alte Küchengehilfin M. E., die vom 11. Mai 1920 bis 12. August 1920 und dann ein zweites

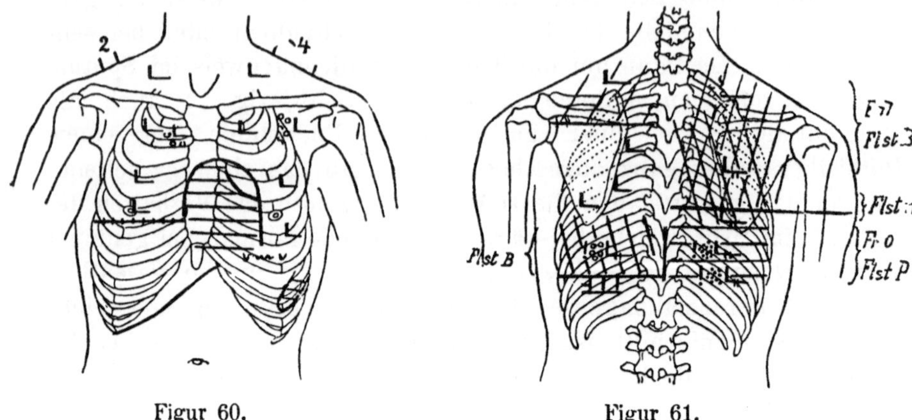

Figur 60.   Figur 61.

Mal vom 27. April 1921 bis 12. August 1921 an meiner Abteilung lag. Keine Tuberkuloseheredität. Im 13. Lebensjahr hatte Patientin zweimal einen Abszeß im Rachen, angeblich ohne Fieber. Sie konnte nicht schlucken und nicht sprechen. Sie wurde im Halse ausgeschnitten und gebrannt. Dann war sie immer gesund. Zu Beginn des Mai 1920 erkrankte sie mit Stechen auf der Brust, vorwiegend rechterseits, mit Fieber und Abgeschlagenheit. Sie hatte mäßigen Husten, leichte Atemnot und wurde sechs Tage nach Beginn der Erkrankung bettlägerig. Kein blutiges oder rostfarbenes Sputum, kein Herpes. Die Untersuchung ergab eine pneumonische Infiltration des rechten Unterlappens mit normaler Leukozytenzahl von 5200. Im August 1920 verließ sie unsere Abteilung bei Fortbestehen der Infiltrationserscheinungen und fühlte sich dementsprechend auch noch immer nicht vollkommen gesund. Im Februar 1921 mußte sie ihre Arbeit als Küchengehilfin wieder aufgeben, weil sich ihr Zustand immer mehr verschlechterte. Sie hatte wieder starkes Stechen auf der rechten Brust, starken Husten mit etwas Auswurf, starke Nachtschweiße und Fieber, sowie wenig Appetit. Sie lag nun 13 Wochen zu Hause und wollte vor drei Wochen wieder an ihre Arbeit gehen, aber der Zustand verschlimmerte sich noch mehr. Deshalb wurde sie von der Fürsorgestelle wieder in unser Spital gewiesen. Immer noch zeigte sich die pneumonische Infiltration des rechten Unterlappens. ein Befund, der unverändert bestehen blieb, trotzdem die Patientin unter Tuberkulin fieberlos wurde und an Gewicht zunahm. Auch jetzt wieder wie während des ganzen Verlaufs keine Tuberkelbazillen im Sputum. Den Lungenbefund kurz vor ihrer Entlassung im Juni 1921 gibt beifolgendes Thoraxschema wieder, welches die betreffenden auskultatorischen und perkutorischen Befunde am besten veranschaulicht (siehe Fig. 60 und 61).

Der Tod kann in solchen Fällen in sechs Monaten oder in einem Jahre erfolgen. Häufiger aber ist die Krankheit nicht tödlich und verträgt sich mit langer Lebensdauer.

5. Pneumonische Schübe im Laufe der gewöhnlichen Phthise durch Mischbakterien

Ich habe schon bei der sekundären fibrösen Phthise und besonders bei den stationären Kavernen erwähnt, daß diese Formen besondere Neigung aufweisen, an infektiösen Bronchitiden zu erkranken. Ich habe auch dort eine Krankengeschichte (Beobachtung 14) gebracht, die zeigt, wie eine derartige infektiöse Bronchitis zu lobulärpneumonischen Verdichtungen führen kann. In der gleichen Weise kann es auch zu einer konfluierenden Lobulärpneumonie kommen. Die Prognose ist natürlich eine weit bessere, als wenn alle diese Verdichtungsherde tuberkulöser Natur wären, daher müssen wir uns trotz der nicht unerheblichen Schwierigkeiten bemühen, in jedem Falle zu einer sicheren Meinung darüber zu kommen. Das beste Kriterium in dieser Beziehung ist die Leukozytenzählung, welche bei diesen mischinfektiösen Pneumonien erhöhte Werte zeigt, bei phthisischen Prozessen gewöhnlich normal ist, abgesehen von manchen Fällen von käsiger Pneumonie. Da aber die käsige Pneumonie ein verhältnismäßig schwereres Krankheitsbild darstellt, wird sich doch meist die wichtige Differentialdiagnose machen lassen. Diesbezüglich nur ein Fall, der auch in anderer Hinsicht von Interesse ist.

BEOBACHTUNG 55: Am 6. November 1922 wird der 35jährige Bundesbeamte F. R. an meiner Abteilung aufgenommen. Er sei vor drei Monaten an Grippe mit Lungenentzündung erkrankt und könne sich seither nicht mehr erholen. Der Befund seiner Lunge ist der einer Phthisis fibro-caseosa des linken Oberlappens mit Gurgeln und Käserasseln am linken Hilus und schluchzendem Rasseln links vorne im III. Intercostalraum. Das Sputum positiv, die Temperatur im Maximum 37·1 axillar.

Deshalb beginnen wir mit einer Tuberkulinkur und geben als erste Dosis 4/V ATK, also 0·002 mg. Zwei Tage später stellt sich unter Schüttelfrost eine Temperaturerhöhung auf 40° ein, die nun als Continua weiterbestehen bleibt. Es entwickeln sich dabei die Zeichen einer Verdichtung im rechten Unterlappen mit Brochialatmen und reichlichem Krepitieren. Schwer gestörtes Allgemeinbefinden.

Wir stehen nun vor der bangen Frage, ist das die Folge der Tuberkulininjektion, ist das eine dadurch ausgelöste käsige Pneumonie? Was sollen wir seiner Frau sagen, die selbst ein Jahr früher mit einer Phthysis fibro-caseosa des rechten Oberlappens monatelang bei uns gelegen hatte?

Die Leukozytenzählung ergab 22.000 mit 85% polynukleären Zellen ohne Eosinophile, der Urin zeigt Verminderung der Chloride, die Zunge ist pappig belegt. Wir schließen daraus auf eine croupöse Pneumonie, beruhigen die Frau und behandeln den Mann nach unserem seit Jahren mit bestem Erfolg erprobten Verfahren, ihm jeden Tag eine subcutane Injektion von 0,001 Strych-

nin und dreimal je 1 bis 2 cm³ Ol. camphoratum verabfolgend. Auch hier kommt
es zu einer raschen Abheilung der Pneumonie. Am 16. November hatte der initiale
Schüttelfrost eingesetzt, schon am 22. November tritt kritische Entfieberung ein
und nun erholt sich der Kranke sehr rasch. Von besonderem Interesse dabei
ist, daß seine Phthise dadurch nicht im mindesten ungünstig beeinflußt wurde.
Das zeigt so recht, wie falsch die allgemeine Ansicht ist, daß Mischinfektionen
vor allem an den Verschlechterungen einer Phthise, an ihrem schubweisen
Fortschreiten die Schuld tragen. Hier war selbst eine croupöse Pneumonie
vorübergegangen, ohne die kranke Lunge zu verschlechtern, ohne an der Stelle
ihres Sitzes Tuberkulisation zu hinterlassen.

C. BEGINNENDE TUBERKULOSE MIT TEILS PNEUMONISCHEM, TEILS PLEURITISCHEM BEFUND ÜBER DEN LUNGENBASEN

Hier verdient vor allem

1. die tuberkulöse Pleuropneumonie

Erwähnung. Dem Wesen nach besteht sie aus einer käsigen Lobär-
oder käsigen Lobulärpneumonie, welche von einer akuten exsudativen Pleuritis begleitet wird. Da zeigt sich nun wieder ein Gesetz,
auf das ich schon mehrmals hingewiesen habe, daß durch einen Er
guß der Lungenprozeß günstig beeinflußt wird. Während ja eine rein
käsige Pneumonie eine fast absolut tödliche Krankheit vorstellt, kann
es hier unter dem Einfluß der Exsudation in die Pleurahöhle zu einer
teilweisen Ausheilung kommen, und es entwickelt sich dann daraus
die Phthisis fibro-caseosa corticalis, die uns gleich unten beschäftigen
soll.

Die Pleuropneumonie beginnt nun mit einem akuten pleuralen
Erguß, der größer erscheint, als er in Wirklichkeit ist. Der Erguß
überschreitet kaum die Mamillen vorne und die Spina scapulae rückwärts, und trotzdem hört man ausgesprochenes Bronchialatmen und
die Nachbarorgane — Herz und Leber — sind stark verlagert. Wir
haben eben jenen Zustand vor uns, den die Franzosen als „pseudo-
gros épanchement" bezeichnen. Es rührt das davon her, daß die unter
dem Erguß liegende Lunge starr infiltriert und daher nicht so zusam-
mendrückbar ist wie eine normale Lunge. Daher muß auch ein mittel-
mäßiger Erguß vor allem auf die Nachbarorgane verdrängend wirken.
Diese Infiltration bedingt es auch, daß wir über der ganzen Dämpfung
nichtklingendes oder klingendes Rasseln hören, daß wir oberhalb
des Fluidums pleurales Reiben hören, daß der Stimmfremitus meist
bis zur Basis erhalten ist. Wir haben dabei hohes Fieber und ausge-

sprochene Dyspnoe, die auch durch eine Punktion des Exsudates keine Besserung erfährt. Nach vier bis fünf Wochen weicht das Exsudat, aber die Allgemeinsymptome bleiben. Es bleibt das Fieber, der Husten besteht weiter oder tritt jetzt erst auf. Es kommt zu Auswurf mit spärlichen Tuberkelbazillen. Es bleibt eben die pneumonische Infiltration zurück, die dann stellenweise kavernös zerfällt. Indem sich das Allgemeinbefinden hbt, der Patient Fett ansetzt, entwickelt sich daraus dann die Phthisis fibro-caseosa corticalis. Ein typisches Beispiel für diese Verlaufsform stellt folgende Beobachtung dar:

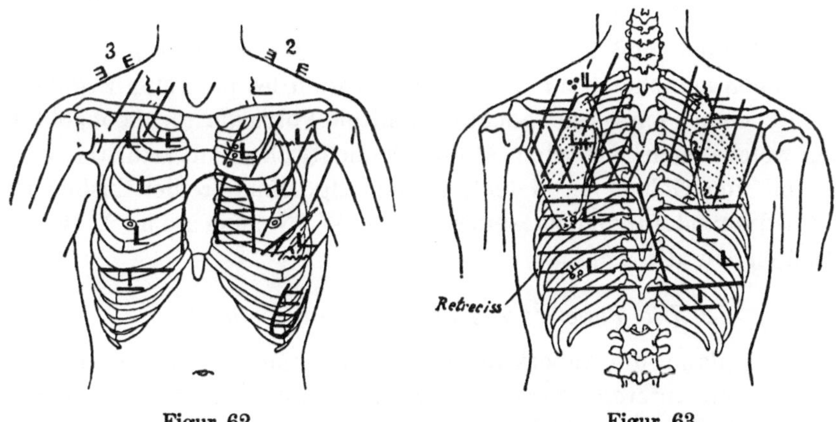

Figur 62.   Figur 63.

BEOBACHTUNG 56:   Am 18. Oktober 1920 kam der 23jährige Maurergehilfe J. B. an meine Abteilung. Mit 11 Jahren litt er an skrophulösen Drüsen. Mit 15 Jahren hatte er angeblich Lungenspitzenkatarrh. Sonst war er immer gesund. Im Oktober 1920 bekam er plötzlich Fieber und Seitenstechen mit trockenem Husten. Bei 10.000 Leukozyten bietet er die Erscheinungen einer Pleuropneumonie. Klares, schwachgelbliches Exsudat, darin vorwiegend Lymphozyten. Hohes Fieber. Ursprünglich von gutem Ernährungszustand, kam er im Verlaufe seiner nunmehr fast ein Jahr bestehenden Krankheit hochgradig herunter, zeigte ausgesprochene Kachexie mit Pityriasis tabescentium und mechanischer Übererregbarkeit der Muskulatur. Seine Temperatur war monatelang hochfebril von stark remittierendem Charakter. Erst seit zirka acht Wochen beginnt er bei normal gewordener Temperatur sich zu erholen, an Gewicht zuzunehmen, aber immer noch zeigen die Lungen denselben Befund wie zur Zeit der Aufnahme. Er wird durch beifolgende Thoraxschemata (Fig. 62 und 63) veranschaulicht, die einer Untersuchung vom 27. Juli 1921 entstammen.

Die Differentialdiagnose zur Zeit des pleuralen Ergusses gegenüber einer andersartigen Pleuritis, also einer infolge eines Primärkomplexes z. B., läßt sich nur aus der unverhältnismäßigen Schwere der Symptome vermuten. Die Untersuchung der Spitzenpartie ergibt keine Zerfallsherde in der Spitze und läßt daher die Diagnose einer phthisischen Pleuritis ausschließen. Treten dann an der Exsudatgrenze Verdichtungserscheinungen in den Vordergrund, eventuell gar Kavernensymptome dazu, dann läßt sich die Diagnose mit Sicherheit stellen. Das positive Punktionsergebnis unterscheidet die prognostisch viel ungünstigere Pneumonia caseosa. Viel leichtere Erscheinungen macht die Kongestivtuberkulose, die ja ebenfalls, wie eine unserer Beobachtungen (Beobachtung 47) lehrt, gelegentlich mit einem leichten Erguß auftreten kann.

Erwähnen muß ich noch, daß ich bei dieser Pleuropneumonie bisher schon manchmal zur Zeit der Resorption des pleuralen Ergusses das Bild einer schweren hochfieberhaften Polyarthritis beobachtet habe, welche sich wie eine akute rheumatische Polyarthritis verhielt und von Gelenk zu Gelenk übersprang, ohne freilich bisher je Endocardveränderungen zu setzen (siehe W. N e u m a n n, 2, Beobachtungen 1 und 2).

2. *Die Tuberculosis fibro-caseosa corticalis*

Heilt dann die tuberkulöse Pleuropneumonie aus, etablieren sich über den unteren Partien der Lunge Kavernensyptome, nimmt aber der Kranke dabei an Körpergewicht zu, so daß sich endlich ein ausgesprochener Zustand von Adipositas ausbildet, dann haben wir die c o r t i c a l e P h t h i s e von B a r d vor uns, die Unterlappentuberkulose K ö h l e r s. Diese Form der fetten Phthise gibt eine weit bessere Prognose als eine gleichweit vorgeschrittene gewöhnliche Phthise, schon deshalb, weil sie einseitig ist, gleichweit vorgeschrittene Phthisen aber immer beide Lungen befallen haben. Auch deshalb, weil die Veränderungen meist nicht weit in die Tiefe reichen, sondern nur die Randpartien der Lunge ergriffen sind. Deshalb sind ja auch die Veränderungen für die Auskultation und Perkussion recht ausgiebig, für die röntgenologische Untersuchung aber machen sie sich weit weniger bemerkbar.

Doch gibt es noch eine zweite Möglichkeit, wie sich eine corticale Phthise entwickelt. Ich habe schon oben bei der Spitzenform der corticalen Tuberkulose erwähnt, daß eine derartige Phthise auch häufig im Anschluß an eine sekundär fibröse Spitzenphthise oder noch häufiger im Anschluß an eine Tuberculosis cavitaria stationaria sich entwickelt, derart, daß von einem Spitzenherd aus wiederholt trockene pleurale Schübe ihren Ausgang nehmen, die dann allmählich zu einer Verdichtung und zum Zerfall der pleurabenachbarten Teile des Unterlappens führen.

IV. KAPITEL

BEGINNENDE TUBERKULOSE MIT DIFFUSEM BEFUND ÜBER DEN LUNGEN

Die Tuberkulose beginnt in der Lunge nicht nur lokalisiert, vor allem als Spitzenherd oder als pleuritische, bzw. pneumonische Veränderung der Lungenbasen, sie kann auch unter Umständen über der ganzen Lunge zerstreut einsetzen und allenthalben über der Lunge auskultatorische und perkutorische Veränderungen setzen. Diese Form soll uns im folgenden beschäftigen. Am zweckmäßigsten teilen wir die dabei in Betracht kommenden Formen in zwei große Gruppen ein. Die eine Gruppe umfaßt Formen von guter Prognose wenigstens quoad vitam, die andere absolut letal verlaufende Fälle.

A. GUTARTIGE PROZESSE

1. Die Bronchitis tuberculosa superficialis

Ich habe schon im zweiten Kapitel von den Spitzenbronchitiden gesprochen, bei denen sich in den hinteren und oberen Partien einer oder beider Lungen einige trockene Rasselgeräusche, also Pfeifen und Schnurren oder trockenes, kleinblasiges Rasseln finden. Nach einer gewissen Reihe von derartigen spitzenbronchitischen Schüben können sie sich verallgemeinern, und es kommt zu derartigen Rasselgeräuschen auch über der Basis, hier meist gemischt mit klanglosem, feuchtem, grobblasigem Rasseln. Die Atmung ist dabei allenthalben vesikulär, aber schlürfend, das Sputum spärlich, enthält aber mehr weniger reichlich Bazillen. Dabei ist nirgends eine ausgesprochene Dämpfung auffindbar. Die Krankheit verbindet sich häufig mit einem Emphysem und gelegentlich mit asthmatischen Zuständen vom Typus des Asthma nervosum. Als typisches Beispiel dafür sei eine eigene Beobachtung darüber mitgeteilt:

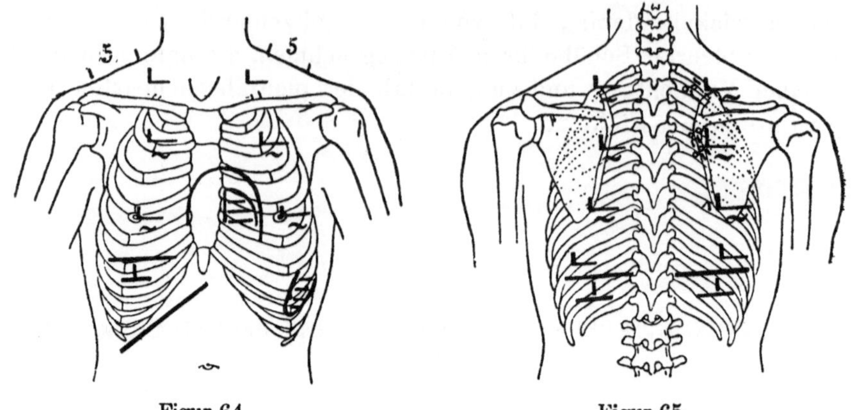

Figur 64.   Figur 65.

BEOBACHTUNG 57: Es handelt sich dabei um einen 45jährigen Kaufmann K. D., bei dem von Seite der Lunge erstmalig im Jänner 1920 Erscheinungen auftraten. Der Perkussions- und Auskultationsbefund wird durch beifolgende Thoraxschemen (Fig. 64 und 65) wiedergegeben, die Geringfügigkeit der betreffenden Befunde versinnbildlichend, womit der Befund reichlicher Tuberkelbazillen im Sputum in krassem Widerspruch steht.

Zum Wesen des Prozesses gehört also Fehlen der Dämpfungen, Fehlen enger Krönigscher Felder, Vorhandensein über den Spitzen lokalisierter oder allenthalben über der Lunge hörbarer bronchitischer Geräusche mit mehr weniger ausgesprochenem Emphysem und positivem Bazillenbefund, denn auch sonst haben wir ja nicht so selten allgemeine bronchitische Erscheinungen bei verschiedenen Tuberkuloseformen, vor allem bei der Bronchialdrüsentuberkulose speziell der Kinder. R a n k e und S l u k a haben darauf hingewiesen, daß dabei die Bronchien, speziell der Oberlappenbronchus, von geschwellten Bronchialdrüsen umlagert ist, daß dadurch leicht Stenosierungen entstehen und so bronchitische Geräusc e veranlaßt werden. Diese Pseudospitzenkatarrhe, wie H o l l ó sie nennt, zeichnen sich aber durch das Fehlen von Tuberkelbazillen aus und fallen daher nicht in den Rahmen der oberflächlichen t berkulösen Bronchitis von B a r d. Pathologisch-anatomisch sind die ihr zugrundeliegenden Prozesse nicht recht klar. Bei der en nenten Gutartigkeit dieser Form, auf die ich schon bei der betreffen en Spitzenform hingewiesen habe, liegt auch mir kein Obduktionsbefu d derartiger Fälle vor. Man könnte an einen Primärherd in einem gr ßeren Bronchialast denken, der zur Bazillenausscheidung Anlaß gib und der durch temporäre

Schwellung der tracheobronchialen und bronchopulmonalen Drüsen
im Sinne von R a n k e und S l u k a zu den bronchitischen Schüben
Anlaß gibt. Das würde verständlich machen, warum die diffuse Bronchitis nicht immer vorhanden ist, sondern manchmal ein fast negativer
Lungenbefund erhoben werden kann, der dann wieder zu Zeiten starker Bronchialdrüsenschwellung zu einer lokalisierten oder allgemeinen Bronchitis mit Asthma führt. Immerhin lassen sich dadurch einige
Züge im Krankheitsbild der oberflächlichen spezifischen Bronchitis
nicht erklären. So macht es zunächst Schwierigkeiten, den positiven
Sputumbefund damit in Einklang zu bringen, denn wir wissen aus
der Klinik der anderen Primärherde (in der Form der abortiven
Spitzentuberkulose, in der Form von lokalisierten Herden am Dia-
phragma oder am Mediastinum), daß hier ein positiver Sputumbefund
zu den größten Seltenheiten gehört. Es kann dadurch auch nicht
recht geklärt werden, woher die Neigung zu flachen, leicht heilbaren
Larynxulzerationen stammt, über die ich bei der tuberkulösen Spitzenbronchitis gesprochen habe. Denn auch das gehört nicht zum Wesen
eines Primärkomplexes. Ich muß also die Pathogenese dieser Form
noch offen lassen; muß aber nach meinen Erfahrungen bestätigen,
daß diese besondere Verlaufsart der Tuberkulose tatsächlich vorkommt. Es finden sich ja auch sonst in der Literatur Angaben darüber.
So erinnere ich nur an die Beobachtung B e r k a s, der bei einem
46jährigen Arzt bei vollständigem Wohlbefinden und normalem Lungenbefund massenhaft Tuberkelbazillen im Auswurf fand.

2. Die tuberkulöse Peribronchitis bzw. die Bronchitis tuberculosa profunda cum vel sine bronchiectasia

Besser und schärfer umrissen ist diese Tuberkuloseform B a r d s,
die ich schon wiederholt auf dem Sektionstisch gesehen habe, in vivo
diagnostiziert. Freilich scheint auch hier die Pathogenese keine ein-
heitliche zu sein. Schon P i é r y macht darauf aufmerksam, daß man
bei Vorhandensein von Bronchiektasien bei einem Tuberkulösen
immer auch auf Syphilis untersuchen muß. Meine Fälle von tuberkulöser Peribronchitis zeigten zum Teil einen positiven Wassermann.
Außerdem fand sich in den Lungen eine ausgesprochene Anthrakose
der Bronchialdrüsen, und der pathologische Anatom war geneigt, die
dabei auffindbaren Veränderungen, die Umscheidung der Bronchien
mit anthrakotischen Bronchialdrüsen und die Wucherung dieser

anthrakotischen Massen in das Bronchiallumen hinein mit Stenosierung der Bronchien und Bronchiektasienbildung peripherwärts davon auf die Anthrakose allein zurückzuführen. Was das Wesentliche dabei ist, und ob vielleicht nur durch zweifache Kombination von Anthrakose und Tuberkulose, gelegentlich auch durch eine komplizierende Syphilis diese eigenartige Peribronchitis zustandekommt, vermag ich heute noch nicht zu sagen. Da müssen noch weitere Beobachtungen gemacht werden, die dartun werden, ob sich dieses Krankheitsbild nur bei dieser Kombination findet oder ob ein oder der andere Faktor wegfallen kann und welcher. Übrigens sagt auch M a r c h a n d darüber: „Ich bin schon längst zur Überzeugung gelangt, daß die sämtlichen schwarz indurierten, teilweise verkalkten, aber daneben auch oft schmierig erweichten Drüsen am Hilus und weit darüber hinaus, die noch oft als einfach anthrakotisch induriert betrachtet werden, sämtlich von alter Tuberkulose aus der Kindheit (selten aus späterer Zeit) herrühren." Zum besseren Verständnis dieser Krankheitsform sei vor allem die Krankengeschichte eines derartigen, genau obduzierten Falles mitgeteilt.

BEOBACHTUNG 58:   Am 27. Dezember 1920 wurde die 55jährige Bedienerin W. P. auf meine Abteilung aufgenommen. Tuberkulosebelastung in der Anamnese insofern, als zwei Schwestern an Tuberkulose gestorben waren. Sie selbst litt seit vielen Jahren an Husten und hatte vor zwölf Jahren eine linksseitige Rippenfellreizung. Vor drei Jahren hatte sie „Kopfgrippe". Sie war damals im Gesicht und an den Beinen geschwollen, hatte heftige Kopfschmerzen, häufig Erbrechen und auffallend geringe Harnmengen, Die Farbe des Urins soll braunrot gewesen sein. Sie war elf Tage lang krank. Dabei hohes Fieber und fünfmal Anfälle von Bewußtlosigket mit Zuckungen, besonders in den Augenlidern. Seit der „Grippe" kann sich Patientin nicht mehr erholen. Sie hustet sehr viel, leidet an Atemnot, besonders bei körperlichen Bewegungen. Manchmal verstärken sich die Beschwerden bis zu Anfällen von Erstickungsgefühl mit Todesangst. Dabei fortwährend Kopfschmerzen.

Wir hatten nun eine hochgradig abgemagerte Frau mit rudimentären Tabessymptomen vor uns. Ihrem Munde entströmte ein fötider Geruch. Das Sputum ist eitrig, geballt und riecht fötid. Auf den Lungen finden sich beiderseitig Pleuraadhäsionen und Zeichen einer diffusen, schnurrenden und grobrasselnden Bronchitis. Sie war hochfebril. Die Patientin starb schon zwei Tage nach der Aufnahme, und wir diagnostizierten bei ihr: Chronische Bronchitis mit Bronchiektasien infolge (luetischer oder tuberkulöser?) Peribronchitis bei rudimentärer Tabes.   Der genaue, von Prof. W i e s n e r aufgenommene Obduktionsbefund besagt: Diffuse zylindrische Bronchiektasie und chronisch-eitrige Bronchitis in beiden Lungen. Fibröse Schrumpfung und anthrakotische Pigmentation der Bifurkationslymphdrüsen sowie peribronchial

schrumpfende Bindegewebswucherung mit Anthrakose an den Bifurkations-
stellen der Hauptbronchien, besonders entlang ihrer Seitenäste mit partiellem
Einbruch in die Bronchuswand, mit Stenose des Lumens einzelner Bronchialäste. Chronische Perilbronchitis entlang den feinsten Verzweigungen im rechten
Lungenunterlappen. Diffuse Anwachsung beider Lungen bei obsoleter adhäsiver
Pleuritis. Traktionsdivertikel des Oesophagus an der Vorderwand desselben in
der Höhe der trachealen Bifurkation und Ausbildung einer kurzen Schleimhaut-
brücke zwischen den Divertikeln. Dreiquerfingerbreit unter dieser Stelle ein
seichtes chronisches Schleimhautgeschwür des Oesophagus von Linsengröße
mit absolut glattem Rand und glatter Basis, welchem an der Außenfläche des
Oesophagus ein kleiner, umschriebener, fibröser, anthrakotischer Herd entspricht (Lymphdrüse?). Im linken Lungenhilus eine kleinbohnengroße, anthrakotische und verkalkte Lymphdrüse. In den Lungenspitzen kleine anthrakotische Schwielenherde. Concretio cordis cum pericardio totalis. Parenchymatöse
Degeneration des Herzbeutels. Mäßige venöse Stauung der Leber. Subakuter
Milztumor. Rechtsseitige Hydronephrose bei Abknickung des Harnleiters infolge
Adnexverwachsungen. Retroflexio uteri. Intermurales Myom. Atresie des inneren
Muttermunds. Tabes dorsalis des Lendenmarks.

Was nun die klinische Symptomatologie dieser Zustände anlangt,
so zeigt die physikalische Untersuchung keinen ausgesprochenen und
keinen charakteristischen Befund. Wir haben stark abgeschwächtes,
atrophisches Vesikuläratmen infolge des Emphysems, wir haben
allenthalben schnurrende und giemende und grobblasige, nicht klingende Rasselgeräusche, entsprechend der diffusen Bronchitis. Wichtig
ist das Sputum, denn es ist reichlich, manchmal direkt dreischichtig
und hat einen fötigen Geruch. Es enthält keine elastlschen Fasern, hie
und da einen Tuberkelbazillus oder ist auch häufig ganz bazillenfrei.
Doch scheint meinen Erfahrungen nach das Sputum immer eine langsam verlaufende, chronische Impftuberkulose bei Meerschweinchen
hervorzurufen. Die Patienten sind hochgradig dyspnoisch, werden
später direkt orthopnoisch. An sich ist also der Befund gar nicht charakteristisch. Haben wir aber eine Emphysembronchitis mit oder ohne
Bronchiektasiesputum bei relativ jungen Individuen, so muß man
immer an eine derartige Ursache denken. Es hat ja erst jüngst E d e l-
m a n n gefunden, daß bei Emphysem Jugendlicher häufig ein positiver
Wassermann zu finden sei. Finden wir also keine ausgesprochene Ursache für das Emphysem, also vor allem keinen in Berufsschädlich-
keiten gelegenen Anhaltspunkt für eine Pneumokoniose, dann ist es
in jedem Falle ratsam, neben einer Wassermannschen Blutunter-
suchung auch noch das Sputum auf Meerschweinchen zu verimpfen.
Man wird überrascht sein, wie oft man positive Resultate erhält. Und
damit ist schon ein wichtiger Grundstein für die Diagnose tuberkulöser

Peribronchitis gelegt. Unter Umständen kann auch eine Prüfung auf Tuberkulinallergie mit Stichreaktion und subkutaner Injektion die Ätiologie noch weiter klären. Ihr Ausfall wird uns auch einen Anhaltspunkt dafür geben, ob wir bei vorhandener Allergie noch von einer Tuberkulinkur eine günstige Beeinflussung des Krankheitszustandes zu erwarten haben oder nicht. Auf eine volle Heilung dürfen wir aber bei ausgesprochenen Krankheitsbildern dieser Art nicht mehr rechnen. Aber immerhin habe ich oft weitgehende Besserungen und Remissionen gesehen. Die praktische Bedeutung der Erkennung dieses Krankheitsbildes liegt auch nicht so sehr in der Therapie, sie liegt vor allen Dingen in der Erkennung und Unschädlichmachung dieser Infektionsquelle. Ich habe schon in meiner Arbeit mit M a t s o n darauf aufmerksam gemacht, daß derartige Fälle von sogenanntem Altersemphysem und von sogenannter Altersbronchitis bei Großeltern häufig eine unheilvolle Infektionsquelle abgeben können für eine ganze Generation von Enkelkindern, die bei der arbeitenden Bevölkerung tagsüber der Pflege der Großeltern anvertraut sind. Bei einem Emphysem, bei einer Altersbronchitis an infektiöse Tuberkulose zu denken, ist eben noch nicht Allgemeingut der Ärzte.

3. Die Tuberculosis fibrosa diffusa cum emphysemate

Ein emphysematöses Krankheitsbild schon bei jungen Individuen kann aber auch noch auf andere Weise zustandekommen. Wir haben schon oben bei der Tuberculosis fibrosa densa gehört, daß ein Emphysem der übrigen Lungenpartie zum Wesen des Krankheitsbildes gehört, doch werden da die dichten Spitzenschwielen die Differentialdiagnose gegenüber einer tuberkulösen Peribronchitis stellen lassen. Außer dem in die Lunge proliferierenden Primärkomplex, der zu dichten Anhäufungen von hämatogenen Tuberkeln in den Spitzenpartien und so zum Bilde der Tuberculosis fibrosa densa führt, gibt es aber auch noch eine zweite Form der Erkrankung, wo die hämatogen entstehenden Herdchen über die ganze Lunge ziemlich gleichmäßig und locker verstreut sind, so daß sie sich klinisch und auch röntgenologisch kaum verraten. Wohl aber äußern sich diese fibrös ausgeheilten Disseminationen durch das konsekutive Emphysem. Dann haben wir die Tuberculosis fibrosa diffusa cum emphysemate vor uns. Häufige Begleiterscheinungen dieser Krankheitsform sind Pleuraadhäsionen, Dilatation des rechten Herzens, eine blande Nierensklerose, Strumen. Die Krankheit macht deutliche Erscheinungen erst in den Vierziger- bis Fünfzigerjahren des Lebens, findet sich nach T r i p i e r besonders häufig bei Kyphoskoliotikern, scheint aber auch, gleichwie die tuberkulöse Peribronchitis, besonders häufig bei alten Luetikern vorzukommen.

Die klinische Symptomatologie dieser sehr häufigen Erkrankung zerfällt nach P i é r y, dem ich mich voll anschließen muß, in mehrere Phasen.

a) D i e P h a s e d e s B e g i n n e s : Dieser ist so schleichend und geht so unmerklich aus einem proliferierenden Primärkomplex hervor, daß er gar nicht festzustellen ist. Man vergleiche darüber die negative Vorgeschichte der Fälle N a t h e r s, welcher in operierten Strumen frische miliare Schübe fand, ohne daß diese Patienten von ihrem hämatogenen Schub Beschwerden gehabt hätten.

b) Die P h a s e d e r L u n g e n e r s c h e i n u n g e n : Wir haben dann einen jugendlichen Asthmatiker vor uns mit typischem Faßthorax. Seine Gesichtsfarbe ist eine sehr gute, meist sind die Patienten hochrot. Bei höheren Graden der Krankheit sind diese Leute dyspnoisch, sogar orthopnoisch und zeigen wiederholt Asthmaanfälle, die mit dem Asthma nervosum eine große Ähnlichkeit haben. Die physikalische Untersuchung ergibt nichts weiter als die Zeichen eines Emphysems mit einer begleitenden Bronchitis. Auf die tuberkulöse Genese macht höchstens eine eventuell vorhandene Pleuraadhäsion aufmerksam, für die sich keine akute Pneumonie in der Anamnese auffinden läßt. Im Sputum sind keine Tuberkelbazillen zu finden, doch konnte ich in typischen Fällen zunächst durch Tierimpfung eine chronische Impftuberkulose beim Meerschweinchen erzeugen. Einen dieser Fälle, den ich in der Arbeit mit M a t s o n (Beobachtung 2) beschrieben habe, habe ich nun seit mehr denn zehn Jahre in konstanter Beobachtung. Sie bekam unter meinen Augen wiederholt Schübe von trockener Pleuritis, sonst fühlte sie sich leidlich wohl. Nach neueren Beobachtungen scheint da wieder der typische harte und scharfrandige Milztumor der proliferierenden Tuberkulose einen Fingerzeig für die Diagnose abgeben zu können. Wenigstens fand ich bei dem jugendlichen Emphysem tuberkulöser Genese, also auf dem Boden einer Tuberculosis fibrosa diffusa, immer diesen Milztumor. Können wir also Lues, können wir eine alte Malaria oder einen kürzlich überstandenen Typhus ausschließen, zeigt die Milz die typische scharfrandige Form, dann liegt diese Tuberkuloseform am nächsten.

c) Die Phase der Herzlungenerscheinungen: Zu den Erscheinungen des Emphysems mit seinen asthmatischen Schüben gesellt sich noch eine Erweiterung des rechten Herzens dazu und Zeichen der Herzmuskelinsuffizienz, namentlich in Gestalt von Arhythmia perpetua.

d) Komplikationen und Art des Exitus: Der Exitus erfolgt gewöhnlich durch kardiale Insuffizienz. Dahin gehört wohl ein großer Prozentsatz der vielen Fälle von Myodegeneratio cordis bei alten Leuten, die uns in den Spitälern begegnen. Doch können auch in diesem Stadium der Krankheit neue, massige tuberkulöse Schübe auftreten und dem Leben dann noch rascher ein Ziel setzen. So kann es zu einer käsigen Pneumonie kommen. Einen derartigen Verlauf bei der sonst ganz ähnlich gelegenen Tuberculosis fibrosa densa gibt ja unsere Beobachtung 52. Oder es kommt zu kongestiv-pneumonischen Prozessen um die alten, schwieligen Tuberkuloseherde herum, meist mit Lungenödem kombiniert (siehe Beobachtung 48). Oder es kommt zu einem allgemeinen miliaren Schub, wie wir ihn bei den Autopsien derartiger Leute gelegentlich als Nebenbefund erheben können.

Die Differentialdiagnose solcher Zustände ist je nach der Phase ganz verschieden. Betrachten wir zu dem Zwecke zunächst die pulmonäre Phase. Da haben wir einen bronchitischen Schub vor uns. Hier kann es sich um eine gewöhnliche Bronchitis handeln, die gar nichts mit Tuberkulose zu tun hat. Vergesellschaftet sich aber diese Bronchitis mit mehr weniger hohen Graden von Emphysem, ist sie chronisch rezidivierend, und finden wir im Beruf keine Schädlichkeiten (Staub, Rauch, giftige Gase bei Chemikern oder in der Industrie), welche uns dafür eine hinreichende Erklärung abgeben könnten, dann müssen wir an eine tuberkulöse Natur dieser Bronchitis denken. Das wird um so wahrscheinlicher, wenn die bronchitischen Geräusche besonders stark oder ausschließlich über den Spitzenpartien der Lunge lokalisiert sind. Es wird auch wahrscheinlich, wenn die Bronchitis nur einseitig entwickelt war. Aber auch da gibt es noch eine Reihe von Möglichkeiten, die wir schon an verschiedenen Stellen dieses Buches erörtert haben, die ich aber der großen Wichtigkeit halber hier noch einmal zusammenfassend besprechen muß. Es kann sich also

α) um eine Bronchitis infolge Bronchialdrüsentuberkulose handeln. Der Patient ist stark allergisch gegen Tuberkulin, zeigt Zeichen eines einfachen oder entzündlichen Primärkomplexes. Er hat kein

Sputum oder wenn, so ist es sowohl mikroskopisch als auch für den Tierversuch vollständig bazillenfrei. Rach bespricht diese Form als idiopathische Bronchialdrüsentuberkulose, die nach ihm sich hauptsächlich in rezidivierenden Bronchitiden äußert.

β) Es handelt sich um eine spezifische oberflächliche Bronchitis. Hier haben wir vollständig normalen Lungenbefund, höchstens auch wieder die Zeichen einer entzündlichen Bronchialdrüsentuberkulose dabei, aber positiven Bazillengehalt im Sputum.

γ) Es kann sich um eine sekundäre fibröse Phthise, bzw. eine stationäre Kaverne handeln mit ihrer Neigung zu akuten, mischinfektiösen Bronchitiden. Hier sind die bronchitischen Schübe gewöhnlich mit Fieber verbunden und eine genaue Untersuchung deckt die alte fibrös indurierte Spitzentuberkulose oder Spitzenkaverne auf. Die Leukozytenzahl im Blut ist dabei gewöhnlich erhöht. Die Milz ist breit und stumpf.

δ) Es kann sich um eine tuberkulöse Peribronchitis handeln. Die Bronchitis ist grobblasig, das Sekret reichlich, das Sputum ist massig, rein eitrig, zeigt fötiden Geruch und eine dreischichtige Beschaffenheit. Das Sputum enthält einzelne Tuberkelbazillen oder zeigt wenigstens positive Meerschweinchenimpfung.

ε) Es kann sich um eine Emphysembronchitis bei Tuberculosis fibrosa densa handeln. Wir werden dann Dämpfungen über der Spitze finden, Retraktion der Lungenspitze und mehr weniger Zeichen der Verdichtung des Spitzenparenchyms. Dabei haben wir meist positiven Sputumbefund mit spärlichen Bazillen. Harte, scharfrandige Milz.

ζ) Oder es handelt sich um die Emphysembronchitis der Tuberculosis fibrosa diffusa, die wir jetzt im Auge haben. Dieser Zustand ist am schwersten zu erkennen, aber auch hier scheint der Meerschweinchenversuch immer positiv zu sein. Auch hier eine harte, scharfrandige Milz.

Im Stadium der Herzschwäche liegt am nächsten die Verwechslung mit Myodegeneratio cordis infolge Nierensklerose. Da liefert das Herz die wichtigsten differentialdiagnostischen Momente. Bei Nierensklerose die Hypertrophie und Dilatation des linken Ventrikels, bei Tuberculosis fibrosa densa und diffusa die Verbreitung und Hypertrophie des rechten Ventrikels. Bei der Arteriosklerose eventuell einen Galopprhythmus, der bei diesen Zuständen fehlt.

Das leitet uns nun zur Frage über, ob nicht vielfach auch das

Altersemphysem auf dem Boden einer derartigen Tuberculosis fibrosa
densa, bzw. diffusa entsteht. Ich habe diesem Punkt seit einigen
Jahren meine Aufmerksamkeit geschenkt, seitdem ich in einem allgemeinen Spital sehr viele alte Leute mit Arteriosklerose und Emphysem
zu Gesicht bekomme, und muß gestehen, daß ein Großteil der Alters-
emphyseme auf Tuberkulin spezifisch reagiert, nicht nur auf einen
Pirquet oder auf eine Stichreaktion, was ja nicht auffällig wäre, sondern auch auf subkutane Injektion, freilich meist erst bei größeren
Dosen von 1 bis 4·5 mm³ Alttuberkulin. Eine von der reagierenden
Dosis an begonnene spezifische Therapie scheint meinen bisherigen
Erfahrungen nach auch bei diesem, sonst so trostlosen Altersemphysem mit der begleitenden Bronchitis und der Herzschwäche
günstig einzuwirken. Ist gleichzeitig ein positiver Wassermann vorhanden, so muß natürlich auch eine antiluetische Kur eingeleitet
werden, um einen möglichst vollständigen Erfolg zu erzielen. Wir
sehen daraus, wie so die fortschreitende Erkenntnis der Tuberkulose
eine Brücke schlägt zu den so häufigen Emphysemen und Myodegene-
rationen alter Leute und auch diese Zustände einer spezifischen
Therapie zugänglich macht. Es spielen eben die beiden Pole chronisch
interner Leiden, die Tuberkulose und die Syphilis, eine weit größere
Rolle auch beim Zustandekommen der typischen Alterskrankheiten,
als wir uns bisher träumen ließen. Gleichwie die Wassermannsche
Reaktion aus dem großen Heer der Atheromatosen die luetische
Mesaortitis ausschälte und einer spezifischen Therapie zugänglich
machte, so vermag auch die Tuberkulose und die Syphilis aus dem
Heer der Emphysematiker ein Gutteil ätiologisch scharf zu fassen
und von einem gewöhnlichen Altersemphysem abzugrenzen, zu Nutz
und Frommen der Therapie, namentlich wichtig aber für die Verhütung neuer Infektionen von diesen immer fließenden Infektions-
quellen aus.

B. BÖSARTIGE DIFFUSE TUBERKULÖSE PROZESSE

1. Die akute tuberkulöse Bronchopneumonie

Hier interessiert uns vor allem eine bösartige galoppierende
Tuberkuloseform, die klinisch meist immer mit der Phthisis caseosa
zusammengeworfen wird, die aber pathologisch-anatomisch ein ganz
anderes Krankheitsbild vorstellt. Fraenkel bespricht diese Tuberkuloseform als akute peribronchitische oder knotenförmige Tuber-

kulose. Sie soll bei Kindern sehr häufig sein worüber mir eigene
Erfahrungen fehlen; aber auch bei Erwachsenen habe ich sie nun
schon wiederholt angetroffen, so daß ich die Klinik dieser Erkrankung, auch auf eigene Erfahrungen gegründet, recht scharf umreißen
kann.

Pathogenetisch entsteht sie dann, wenn größere tuberkulöse
Massen in den Bronchialbaum einbrechen und hier zunächst eine Verkäsung der Bronchuswände in toto und auf lange Strecken hin erzeugen. Wir sehen dabei im Schnitt der Lunge die Bronchien als verkäste gelbe Doppelkreise noch mit erhaltenem Lumen, und außer
diesen total verkästen Bronchien sehen wir noch hie und da typische
lobulärpneumonische, also phthisisch-tuberkulöse Herde, bzw. ausgedehnte gelatinöse oder käsige Pneumonie.

Der Beginn der Erkrankung ist ein plötzlicher mit hochgradiger
Dyspnoe, einer Respirationsfrequenz von 40 und mehr, mit livid-
zyanotischem Gesicht, intensivem, häufigem, aber mühsamem Husten
mit sehr spärlichem Auswurf. Sehr bald sind darin massenhaft
Tuberkelbazillen sichtbar. Das Fieber ist sehr hoch, sogar 40° über-
schreitend, und zeigt morgendliche Remissionen. Die Pulsfrequenz
ist höher als 130.

Die physikalischen Zeichen sind bilateral und über die ganze
Brust generalisiert. Wir hören Subkrepitieren, feine, trockene oder
feuchte Rasselgeräusche über sehr ausgedehnten Gebieten. Wir haben
dabei zunächst keine Zeichen einer Verdichtung oder einer Kavernenbildung. Meist haben wir auch keine Dämpfung über den Lungen,
sondern im Gegenteil einen hypersonoren, sehr vollen Schachtelton.
Wichtig ist hier zur Diagnose die von R e n a u t sogenannte „association paradoxale des signes physiques". Es finden sich bei dieser Krankheit Zeichen von Bronchitis, von Parenchymverdichtungen, von Pleuritis, aber nirgends kommt es zu vollen klinischen Bildern mit den
dazugehörigen Symptomen, sondern nur andeutungsweise. Als diagnostische Regel läßt sich aufstellen, daß jede Bronchopneumonie, die
ätiologisch nicht vollständig geklärt ist, also nicht eine Fremdkörper-
bronchopneumonie, nicht eine nach Keuchhusten, Masern oder
Diphtherie ist, zu Grippezeiten nicht eine bei Grippe, den Verdacht
auf eine tuberkulöse Bronchopneumonie erwecken muß. Eine bakte-
riologische Untersuchung wird dann diesen Verdacht rasch sichern.

Die Prognose ist eine absolut infauste und die Krankheitsdauer
nur auf Wochen beschränkt.

Zwei eigene Beobachtungen mögen das Gesagte erläutern.

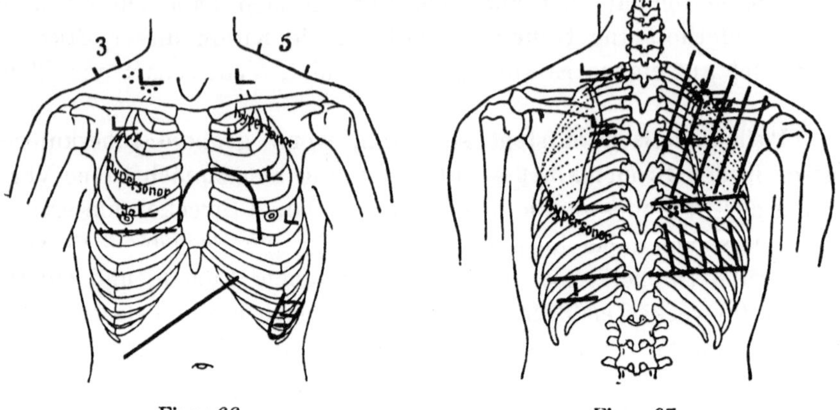

Figur 66.   Figur 67.

BEOBACHTUNG 59. Die erste Beobachtung betrifft einen 30jährigen Privatbeamten J. K., der am 30. November 1920 an meine Abteilung kam. Er war immer gesund gewesen ohne Tuberkuloseheredität. Doch wurde er während des Weltkrieges zu keiner Dienstleistung herangezogen, weil er immer sehr schwächlich und blutarm war. Im Jänner 1920 kam es das erste Mal zu Husten, zu Nachtschweißen und Frösteln während des Tages. Die Attacke dauerte 14 Tage und wurde von seinem Hausarzt als überstandene Grippe gedeutet. Dann fühlte er sich wieder wohl. Aber schon im April kam es wieder zu Schüttelfrösten und Fieber bis 39°, zu Husten und Nachtschweißen, zu Appetitlosigkeit, Abmagerung und Mattigkeit. Er ging aufs Land und erholte sich dort sehr gut. Rasch nahm er 2 kg an Gewicht zu und wurde vollständig afebril. also die typische Anamnese eines phthisischen Schubs. Mitte August kam es aber nach starken Strapazen zu leichtem Fieber, zu starkem Husten und zu Auswurf. Er suchte deshalb Ende September ein Spital auf. Dort gesellten sich Mitte Oktober Heiserkeit und Schmerzen im Hals dazu und gelegentliche Durchfälle von mehreren Tagen. Dann kam er auf meine Abteilung.

Der hochgradig abgemagerte, kachektische und zyanotische Patient mit polsterförmigem Oedem der Rückenhaut, blauem Oedem der unteren Extremitäten bot folgenden Lungenbefund dar (Fig. 66 und 67). Wir ersehen daraus die Residuen der zwei phthisischen Schübe in den Oberlappen. Besonders auffallend ist aber, daß große Teile seiner Lunge einen hellen, hypersonoren Schall geben, mit ganz geringem auskultatorischen Befund, daß seine Leber hochgradig vergrößert, die Milz geschwollen ist. Sein physikalischer Befund kontrastiert ganz auffällig mit seinem schwer gestörten Allgemeinbefinden, und wir konnten daraus eine tuberkulöse Bronchopneumonie diagnostizieren. Am 13. Dezember kam er zum Exitus. Die von Prof. W i e s n e r vorgenommene Autopsie ergab nun folgenden Befund: Alte bronchiektatische und tuberkulöse Kavernen im rechten Lungenoberlappen, etwas unterhalb der Lungenspitze gelegen. Einzelne Kavernen mit fetzigen Wandungen ohne Grenze gegen das umgebende Lungen-

parenchym. Ulzeröse tuberkulöse Bronchitis der Bronchialäste des rechten Oberlappens, des rechten Hauptbronchus, des linken Hauptbronchus und seiner Verzweigungen im Ober- und Unterlappen mit Ektasien der Bronchien, Sekret-
stauung und Verkäsung der Wände. Ausfüllung des Lumens fernerer Bronchial-
verzweigungen mit Käsemassen mit stellenweisem Durchbruch der Verkäsungen
durch die Bronchuswand in das umgebende Lungengewebe. Herdförmige infil-
trierende Tuberkulose im linken Lungenunterlappen. Frische Bronchiektasienbildung mit Eitersammlung im rechten Unterlappen. Diffuse ulzeröse Tuberkulose der Trachea, des Kehldeckels. Tuberkulose der Tonsillen. Schwere
ulzeröse Tuberkulose des Dünn- und Dickdarms. Hochgradige Steatose der
Leber. Fettige Degeneration der Nieren, subakuter Milztumor. Akute Auf-
lockerung der Milz.

Hier war also eine akute tuberkulöse Bronchopneumonie von
einer älteren Spitzenkaverne ausgegangen und hatte so ziemlich alle
Bronchien befallen. Anders in der zweiten

BEOBACHTUNG 60: Eine 53jährige, verheiratete Volksschullehrerin
M. G. kam am 3. Jänner 1921 an der Abteilung zur Aufnahme. Sie gab folgende
Anamnese. Ihre Mutter war einem Lungenleiden erlegen. Vor zehn Jahren
Myomoperation. Sonst war sie niemals ernstlich krank gewesen. Seit zwei Jahren
hustet die Patientin und hat seit einem halben Jahr einen grüngelblichen Auswurf,
sonst aber keine Beschwerden. Seit drei Wochen hustet sie viel mehr, trotzdem
ist der Auswurf spärlicher wie sonst. Bis zu den Weihnachtsferien ist sie ihrem
Beruf nachgegangen. Sie hat nun seit kurzer Zeit furchtbare Atemnot und in
der letzten Zeit auch Fieber.

Die Patientin war hochgradig zyanotisch, kam am 1. Jänner 1921 ganz außer
Atem zu mir. Den Lungenbefund an diesem Tag geben beifolgende Thoraxschemen wieder (Fig. 68 und 69). Es fällt uns dabei wieder auf, daß wir allenthalben gurgelnde Rasselgeräusche haben, dabei aber macht sich die „association
paradoxale" besonders bemerkbar. Denn trotz dieser, sonst für eine schwere

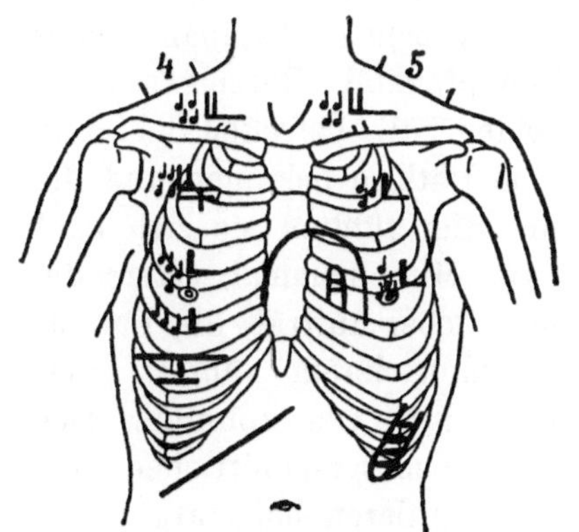

Figur 68.

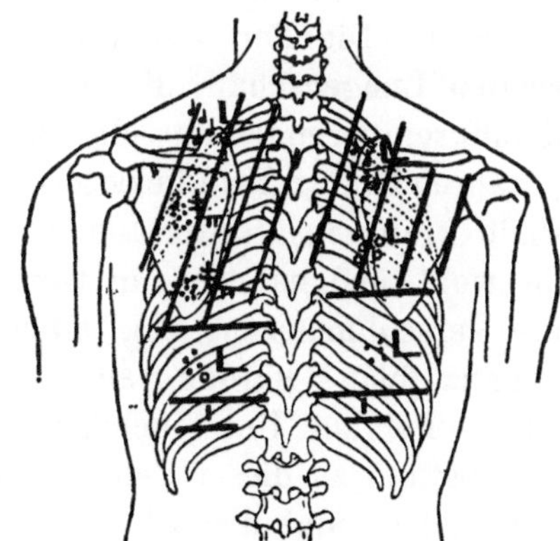

Figur 69.

kavernöse Phthise charakteristischen Rasselgeräusche fehlen Verengerungen der Krönigschen Felder, fehlen ausgesprochene Dämpfungen. In den oberen Partien des linken Unterlappens ist Bronchialatmen, wie wir sehen werden, bedingt durch eine gelatinöse Pneumonie. Die Autopsie der am 7. Jänner verstorbenen Kranken ergab nun: Akute gelatinöse Pneumonie beider Oberlappen und des linken Unterlappens. Tuberkulöse Aspirationsbronchitis, mächtige verkäste Bronchiallymphdrüsentuberkulose. Durchbruch einer verkästen Drüse in den rechten Hauptbronchus knapp unterhalb der Bifurkation. Durchbruch einer verkästen Drüse in den Oesophagus.

Hier haben wir also eine typische Bronchopneumonie vor uns, welche von durchgebrochenen, verkästen tracheobronchialen Drüsen ausgegangen war und welche neben einer verkäsenden Bronchustuberkulose noch zu ausgedehnter gelatinöser Pneumonie Veranlassung gegeben hatte.

2. *Bronchitis capillaris tuberculosa*

Eine noch akutere, innerhalb 3 bis 4 Tagen tödliche Form der Tuberkulose, die aber äußerst selten ist, so daß ich selbst bisher nur zwei Fälle davon zu Gesicht bekommen habe, ist die tuberkulöse Kapillarbronchitis. Sie kann bisher vollständig Gesunde befallen, aber auch bei abgezehrten Phthisikern vorkommen. Bei Kindern soll sie sehr häufig sein, findet sich aber gelegentlich auch einmal bei Erwachsenen. Der Beginn ist ganz brutal. In einigen Stunden schon kommt es zu hochgradigster Dyspnoe mit ganz blau gefärbtem Gesicht, bei 60 bis 80 Respirationen, bei 150 Pulsen und einer Temperatur von 40°. Der Husten ist äußerst heftig und entleert etwas schleimig-eitriges Sputum, in dem aber keine Tuberkelbazillen zu finden sind, wenn sie nicht schon von früher her im Sputum vorhanden waren. Die Perkussion ergibt ausgesprochene Tympanie oder normalen Lungenschall, die Auskultation pfeifende Rasselgeräusche und subkrepitierendes Rasseln. Meine beiden Fälle betreffen Soldaten, die während ihrer Felddienstleistung eine Phthise bekamen und die deshalb krank ins Hinterland abgingen. Hier fühlten sie sich bald recht wohl und nahmen an Gewicht zu. Mit einemmal setzte die akute Verschlimmerung ein, indem hohes Fieber auftrat, die Patienten ganz blau wurden, sich vor Atemnot kaum rühren, sich nicht einmal zur Untersuchung im Bette aufsetzen konnten. Der Lungenbefund zu dieser Zeit ergab allenthalben tympanitischen Perkussionsschall und überall Pfeifen und Krepitieren bei stark abgeschwächtem Atemgeräusch. Leider konnte von keinem der Fälle eine

Autopsie gemacht werden, so daß ich auf eine genaue Wiedergabe ihrer Krankengeschichte verzichten kann.

Die Differentialdiagnose muß vor allen Dingen a) eine gewöhnliche **kapilläre Bronchitis** ausschließen. Diese ist ja bei Erwachsenen auch recht selten, immerhin habe ich ähnliche Bilder bei der Grippe gesehen und auch bei Gasvergiftungen im Felde. Über kapilläre Bronchitis nach Salpetereinatmung vergleiche die interessante Beobachtung H. **Schlesingers**. (2) Der erste Fall von Grippe betraf eine junge Apothekerin, die noch vor der Grippepandemie 1918 zur Beobachtung kam und welche am Tage vorher noch in den Kellerräumen ihrer Apotheke Flaschen abgefüllt hatte. Bald nachher erkrankte sie auf das schwerste. Als ich sie 20 Stunden nach Ausbruch der Krankheit sah, war sie hochgradig zyanotisch und orthopnoisch. Über den Lungen hypersonorer Schall und allenthalben feinstes Knistern. Zwetschkenbrühartiges Ödemsputum. Noch während der Untersuchung starb sie. Da der Verdacht einer Gasvergiftung, acquiriert in den Kellerräumen der Apotheke, nicht von der Hand zu weisen war, wurde die sanitätspolizeiliche Obduktion eingeleitet, die dann eine nekrotisierende absteigende Bronchitis und kapilläre Bronchitis ergab. Im Bronchiallumen ausschließlich und reichlich hämolytische Staphylokokken.

b) Von einer **tuberkulösen Bronchopneumonie** unterscheidet sie der viel raschere, viel stürmischere Verlauf. Auch findet man bei der Bronchopneumonie schon nach 3 bis 4 Tagen Verdichtungserscheinungen über den Lungen, die der tuberkulösen kapillären Bronchitis vollständig abgehen.

c) Eine große Ähnlichkeit hat diese kapilläre Bronchitis im klinischen Verlauf noch mit einer Form der allgemeinen Miliartuberkulose, die ich auch schon mehrfach beobachtet habe, einer Form, welche die französischen Autoren mit dem Namen „Granulie à forme suffocante" bezeichnen. Wir haben da auch ausgesprochene Zyanose und Dyspnoe vor uns, aber es fehlen hier alle auskultatorischen und perkutorischen Veränderungen über der Lunge.

3. Die allgemeine Miliartuberkulose

Die allgemeine Miliartuberkulose gilt auch heute noch vielfach als einzige Erscheinungsform einer hämatogenen Aussaat bei der Tuberkulose. Aus den bisherigen Ausführungen geht schon hervor, daß dem nicht so ist. Ich erinnere nur an den proliferierenden

Primärkomplex, die diskrete Spitzenmiliare, die Tuberculosis fibrosa densa und diffusa usw. usw.. Es gehört vielmehr noch ein massenhafter Einbruch von hochvirulenten Tuberkelbazillen in die Blutbahn dazu, oder nach Liebermeister bei geringen Bazillenmengen eine besondere Konstitution der Kranken, um das klinische Bild der allgemeinen Miliartuberkulose mit seinem absolut letalen Ausgang zu erzeugen. Siehe darüber auch die Ausführungen Löwensteins (l. c. 251). Dieser Einbruch kann sich an verschiedenen Stellen des Körpers vollziehen, kann verschiedene Gefäßgebiete zuerst befallen, und danach ist auch die Symptomologie dieser Erkrankung eine ganz verschiedene. Betrachten wir zunächst rein theoretisch einige dieser Möglichkeiten. Es sitze irgendwo im Körper ein Tuberkuloseherd, ein tuberkulöses Lymphom, eine Karies des Knochens, ein Fungus usw. usw.. Von hier aus können nun tuberkulöse Massen in eine arrodierte Vene einbrechen. Sie gelangen dann in den rechten Vorhof, den rechten Ventrikel und von hier zunächst in die Lunge. Nur diejenigen Bazillen, welche das Lungenkapillarnetz passieren konnten, werden nun in spärlicherem Ausmaße die sonstigen Körperorgane befallen. Wir haben dann eine Miliartuberkulose vor uns, die sich hauptsächlich auf die Lungen lokalisiert. Ist der Einbruch in eine Körpervene ein spärlicher, dafür aber sich häufig wiederholender, dann entsteht daraus eine Tuberculosis fibrosa densa, die sich durch eine großknotige Beschaffenheit der konglomerierten Miliartuberkulose in der Lunge auszeichnet, wie Ranke mit Recht hervorhebt. Dasselbe geschieht, wenn die tuberkulösen Massen in den Ductus thoracicus einbrechen. Ganz anders stellt sich das Bild dar, wenn tuberkulöses Material in die arterielle Blutbahn einbricht. So beobachtete ich einen Fall, den K. Bauer näher beschrieben hat, wo eine tuberkulöse Drüse mit stecknadelkopfgroßer Öffnung in den Aortenbogen eingebrochen war. Hier gelangte die Hauptmasse der Bazillen in die Körperorgane, in die Niere, die Leber und die Milz und bedeutend weniger in die Lunge. Es macht dabei natürlich einen Unterschied aus, ob der Einbruch sich vor Abgang der Anonyma und Carotis sinistra vollzieht oder nachher. Im ersteren Falle wird eine rasch auftretende Meningitis tuberculosa dem Leben ein baldiges Ende setzen, im letzteren Falle, wie in dem von uns beobachteten, ist die Erkrankungsdauer eine ziemlich lange und trat vor allem unter einem gastrischen und hepatalen Bilde auf. Bei dem erwähnten Patienten war vor seiner Aufnahme an die Klinik der Reihe nach an eine Wurstvergiftung, eine Leberzirrhose und endlich an einen Typhus gedacht worden. Ebenfalls zunächst Erscheinungen allgemeiner Natur; besonders aber das Bild einer Meningitis tuberculosa wird hervorgerufen, wenn der Bazilleneinbruch, wie so häufig, in eine Vena pulmonalis erfolgt. Denn auch hier gelangen die Bazillen über den linken Vorhof und den linken Ventrikel zuerst in den allgemeinen Kreislauf und erst auf diesem Umwege in die Lunge. Bei einem Einbruch in einen Zweig der Pulmonalarterie wieder wird überhaupt keine allgemeine Miliartuberkulose entstehen, sondern eine auf das Verteilungsgebiet dieses Astes beschränkte Miliartuberkulose der Lunge, die sich klinisch unter dem Bilde einer einseitigen Miliaris discreta offenbart.

Dadurch sind schon mannigfache Verschiedenheiten im Verlauf der allgemeinen Miliartuberkulose gegeben, so daß wir direkt drei Formen davon unterscheiden können. Eine, wo die Lungenerscheinungen im Vordergrund stehen (Einbruch in Körpervenen oder Ductus thoracicus), eine, wo die Erscheinungen in den parenchymatösen Organen des Körpers das Bild beherrschen (Einbruch in die Aorta, bzw. in eine größere Arterie) oder eine, wo die meningealen Symptome den Ausschlag geben (Einbruch in eine Vena pulmonalis oder in die Aorta vor Abgang der Anonyma und Carotis sinistra). Diese Verschiedenheiten werden noch größer dadurch, - daß individuelle Verschiedenheiten in der Gefäßweite und in der Gefäßverteilung vorliegen. Weitere Unterschiede haben in konstitutionellen und konditionellen Verschiedenheiten ihre Ursache. Weitere sind in immunbiologischen Verhältnissen begründet. Man denke an eine miliare Aussaat bei Individuen, die gegen eine Tuberkulose gar keine Schutzstoffe zur Verfügung haben und anderseits wieder an die gleichen Ereignisse bei gegen Tuberkulose mehr weniger immunen Kranken. Es wird daher einen Unterschied machen, ob eine allgemeine Miliartuberkulose im Stadium des Primär-Komplexes oder bei Phthisikern erfolgt; alle diese Verschiedenheiten sind noch gar nicht Gegenstand eines eingehenden Studiums geworden, und ich muß mich daher mit den bisherigen Andeutungen begnügen, um so mehr, als wir bei Erwachsenen ja nur spärliche Fälle von Miliartuberkulose zu Gesicht bekommen.

Betrachten wir zunächst das allgemein klinische Bild der Miliartuberkulose. Wir haben da ein etwa zehntägiges Inkubations-

stadium vor uns, wo es zu Abgeschlagenheit, Kopfschmerzen.
Schlaflosigkeit und Schwindel kommt, wo eventuell Nasenbluten
auftritt. Appetitlosigkeit und Abmagerung sich einstellen, und
gelegentliche Frostschauer sich bemerkbar machen. ohne daß man
damit zunächst etwas Rechtes anzufangen wüßte. Nach diesen Vor-
läufern entsteht dann das meist typhusähnliche Bild. Wir haben eine
Continua wie beim Typhus, oder wir haben unregelmäßige Fieber-
anfälle. indem die Temperatur 1 bis 3mal im Tag auf 40 Grad ansteigt
und dazwischen Temperaturen von 37 Grad eingeschoben sind. oder
wir haben einen Typus inversus vor uns mit morgendlichem Gipfel bis
39·3, abendlichen Erhöhungen bis 37·5. Der Puls ist stark beschleunigt, die Respirationsfrequenz beträgt 50 bis 60, zunächst ohne
Mitbeteiligung der auxiliären Atemmuskulatur. Es macht sich eine
hochgradige Zyanose mit zunehmender Blässe des Gesichtes geltend.
es tritt ein Milztumor auf. Wichtig ist nach A. F r a e n k e l eine
schmerzhafte Vergrößerung der Leber, die oft von einem leichten
Ikterus begleitet wird. Fast beständig findet sich Eiweiß im Urin
und eine positive Diazoreaktion. Von den nervösen Symptomen
stehen intensive Kopfschmerzen im Vordergrund. Dabei ist das Sen-
sorium getrübt und der Schlaf delirierend. E m p i s macht als ein Frühsymptom auf eine Hauthyperästhesie der Thoraxwand aufmerksam.
Es besteht Lichtscheu. Die Lungensymptome sind recht verschiedenartig. Wir haben in den meisten Fällen, wie J o u s s e t
zeigte, die Zeichen eines kleinen pleuralen Ergusses an beiden Basen.
sich kennzeichnend durch leichtes Höherstehen der Lungengrenzen
gegenüber der Norm um 2 bis 3 Querfinger und durch abgeschwächtes
Atmen darüber. Eine Probepunktion verschafft Sicherheit über dieses
eminent wichtige Symptom. In anderen Fällen haben wir katarrhalische Rasselgeräusche über den Spitzen oder über den oberen
Lungenpartien von trockenem, bronchitischem Charakter. In einer
dritten Reihe von Fällen tritt mehr weniger flüchtiges, feinblasiges
Rasseln und ein zartes pleurales Reiben an verschiedenen Stellen
der Thoraxwand auf, als Zeichen der miliaren Pleuratuberkel.

In manchen Fällen tritt nun die Fiebersteigerung ganz in den
Hintergrund, so daß ein subfebriler. ja sogar afebriler Verlauf daraus
resultiert. Solche Fälle hat H a g e n schon im Jahre 1881 beschrieben.
ebenso R e i n h o l d. J o s e p h hat aus dem Jahre 1891 drei solche
interessante Fälle mitgeteilt. Auch ich habe einen derartigen Fall
beschrieben (W. N e u m a n n 3, Beobachtung 23). Das sind dann die

Fälle, welche Piéry unter dem Sammelnamen „Granulie à forme de pyrexie atténuée" zusammengefaßt hat. Wir nennen sie am besten subfebrile Miliartuberkulose.. Bei solchen taucht zunächst der Verdacht auf eine leichtfebrile gastrische Störung auf, oder man vermutet eine Grippe. Es stellt sich im weiteren Verlaufe eine trügerische Besserung ein. Nur die Kopfschmerzen, die Abgeschlagenheit sowie die Vergrößerung von Milz und Leber, die zunehmende Abmagerung, der Kräfteverlust und die zunehmende Blässe deuten auf ein Fortbestehen der Krankheit hin. Plötzlich bricht dann bei dem Kranken eine Meningitis aus, oder es folgt eine akute Erstickung und setzt dem Leben nach wenigen Stunden ein Ziel. Es erinnert diese Schilderung in abgeschwächter Form an den Verlauf der Krankheit in der Beobachtung K. Bauers, wo der Tuberkelbazilleneinbruch in den Arcus aortae erfolgt war. Diese Fälle dürften wohl dadurch bedingt sein, daß Tuberkelbazillen in eine Lungenvene oder in den Ductus thoracicus gelangen und von hier aus zunächst den allgemeinen Körperkreislauf befallen.

In Fällen wieder, wo der Einbruch in eine Körpervene erfolgt, wo also die Lunge hauptsächlich die Bazillen abfängt, entsteht wohl zumeist die von Piéry als „Granulie à forme catarrhale" beschriebene Form der Miliartuberkulose, katarrhalische Miliartuberkulose. Wir haben die subjektiven Beschwerden einer Bronchitis, also minimalen Husten mit etwas rötlichem Auswurf, wir haben Brustschmerzen, Empfindlichkeit der Thoraxwand. Wir finden bei der Perkussion abwechselnd gedämpfte und tympanitische Zonen, wir haben Pfeifen und Schnurren besonders reichlich in den Spitzen, auch Schauer von krepitierenden Rasselgeräuschen an verschiedenen Stellen. Aber alles das ist flüchtig und in seiner Lokalisation wechselnd. Dazu kommt als Zeichen der schweren Intoxikation zunehmende Abmagerung und zunehmende Schwäche, Zyanose und Dyspnoe. Die Temperaturen sind unregelmäßig mit abendlichem Gipfel. Auch hier kommen, namentlich bei alten Leuten, fieberlose Fälle mit Herzschwäche und allgemeinem Hydrops vor. Später gesellt sich Albuminurie und Milztumor dazu. Der Tod tritt innerhalb 5 bis 6 Wochen ein. Von einer leichten tuberkulösen Bronchopneumonie unterscheidet sich diese Form durch das Fehlen der Tuberkelbazillen im Sputum, ferner durch das Fehlen von Verdichtungserscheinungen und Höhlenbildung über den Lungen.

Unter Umständen können dabei die pleural und subpleural gelegenen Tuberkel besonders in den Vordergrund treten und wir haben dann Piérys „Granulie à forme pleurale" vor uns, die pleuritische Miliartuberkulose. So habe ich Fälle gesehen, wo bei bestehendem typhösen Fieber wegen des Fehlens der Gruber-Widalschen Reaktion zunächst an Typhotuberkulose gedacht werden mußte, und wo ein plötzlich auftretendes, zartes pleurales Reiben die Diagnose zugunsten einer allgemeinen Miliartuberkulose umstieß, mit absolut tödlicher Prognose, im Gegensatz zur früheren Annahme. Auch ein rasch wechselnder pleuraler Erguß, einmal der einen, einmal der anderen Seite kann ein derartiges unklares Krankheitsbild im Sinne einer Miliartuberkulose klären. Merkwürdig ist, daß diese Ergüsse bei allgemeiner Miliartuberkulose rasch kommen und auch rasch wieder verschwinden können.

Einen ganz eigenartigen Verlauf stellt dann jene Form dar, welche Piéry „Granulie à forme suffocante" nennt, die asphyktische Miliartuberkulose. Diese Form tritt besonders häufig in der ersten Kindheit von zwei bis drei Jahren auf. Einen zweiten Frequenzgipfel zeigt sie noch zwischen dem zwanzigsten und dreißigsten Lebensjahr. Es tritt hier nach einer etwa zweitägigen Subcontinua bis 39·5 plötzlich heftigste Dyspnoe mit Orthopnoe und Erstickungsnot auf, ohne Seitenstechen, ohne Husten, ohne Auswurf. Die physikalische Untersuchung ergibt nur abgeschwächtes Atmen, stellenweise etwas aufgehobene Atemgeräusche, hie und da etwas flüchtiges Pfeifen und Schnurren und in einigen Tagen erfolgt der Tod, bei Kindern nach 8 bis 10, bei Erwachsenen nach 20 bis 30 Tagen.

Die Differentialdiagnose muß dabei verschiedene Zustände berücksichtigen. Zunächst denkt man an ein akutes Versagen der Herzkraft. Doch muß man diesen Gedanken wieder fallen lassen, weil die Herzaktion eine zwar beschleunigte, aber sonst ganz gute ist. Man denkt an ein akutes Lungenödem, doch fehlt das Ödemsputum. Man denkt an eine akute kapilläre Bronchitis, doch wird das Rasseln über der ganzen Lunge vermißt. Auch der Verdacht einer Miliarcarcinose der Lunge muß, besonders bei alten Leuten, auftauchen, doch ist da die Entwicklung nicht so rapid. Es tritt manchmal das typische himbeergeleeartige Sputum auf, welches die Sachlage im Sinne einer Carcinose klärt, es treten schmerzlose, harte Drüsenschwellungen in der Supraklavikulargrube auf, welche ebenfalls für Carcinomatose entscheidend sind.

Der Vollständigkeit halber sei zum Schlusse dieses Abschnittes noch eine Form von B a r d erwähnt, die T u b e r c u l o s i s m i l i a r i s s u p p u r a t i v a, die v e r e i t e r n d e Miliartuberkulose. Hier vergesellschaftet sich die Tuberkelbazillenaussaat mit einer Aussaat von Eitermikroben, so daß jeder entstandene Miliartuberkel vereitert. Das hervorstechendste Symptom ist ein hohes hektisches Fieber. Ich selbst habe bisher noch keinen derartigen Fall zu Gesicht bekommen. Für die Differentialdiagnose kämen natürlich hier alle Arten von Pyämie in Betracht, doch scheint die Krankheit enorm selten zu sein und daher nur wenig praktische Bedeutung zu besitzen.

V. KAPITEL

DIE BEGINNENDE LUNGENTUBERKULOSE, DIE SICH UNTER ANDEREN KRANKHEITSBILDERN VERBIRGT = TUBERKULOSEMASKEN ODER LARVIERTE TUBERKULOSEN

In den bisherigen Kapiteln haben wir die verschiedenen Formen der Lungentuberkulose an uns vorüberziehen lassen, von der Voraussetzung ausgehend, daß sie die für ein derartiges Leiden typischen subjektiven Symptome bieten, daß die Kranken also wegen Nachtschweißen, Bruststechen, Husten, Fieber, Abmagerung usw. zum Arzt kommen, so daß unsere Aufmerksamkeit gleich auf die Lunge gelenkt wird. Wir haben nun noch die Fälle zu besprechen, welche nicht wegen solcher durchsichtiger Beschwerden den Arzt aufsuchen, sondern wo irgend ein anderes Organ, irgend ein anderes Symptom im Vordergrund der Beschwerden steht, so daß vielfach gar nicht an die Lunge oder überhaupt gar nicht an eine tuberkulöse Ursache dafür gedacht wird. Man nennt diese Zustände am besten mit S o k o - l o w s k i Tuberkulosemasken oder larvierte Tuberkulose. Aber gerade durch den Vergleich der ersten Arbeit S o k o l o w s k i s über diesen Gegenstand mit unseren heutigen Kenntnissen erkennen wir den großen Fortschritt, den die medizinische Forschung auf dem Gebiete der Tuberkulose gemacht hat. S o k o l o w s k i führt z. B. noch die Bronchitis und die Pleuritis als Masken der Tuberkulose an, von denen wir heute wissen, daß sie vielfach zu den typischen Äußerungen einer beginnenden oder sogar vorgeschrittenen Tuberkulose gehören. Am zweckdienlichsten erscheint es mir, wenn ich zunächst alle die verschiedenen Organsysteme durchnehme, hinter deren Symptomen sich eine Tuberkulose verbergen kann. Erst das letzte Kapitel soll dann eine systematische Übersicht dieser Tuberkulosemasken an den zugehörigen Stellen des Tuberkulosesystems geben.

A. FIEBERHAFTE ZUSTÄNDE, HINTER WELCHEN SICH EINE BEGINNENDE LUNGENTUBERKULOSE VERBIRGT

Während die meisten Tuberkulosemasken bei den chronischen und vor allem bei den relativ gutartigen Tuberkulosen sich finden, welche Holló unter den Namen „juvenile Tuberkulose" zusammenfaßt, haben wir hier im ersten Abschnitt dieses Kapitels es fast ausschließlich mit bösartig verlaufenden Tuberkulosen zu tun. Deshalb bespreche ich sie auch an erster Stelle. Das geschieht auch deshalb, weil sie einen Übergang bilden von der zuletzt beschriebenen allgemeinen Miliartuberkulose, die ja auch vielfach unter einem typhusähnlichen Bild verläuft, und den eigentlichen Masken der Tuberkulose. Hier haben wir nun zunächst zwei verschiedene Fiebertypen auseinanderzuhalten.

1. Das kontinuierliche typhusähnliche Fieber (Sokolowskis Pseudotyphus)

Wie wir schon aus den allgemeinen Erörterungen zur generalisierten Miliartuberkulose gesehen haben, kann sich hinter einem solchen typhusähnlichen Bilde eine Miliartuberkulose verstecken. Die Differentialdiagnose kann da recht schwierig werden und in der ersten Zeit fast unmöglich sein. Nach kurzer Zeit wird sie freilich heutzutage wesentlich dadurch erleichtert, daß wir durch Züchtung des Typhusbazillus aus dem Blut, aus den Roseolen und aus dem Stuhl, sowie durch die Gruber-Widalsche Agglutination schon sehr frühzeitig einen Typhus annehmen oder ausschließen können. Haben wir also selbst nach einwöchiger Dauer des Fiebers noch keine Roseolen und vor allem keine positive Agglutination für ein Bakterium der Typhusgruppe, dann muß der Verdacht auftauchen, daß sich dahinter eine Tuberkulose versteckt. Ich habe dabei natürlich nur jene Fälle im Auge, wo der Lungenbefund keine charakteristischen Zeichen aufweist. Denn auch eine Phthise, die Phthisis fibro-caseosa und die Caseosa, kann ja ein typhusähnliches

Krankheitsbild geben; aber hier wird Husten, positives Sputum, werden mehr minder charakteristische Symptome über den Lungenspitzen, in der Axilla oder im Mohrenheimschen Dreieck die Diagnose bald klären. Scheide ich also diese Fälle aus unseren gegenwärtigen Betrachtungen aus, so kommen vor allem drei Tuberkuloseformen dabei in Betracht: die allgemeine Miliartuberkulose, die Typhotuberkulose von Landouzy und die Tuberkelbazillensepsis. Bei allen dreien findet sich eine Vergrößerung der Milz.

a) Die allgemeine Miliartuberkulose bietet davon das schwerste Krankheitsbild. Da wird nach den Richtlinien des vorigen Kapitels eine schmerzhafte Vergrößerung der Leber mit Ikterus oder die sogenannte Trias von Jousset (weniger typischer Fieberverlauf wie bei Typhus, spurenweise Albuminurie, Anfälle von Polypnoe, bzw. dauernde Polypnoe) die Diagnose im Sinne einer Miliartuberkulose klären. Oder es treten zum typhösen Krankheitsbild beiderseitige, zwei bis drei Querfinger hohe, seröse, lymphozytäre, pleuritische Ergüsse auf, die dann eine sichere Diagnose gestatten, oder es tritt ein zartes Reiben über den verschiedenen Partien der Pleura auf, oder es entwickelt sich das Bild der katarrhalischen Miliartuberkulose der Lungen. Die larvierte Tuberkulose demaskiert sich und zeigt ihr wahres Gesicht mit ihrer absolut infausten Prognose.

b) Die Typhotuberkulose. Nach der Schwere des Krankheitsbildes schließt sich daran Landouzys Typhobazillose an, die wir zweckmäßig Typhotuberkulose nennen. Die Prognose freilich ist eine ganz andere, quoad vitam, ganz gutartige. Hier haben wir wieder eine Continua mit Milztumor vor uns. Auch hier ist oft die Fieberkurve unregelmäßiger als beim echten Typhus. Meist besteht dabei auch ein beschleunigter Puls und nicht die relative Bradycardie des Typhus. Eine Leukopenie mit relativer Lymphozytose findet sich häufig auch bei der Typhotuberkulose, dafür fehlt aber jede Bronchitis, es fehlen Durchfälle oder Verstopfung, es treten keine Roseolen auf. Nach einer mehrwöchigen Dauer heilt die Krankheit aus, die jungen Leute genesen. Denn die Krankheit wird vor allem zur Zeit der Pubertät und bei Kindern beobachtet. Aber während sich beim echten Typhus nun ein Heißhunger einstellt, und rasche Gewichtszunahmen erfolgen, bleiben diese Kranken mager, bleiben sie blaß. Nach einigen Wochen oder auch nach mehreren Monaten demaskiert sich auch diese Tuberkulose, und es kommt irgendwo eine tuberkulöse Manifestation zum Vorschein, sei es in der Lunge, sei es im Peritoneum oder in der Pleura. Bei Kindern kann auch eine nach Monaten auftretende Meningitis in Erscheinung treten. Als typisches Beispiel dafür möchte ich eine Beobachtung eigener Erfahrung mitteilen.

BEOBACHTUNG 61: Im Herbst 1917 wurde ich zu einem 15jährigen Mädchen G. R. gerufen, welches schon seit vier Wochen an einem typhusähnlichen Fieber krank darniederlag. Sie zeigte bei der Untersuchung einen ausgesprochenen Milztumor, eine hohe Continua, aber keine Roseolen. Der Hausarzt hatte sie als echten Typhus behandelt, bei der langen Dauer der Krankheit war ihm aber etwas ungemütlich geworden. Ich dachte nun wegen des typischen Alters der Patientin und deshalb, weil ich ihre Mutter mit offener Tuberkulose behandelt hatte, an eine Typhotuberkulose und ließ darum zunächst auf Typhus bakteriologisch untersuchen. Aber weder die Agglutination, noch die Kultur bestätigten diese Diagnose. Daher konnte ich die Überzeugung aussprechen, daß es sich um eine Typhotuberkulose handle. Da ich auf Unglauben stieß, weil die Lunge vollständig gesund sei, machte ich gleich darauf aufmerksam, daß sich nach Monaten die Sache klären werde, indem irgendwo eine Tuberkulose zum Vorschein kommen werde. Die Patientin genas dann von ihrem Fieber, blieb aber schwach und zart. Genau nach einem Jahr wurde ich wieder hingerufen. Nun hatte sie wieder hohes Fieber, und die genaue Untersuchung ergab einen serös-hämorrhagischen Erguß der rechten Lungenbasis mit starker Mitbeteiligung des Zwerchfells. Auf Tuberkulin ging das Exsudat rasch zurück. Seither habe ich Patientin wiederholt noch gesehen. Sie leidet jetzt an einem hie und da subfebrile Erscheinungen machenden entzündlichen Primärkomplex.

Es kann nicht genug hervorgehoben werden: für Typhotuberkulose spricht vor allem das Fehlen aller Lungenerscheinungen, denn haben wir eine Bronchitis, dann spricht das gerade mehr für Typhus, haben wir andere deutliche Lungensymptome, dann haben wir eben keine Typhotuberkulose mehr vor uns. Ich muß auch auf die von L a n d o u z y gegebene Schilderung des Krankheitsverlaufes besonderes Gewicht legen, weil viele deutsche Autoren unter Typhotuberkulose etwas ganz anderes verstehen. So polemisiert S c h o l z gegen den Namen Typhotuberkulose bei einem Falle, wo eine massige Invasion von Tuberkelbazillen in die Blutbahn zu reichlichen miliaren Tuberkeln geführt hatte, und wo der Kranke unter sepsisähnlichem Bilde rasch zugrunde ging. Das deckt sich aber gar nicht mit dem Wesen der Typhotuberkulose, sondern ist eben eine Miliartuberkulose, die unter septischem Fieber verläuft. Wir müssen also wohl auseinanderhalten: typhöses Fieber mit tödlichem Verlauf unter den Erscheinungen von allenthalben auftretenden miliaren Tuberkeln ist eine Miliartuberkulose, typhöses Fieber mit Ausgang in vorübergehende Heilung und erst späterem Auftreten von irgendwelchen tuberkulösen Manifestationen ist die Typhotuberkulose von L a n d o u z y. Auch bei der Typhotuberkulose treten Bazillen in die Blutbahn über. Das beweisen die Untersuchungen von A u s s e t et B r e t o n, welche in 14 Fällen von Typhotuberkulose fünfmal positive Meerschweinchenversuche bekamen. Aber diese gelegentliche Überschwemmung mit Tuberkelbazillen ist niemals so massenhaft, die Bazillen nie so vortretend, daß eine deutliche Miliartuberkulose daraus entstünde. Vielmehr entspricht meiner Erfahrung nach die Typhotuberkulose häufig dem ersten Bazilleneinbruch eines proliferierenden Primärkomplex. Schon H u t i n e l macht darauf aufmerksam, daß ein derartiges Krankheitsbild bei Kindern zuweilen nur durch eine intrathorakale Drüsentuberkulose hervorgerufen wird. Dann verstehen wir auch, warum A u s s e t und B r e t o n von ihren 14 Fällen bei neun keine Tuberkelbazillen fanden. Der Bazilleneinbruch ist eben relativ spärlich und rasch wieder vorübergehend.

3. Noch größer ist die Begriffsverwirrung auf dem Gebiete der T u b e r k e l b a z i l l e n s e p s i s. Einige Autoren, wie z. B. der oben erwähnte S c h o l z, verstehen darunter eine unter septischen Formen verlaufende, schwerste Miliartuberkulose mit tödlichem Ausgang. Eine derartige Unterscheidung zu machen liegt aber kein Grund vor. Denn daß die Miliartuberkulose unter den verschiedensten klinischen Bildern verlaufen kann, haben wir ja oben gesehen, wir müßten dann höchstens von einer allgemeinen Miliartuberkulose unter dem Bilde eines septischen Fiebers sprechen. Ich habe in einer Arbeit aus dem Jahre 1910 (W. N e u m a n n 1, Beobachtung 5) unter diesem Namen ein Krankheitsbild beschrieben, welches sich kennzeichnet durch den septischen Verlauf mit Ikterus, akutem Gelenksrheumatismus und positivem Bazillengehalt im Blute, welches aber nicht eine einfache Miliartuberkulose vorstellt. Denn dieser akute Zwischenfall ging in Heilung aus, wenn auch eine zerfallende Tuberkulose eines ganzen Unterlappens sich daran anschloß. In diesem Sinne hat auch G e r h a r t z (3) diese Form in sein kurzes Lehrbuch der Lungentuberkulose aufgenommen. L ö w e n s t e i n hat diesen Namen namentlich Fällen von Infektion des Menschen mit Hühnertuberkelbazillen gegeben, wo jeder Blutstropfen von Tuberkelbazillen wimmelte, wo aber auch der Ausgang kein letaler war. Die Priorität für diesen Namen gebührt wohl P i é r y, welcher darunter ein meist leichtes Krankheitsbild versteht, das sich vor allem durch Tuberkel-

bazillen in der Blutbahn auszeichnet. Er führt als Beispiele für eine derartige Tuberkelbazillensepsis Fälle an, wo die jungen Patienten recht gut genährt seien, aber ständig an Gewicht verlieren, immer blaß und blässer werden, an Kopfschmerzen und allgemeiner Schwäche leiden, intermittierende Albuminurie oder orthostatische Albuminurie und leichte Erhöhungen der Temperatur aufweisen, und bei denen sich dann als Krankheitsursache Tuberkelbazillen im Blute nachweisen lassen. Das sind aber eigentlich nichts weiter wie Fälle von proliferierendem Primärkomplex. und daher geht es wohl nicht an, diese mit Tuberkelbazillensepsis zu bezeichnen.

Aus diesem Wirrsal der Meinungen herauszukommen, gibt es nur einen Weg. Wir behalten den Namen Septicotuberkulose für jene Fälle bei, welche ich zuerst gekennzeichnet habe: Tuberkelbazillen in der Blutbahn. septisches Fieber, septischer Krankheitsverlauf. aber Ausgang in partielle Heilung. Die Fälle. welche Löwenstein dabei im Auge hat. wo reichliche Tuberkelbazillen im Blute sich finden. wo aber nicht das letale Krankheitsbild einer Miliartuberkulose auftritt, bezeichnen wir dann am besten als die Tuberculobacillämie, die Fälle, die Scholz beschreibt. als allgemeine Miliartuberkulose mit sepsisähnlichem Verlauf. Die Fälle endlich. welche die Ophthalmologen als Febris uveo-parotidea bezeichnen (siehe die Fälle Gjessings), wo unter Fieber eine tuberkulöse Iridocyclitis auftritt, die sich mit Schwellung der Ohrspeicheldrüse kombiniert, gehören ihrem ganzen Wesen nach zur diskreten Miliartuberkulose. Die Fälle, welche Piéry als Tuberkelbazillensepsis bezeichnet, stellen Fälle von proliferierendem Primärkomplex vor.

2. Intermittierendes, bzw. cyklisches Fieber bei Tuberkulose (Sokolowskis Pseudomalaria)

Wir haben schon oben bei der Phthise gehört, daß das Fieber jedes phthisischen Schubs sich dadurch auszeichnet, daß zunächst ein je nach der Größe der bronchogenen Herde verschieden langdauerndes, kontinuierliches Fieber auftritt, das dann in ein remittierendes und endlich in ein intermittierendes Fieber übergeht. Die erste Phase kann manchmal zu Verwechslungen mit Typhus Anlaß geben, wie wir eben gehört haben. Wird die Continua und das remittierende Stadium der phthisischen Attacke übersehen, wie es recht häufig vorkommt, weil ja genaue Temperaturmessungen in der häuslichen Behandlung erst bei länger dauernden Fieberzuständen durchgeführt werden, so kann es kommen, daß erst die intermittierende Phase zur Kenntnis des Arztes kommt, und daß daraus auf eine Malaria geschlossen wird, um so mehr, als dabei immer auch die Milz vergrößert gefunden wird. Denn intermittierendes Fieber und Milztumor gelten ja vielfach als absolut beweisend für Malaria. Heutzutage kann diese Verwechslungsmöglichkeit wohl nicht mehr recht in Betracht kommen, weil wir ja im Plasmodiennachweis ein sicheres Kriterium einer Malaria haben. Wo ein derartiger Nachweis nicht gelingt, haben wir gar kein Recht mehr, Malaria anzunehmen und müssen dann an eine Phthise denken. Ich kenne eine Reihe von Fällen, welche lange Zeit als Malaria behandelt wurden, und wo dann die physikalische Untersuchung eine einwandfreie, schon ziemlich weit vorgeschrittene Phthise als Ursache der sogenannten Malaria ergab. In Ländern, wo Malaria endemisch herrscht, kommt diese Verwechslung noch viel häufiger vor. So sehe ich immer wieder Patienten aus den Balkanländern, die angeblich an Malaria leiden, wo die Untersuchung keine Plasmodien, wohl aber eine gehörige Phthise entdeckt. Heutzutage, wo der Weltkrieg auch unsere Länder mit so vielen Malariakranken überschwemmt hat, wird auch bei uns wieder diese Diagnose häufiger gestellt werden. Eine genaue Untersuchung wird aber sicher vor einer solchen Verwechslung schützen. Indessen muß man an diese Möglichkeit denken und sich nicht von der Regelmäßigkeit des Fieberverlaufes täuschen lassen, denn auch das tuberkulöse Fieber verläuft häufig nach Art einer Quotidiana. Ja, es kommen bei Tuberkulose sogar direkt cyklische Verlaufsarten vor, die eine große Ähnlichkeit mit einer Tertiana oder Quartana bieten. Es gibt auch Fälle von Tuberkulose, die in ihrem Verlauf ein chronisches Rückfallfieber aufweisen, wie wir es von recidivierenden Pyelitiden, namentlich aber von der Lymphogranulomatose her kennen. Ob diese Fälle von Phthise eine pathologisch-anatomische oder pathogenetische Besonderheit aufweisen, vermag ich nicht zu sagen, weil mein Material darüber noch viel zu lückenhaft ist. Übrigens darf uns ein chronisches rekurrierendes Fieber bei Tuberkulose nicht gar so Wunder nehmen. Im Wesen der schubweise verlaufenden Phthisis fibro-caseosa liegt ja ein derartiger Fiebertypus, freilich mit oft monatelangen Remissionen. Denken wir uns die Intervalle zwischen den einzelnen Schüben verkürzt, so haben wir bereits ein Fieber vor uns, das schon mehr an das Rückfallfieber erinnert. Solche Fälle habe ich schon beobachtet, doch waren das keine Masken, weil der deutliche physikalische Befund keinen Zweifel aufkommen ließ.

B. HERZBESCHWERDEN ODER HERZSYMPTOME ALS ERSTE ZEICHEN EINER BEGINNENDEN TUBERKULOSE

Von den chronischen Tuberkulosen, die wir jetzt zu betrachten haben, verstecken sich viele hinter objektiven Zeichen am Herzen oder hinter subjektiven Herzbeschwerden.

1. Objektive Veränderungen am Herzen

a) Vergrößerung der Herzdämpfung. Namentlich eine Denudation des Herzens von rechts her kann für eine Vergrößerung und Dilatation des rechten Ventrikels gehalten werden und zur Diagnose Herzerweiterung oder bei Vorhandensein von accidentellen Geräuschen sogar zu der eines Klappenfehlers führen, während nur ein mediastinal oder diaphragmal gelegener Primärherd am rechten Herzrand die Ursache dafür ist. Denselben Zustand verursacht auch eine abgelaufene Mediastinitis im Rahmen einer Pleurite à répétition. Dasselbe kommt zustande durch sekundäre Aspirationsherde nach Hämoptoe oder bei Phthise. Es kann eine Denudation von links her zu sichtbarer Herzaktion in weitem Umkreise, und so zu subjektiven und scheinbar auch objektiven Zeichen einer erhöhten Herzaktion, einer Herzpalpitation führen, was dann gewöhnlich als Neurosis cordis gedeutet wird. Auch hier kommen wieder Primärherde im linken Mediastinum und die so häufige Aspirationstuberkulose in der Lingula in Betracht. Zu einer Vergrößerung der Herzdämpfung und zu dreieckiger Form derselben, die dann gewöhnlich fast in toto eine absolute ist, führt ein tuberkulöser Erguß im Pericard. Ein solcher kann ein Teilsymptom einer allgemeinen Polyserositis sein, kann durch eine verkäsende Pericardtuberkulose verursacht sein, einfach durch Überkriechen der Entzündung von der benachbarten Lunge und Pleura auf den Herzbeutel, kann aber auch nur ganz flüchtiger Natur sein, ausgelöst von einer perifokalen Entzündung der unteren tracheobronchialen Lymphdrüsen bei einem Primärkomplex. Ein Beispiel dafür habe ich schon weiter oben mitgeteilt (siehe Beobachtung 40). Wie dort erwähnt wurde, liegt ja die untere tracheobronchiale Lymphdrüsengruppe vorne direkt dem Herzen an. Diese kollaterale Entzündung nach Tendaloo, diese perifokale Entzündung nach Ranke bringt es meiner Ansicht nach auch mit sich, daß man am Herzbeutel so häufig die rein entzündliche Form der Tuberkulose beobachtet, worauf Deycke (l. c. 220) und auch Hoffmann aufmerksam machen.

b) Herzgeräusche. Eine frische Pleuritis am Herzrand, sei es an der Herzspitze, sei es an der Basis, entsprechend der Auskultationsstelle der Pulmonalis, führt zu einem mehr kratzenden, accidentellen, systolischen Geräusch, welches im Sinne H. Müllers pneumocardial entsteht, welches, wie ich in einer längeren Arbeit ausgeführt habe, exspiratorisch verstärkt oder allein hörbar ist und sich häufig mit Mussyschen Druckpunkten der gleichen Seite kombiniert, und so seine entzündliche Genese offenbart. Es kommt ein solches wieder bei Primärherden im Mediastinum oder im Zwerchfell zur Beobachtung, kann aber auch einfach durch eine perifokale Entzündung der Lymphdrüsen im vorderen Mediastinum verursacht sein oder durch ein Übergreifen der Entzündung von den erkrankten Bronchialdrüsen auf die Pleura, bzw. auf das Pericard. Dafür kommen wieder besonders die unteren tracheobronchialen Lymphdrüsen in Betracht. Aber nicht nur frische Entzündungen, auch alte Verwachsungen und Verziehungen durch mediastinitische Schwielen können zu derartigen Herzgeräuschen führen. Darüber sagt Deycke (l. c. 217) ganz treffend: „In Fällen von Pleuritis pericardiaca treten oft Störungen des Blutlaufes ein und diese äußern sich auch physikalisch durch geräuschartige Veränderungen der Herztöne, die besonders an der Basis des Herzens deutlich sind. Mir scheint, daß diese Geräusche weniger im entzündlichen Beginn der Erkrankung als vielmehr bei narbiger Umwandlung in Erscheinung treten. Es handelt sich eben um Zusammenschweißungen, Verziehungen und Verdrängungen, die sich weniger am Herzen als an den großen Gefäßen abspielen."

Auch eine Stenosierung eines Pulmonalarterienastes durch eine sekundär-fibröse Phthise, namentlich im linken Oberlappen, führt zu einem lauten systolischen Geräusch, hörbar links oder rechts unter dem Schlüsselbein, oft auch ein tastbares Schwirren veranlassend, und verleitet häufig zur Diagnose eines Herzfehlers, wie Mader zuerst gezeigt hat. Selbst bei einem tatsächlichen endocarditischen Befund an den Mitralklappen darf man die Tuberkulose

nicht aus dem Auge lassen, schon deshalb nicht, weil ja die reinen
Mitralstenosen, das Rétrécissement pur von Durozier
bei Tuberkulose gar nicht so selten vorkommt. Es ist das wohl ein
angeborener Zustand, eine zu kurz angelegte Mitralklappe, welche
zwar vollständig schlußfähig ist, daher auch keine Insuffizienzgeräusche erzeugt, welche aber eine so enge Öffnung bietet, daß diese
als Stenose sich klinisch offenbart· Aber auch tuberkulöse endocarditische Prozesse können sich an den Herzklappen abspielen, nach den
bisher darüber vorliegenden Beobachtungen wohl nur an der Mitralklappe. Mit Recht sagt Deycke (l. c. 227): „Auch das Endokard
wird häufiger, als man früher glaubte, bei der Tuberkulose in Mitleidenschaft gezogen. Jedenfalls sieht man bei Leichenöffnungen
recht oft, wenn man nur darauf achtet, feine papilläre Auflagerungen
und Wucherungen an den Klappen, in denen Tuberkelbazillen nachweisbar sind. Klinisch spielen diese Veränderungen allerdings nur
eine untergeordnete Rolle. Denn meist werden die Beschläge auf den
Herzklappen nicht so groß und mächtig, daß sie wesentliche Herz-
und Kreislaufstörungen hervorrufen. Immerhin sind sie aber doch
groß genug, um bisweilen auch endokardiale Geräusche zu erzeugen
und auf die Dauer die Tätigkeit und Kraft des Herzens zu lähmen."
Auch Moeller spricht ja direkt von einer tuberkulösen Endocarditis. Mein unter Beobachtung 50 mitgeteilter Fall spricht ja auch
direkt in dem Sinne, daß hier zunächst eine tuberkulöse Mitralinsuffizienz vorgelegen hat. Wenigstens macht das der weitere Verlauf sehr wahrscheinlich. Derartige Zustände kommen vor allem beim
proliferierenden Primärkomplex und seinen Folgezuständen in Betracht. Man vergleiche über diesen Gegenstand die Arbeiten von
Bertier, Braillon und von Nobecourd. besonders aber
die schönen Untersuchungen Liebermeisters.

Dann kommen direkt pericarditische Geräusche in Betracht.
wenn eine Tuberkulose auf den Herzbeutel übergreift und hier eine
umschriebene flüchtige Pericarditis erzeugt, wie sie namentlich bei
Tuberkulose der unteren tracheobronchialen Drüsen zustande kommt.
Eine gutartige Miliartuberkulose des Pericards führt im Rahmen
einer Polyerositis auch zu einer derartig reibenden Pericarditis, die
freilich meist beträchtlich länger anhält.

c) Störungen des Herzrhythmus werden sehr
häufig durch eine Tuberkulose verursacht. Schon im I. Teile habe ich
auf die Beobachtungen von De la Camp aufmerksam gemacht.

daß vergrößerte Bronchialdrüsen durch Druck auf den Vagus oder Sympathicus zu extrasystolischen und respiratorischen Arhythmien Veranlassung geben können. Wir haben dabei auch die Beobachtungen Gröbers erwähnt, wonach man diese durch Druck erzeugten Arhythmien mittels des Valsalvaschen Versuchs noch deutlicher machen kann. Wir müssen also auch bei Herzarhythmien anscheinend nervöser Natur an einen Primärkomplex denken und unser Augenmerk darauf richten. Der Druck auf den Vagus, bzw. auf den Sympathicus oder eine sekundäre Neuritis dieser Nerven kann dann auch Bradycardie oder eine stark beschleunigte Herzaktion veranlassen. So kommen dadurch nach den Beobachtungen Bertiers Anfälle von paroxysmaler Tachycardie zustande, und nach Pal derartige Anfälle in Kombination mit exspiratorischer Dyspnoe, die an Asthma bronchiale denken lassen. Einen derartigen Fall habe ich selbst in einer früheren Arbeit mitgeteilt (W. Neumann 3, Beobachtung 18).

2. Subjektive Herzbeschwerden

Endlich haben wir noch die subjektiven Herzbeschwerden zu betrachten, die durch eine versteckte Tuberkulose hervorgerufen werden. Die subjektiv wahrnehmbaren Herzrhythmusstörungen, die manchmal sehr lästig werden, fallen mit dem zusammen, was ich schon oben von den objektiv wahrnehmbaren Arhythmien gesprochen habe. Eine besondere Erwähnung verdienen aber oft sehr lästige, von Patienten geklagte Herzpalpitationen, denen objektiv gar keine Verstärkung der Herzaktion entspricht. Sie kommen dann zustande, wenn das normal arbeitende Herz an eine entzündlich veränderte Pleura anschlägt oder wenn seine Tätigkeit durch Adhäsionen, durch Verwachsungen zwischen Pleura und Pericard behindert ist. Wir kennen ja diese Beschwerden nunmehr durch die Untersuchungen von Zondeck und Kaminer an Patienten mit alten Lungenschüssen, und es liegt ganz nahe, sie auch nach abgelaufener tuberkulöser Mediastino-pleuritis auf dieselbe Ursache zurückzuführen. Weiterhin kommen Herzschmerzen in Betracht, die sich bis zu Anfällen von Angina pectoris steigern können. Solche Fälle auf tuberkulöser Basis sind von Huchard (1), Heine, Ortner (2) und Rosenbach beschrieben worden. Sie kommen bei tuberkulöser Pericarditis vor, bei Pericarditis externa, bei alten Adhäsionen zwischen Pleura und Pericard und bei

Pleuritis diaphragmatica. Es ist also kein Wunder, daß speziell Primärkomplexe, welche sehr häufig in dieser Gegend liegen, in ihrem Drüsenanteile sich immer dort abspielen, dazu Veranlassung geben.

Wir haben also in dieser gedrängten Übersicht gesehen, daß hauptsächlich Primärkomplexe und eventuell noch die Pleurite à répétition zu solchen Masken, zu objektiven und subjektiven Herzbeschwerden Veranlassung geben. Wir müssen also bei jedem Falle, der wegen Herzbeschwerden zu uns kommt, auch an diese Möglichkeit denken und danach unsere Untersuchung einrichten. Bei anderen tuberkulösen Prozessen kommen ja auch derartige Beschwerden vor, doch sind dann die objektiven Zeichen an der Lunge meist so ausgeprägt, daß bei einer halbwegs genauen Untersuchung ein Übersehen der Grundkrankheit nicht vorkommen kann. Ich erinnere hier nur an die Herzbeschwerden der Tuberculosis cavitaria stationaria, an die bei ausgedehnten Pleuraschwarten, bei ausgedehnten, sekundären, fibrösphthisischen Prozessen mit starker Verziehung des Herzens nach rechts oder links usw. usw., ohne darauf näher einzugehen.

C. LUNGENTUBERKULOSE, UNTER DER MASKE EINES LEIDENS DES VERDAUUNGSTRAKTES SICH VERBERGEND

1. Abdominaltrias: Ulcus ventriculi oder duodeni, Cholecystitis und Appendicitis

Hier kommen vor allen Dingen jene Zustände in Betracht, welche W. Z w e i g als Abdominaltrias zusammengefaßt hat, d. h. jene Kranken, wo man im Zweifel sein kann, ob wir es mit einem Ulcus ventriculi, mit einem Ulcus duodeni, einer Cholecystitis oder einer Appendicitis zu tun haben und wo auch häufig alle diese Diagnosen der Reihe nach gestellt werden. Z w e i g glaubt dafür embolische Prozesse vom Darm aus als gemeinsame Ursache anschuldigen zu müssen. Ein Großteil davon wird aber sicher durch eine Tuberkulose verursacht. Das ergibt sich für mich indirekt aus einer Feststellung G. B. G r u b e r s (2). Ihm fällt auf, daß die Klinik die meisten Ulcera ventriculi bei jungen Leuten im zweiten und dritten Jahrzehnt diagnostiziert, daß die pathologische Anatomie aber die meisten Ulcera ventriculi, u. zw. nicht nur die abgeheilten, die Narben, in späterem Alter antrifft. Das beweist wohl zur Genüge, daß viele

unserer Ulcusdiagnosen nicht wirklich Ulcera im anatomischen Sinne
sind. Der Möglichkeiten zu einer tuberkulösen Genese dieser Beschwerden gibt es eine große Reihe. Ich habe schon in einer früheren
Arbeit (W. N e u m a n n, 3) darüber ausführlich gesprochen. Ich
konnte zeigen, daß eine Pleuritis diaphragmatica, sei es infolge eines
Primärherdes am Zwerchfell, sei es infolge einer Pleurite à répétition,
sei es infolge Aspiration nach Hämoptoe oder nach Phthise gegen
die Basis zu über dem Umwege der Mussyschen Druckpunkte zu
Schmerzpunkten führen kann, welche an ein Ulcus ventriculi, an ein
Ulcus duodeni, eine Cholecystitis, bzw. eine Cholelithiasis oder eine
Appendicitis denken lassen. Es kann aber auch eine Kompressionswirkung auf den Vagus, bzw. eine toxische Neuritis dieses Nerven
zu Magen-, bzw. Duodenalsymptomen führen. Siehe die Beobachtungen von P o t a i n, R e i t t e r und S i n g e r. Auch kann eine
Kompressionswirkung tuberkulöser Drüsen auf den Splanchnicus
zum Bilde von akuter oder mehr chronischer Magenatonie führen,
wie eine diesbezügliche Beobachtung von mir zeigt (W. N e u m a n n,
3, Beobachtung 17). Es kann ferner eine Tuberkulose der Mesenterialdrüsen an der kleinen oder großen Kurvatur zu Symptomen eines
Ulcus ventriculi führen, ganz zu schweigen von dem sehr seltenen
tuberkulösen Magengeschwür, dessen Symptomatologie noch nicht
sichergestellt ist (S p e n g l e r). Für einen cholecystitischen
Symptomenkomplex kommt außer diesen Möglichkeiten noch dazu,
daß tuberkulöse Drüsen ad portam hepatis oder knotige Netztuber-
kulose, bzw. eine schwielige Induration des Netzes zu Verengungen
der Gallenwege führt, wofür ich bereits zwei Beobachtungen mitgeteilt habe. Siehe W. N e u m a n n, 3, Beobachtung 22, wo eine
chronisch-fibröse tuberkulöse Omentitis zur Verengung des linken
Ductus hepaticus geführt hatte mit Stauungsikterus ohne Gallenfarb-
stoff im Urin und ohne Acholie der Stühle. In Beobachtung 23 jener
Arbeit bedingt ein Adhäsionsstrang nach verheilter Darmtuberkulose
ebenfalls eine Verengerung der Gallenwege. Eine A p p e n d i c i t i s
kann ebenfalls wieder durch Irradiation vom Phrenicus aus vorge-
täuscht werden. So kommt dieser Symptomenkomplex wahrscheinlich bei der rechtsseitigen exsudativen Pleuritis zustande. K l e i n-
s c h m i e d freilich macht dafür eine Vermittlung der retroperitonealen Lymphbahnen verantwortlich. Die Bauchdeckenspannung dabei
ist wohl auch einfach durch den Schmerzpunkt zu erklären, wenn
auch H i l d e b r a n d t an eine Reizung der Intercostalnerven durch

die Pleuritis denkt. Es kann aber auch eine Tuberkulose des Wurmfortsatzes vorliegen oder eine Colica appendicularis, bzw. eine Appendicitis simplex, bedingt durch den Follikelreichtum der Appen-
dix und Schwellung der lymphatischen Organe im Verlaufe einer
Tuberkulose. Deshalb faßt wohl auch Landouzy (3) selbst die
akute Appendicitis als eine Funktion der Tuberkulose auf. Endlich
wissen wir auch aus den Untersuchungen von Keppler und
Erken, daß auch die tuberkulösen Drüschen im Ileocoecalwinkel
häufig appendicitische Symptome machen. Das lehren auch die Beobachtungen von Gihrels, von Hollenbach und Schmieden. Von letzterem erfahren wir, daß eine derartige Mediastinaldrüsentuberkulose auch direkt unter schweren entzündlichen Erscheinungen mit Bauchdeckenspannung und selbst Ileussymptomen
verlaufen kann. Wir sehen also eine große Mannigfaltigkeit von Möglichkeiten, wieso es im Verlaufe der Tuberkulose zur Abdominaltrias
von Zweig kommen kann. Dabei muß besonders darauf hingewiesen werden, daß nichts schwerer ist, als die einwandfreie Diagnose einer Mesenterialdrüsentuberkulose. Deycke sagt darüber
(l. c. 228): „Bei der Diagnose der Mesenterialdrüsentuberkulose fehlt
meist jede diagnostische Sicherheit. Es bleibt also hier nichts anderes
übrig, als sich von einer genauen Beobachtung des Allgemeinbefindens, des Körpergewichtes, etwaiger Verdauungsstörungen, des
Fiebers, im ganzen also mehr durch Eindrücke als durch zuverlässige
Zeichen leiten zu lassen." Löwenstein (l. c. 353) macht auf die
Wichtigkeit reaktiver Magenkrämpfe aufmerksam, die 20 Stunden
nach einer Tuberkulininjektion auftreten, und die er auf eine Schwellung der Mesenterialdrüsen und Dehnung des peritonealen Überzuges zurückführt. Kulenkampf weist auf einige Symptome hin,
wie man mesenteriale Prozesse von peritonealen unterscheiden könne.
Er faßt als mesenteriale Symptome einen subjektiv empfundenen,
dumpfen, nicht genau lokalisierbaren Druckschmerz auf und Kolik-
schmerzen. Objektiv sei eine zirkumskripte Druckempfindlichkeit da,
bei vollkommen freien Bauchdecken. Dazu gesellen sich nicht selten
mesenteriales Erbrechen und gelegentlich Schüttelfröste. Bei peritonealen Erscheinungen sei charakteristischer Perforationsschmerz da.
Objektiv finde sich eine reflektorische Bauchdeckenspannung, perkutorisch selbst bei schwächster Perkussion eine Hyperästhesie, Druckempfindlichkeit der Bauchdecken und des Douglas, Singultus, Erbrechen. Alle diese Symptome können uns wohl gelegentlich weiter

helfen, aber Sicherheit verschaffen auch sie nicht. Da möchte ich wieder besonders darauf hinweisen, daß der Nachweis eines Primärkomplexes in den Lungen immerhin einen gewissen Wegweiser ergibt, auch Mediastinaldrüsen anzunehmen. Denn auch autoptisch findet man oft beide zusammmen vor.

Es kann uns da nicht wundernehmen, daß wir derartige Beschwerden so häufig in der Vorgeschichte der Tuberkulose finden, daß uns so häufig Patienten begegnen, welche wegen Ulcusbeschwerden, wegen Beschwerden in der Gallenblasengegend, wegen appendicitischer Symptome zu uns kommen, und wo eine genaue Untersuchung dafür eine beginnende Tuberkulose, einen Primärkomplex, eine allgemeine Drüsentuberkulose, speziell auch eine im Mesenterium wahrscheinlich macht. Doch kann natürlich bei irgend einer Tuberkulose auch ein Ulcus ventriculi, ein Ulcus duodeni, eine Cholelithiasis oder eine Appendicitis als selbständiges Leiden auftreten, denn ein Ausschließungsverhältnis zwischen diesen Krankheiten gibt es leider nicht. Wir können uns also die Sache nicht so einfach machen, daß wir bei Klagen dieser Art untersuchen, ob eine Allergie gegen Tuberkulose besteht oder irgendwo Lungenveränderungen, die auf einen Primärkomplex oder sonst eine Tuberkulose hindeuten, und dann ohneweiters diese Beschwerden darauf zurückführen. Da würden uns oft folgenschwere Irrtümer unterlaufen. In praxi stellt sich vielmehr diese neue Erkenntnis folgendermaßen dar:

Es müssen zunächst alle Untersuchungsmethoden herhalten, die uns zur Verfügung stehen, um ein Ulcus ventriculi oder duodeni zu erkennen. Dahin gehören genaue Untersuchungen der Sekretions- und Motilitätsverhältnisse des Magens, dahin gehört genaue Untersuchung auf okkulte Meläna, dahin gehört ein genauer radiologischer Magendarmbefund. Finden sich damit keine sicheren Ulcuszeichen, dann wird die Diagnose auf Pseudoulcus bei beginnender Tuberkulose gestellt, wenn tuberkulöse Zeichen an der Lunge des Kranken bestehen. Es ist das für unser ärztliches Handeln von größter Wichtigkeit, denn ich brauche dann keine Schonungsdiät einzuführen. Sie ist sogar bei derartigen Zuständen direkt zu widerraten, weil sie zu einem rascheren Fortschreiten der Tuberkulose Veranlassung geben kann. Ich lasse vielmehr alles essen, lasse sehr kräftig essen, wie wir es bei Tuberkulösen gewohnt sind. Ich gebe auch kein Atropin oder Papaverin, um eventuell nicht durch Verminderung der Magensaftsekretion die Verdauung zu schwächen. Ich gebe vielmehr einfache Tuberkulin-

einreibungen in gleicher Weise, wie ich das bei den Bronchialdrüsentuberkulosen auseinandergesetzt habe (siehe oben). Der Erfolg tritt
dann oft sehr rasch ein und der Patient wird beschwerdefrei.

Schwieriger stellt sich unser Vorgehen dar, wenn unsere Diagnose
zwischen Cholecystis, bzw. Cholelithiasis und beginnender Tuberkulose, d. h. also Primärkomplex rechts schwankt. Denn für eine Cholecystitis haben wir leider keine so einwandfreien Methoden der Sicher-
stellung, wie sie uns nunmehr für das Ulcus ventriculi und duodeni
zur Verfügung stehen. Da kommt man oft über ein non liquet nicht
hinaus, wie dies auch aus einer Beobachtung hervorgeht, die ich in
einer früheren Arbeit niedergelegt habe (siehe W. Neumann, 3.
Beobachtung 21). In praxi verhalte ich mich dann so, daß ich gegen
beide Grundleiden vorgehe. Ich lasse also eine leichte Karlsbader Kur
in der Naunynschen Form machen, also morgens nüchtern ein
Glas Karlsbader Mühlbrunn, dann noch eine Stunde Liegenbleiben
mit Thermophor auf der Gallenblasengegend und dann erst Früh-
stück. Diese schonende Kur schadet auch bei beginnender Tuberkulose nicht. Als Medikament gebe ich analog dem Singerschen,
Gallenblasentee

> Rp. Herb. Absinthii
> Herb. Equiseti
> Herb. Agrimoniae Eupatoriae
> Flor. Chamomillae aa 10,0.

Davon mehrmals täglich eine Schale recht heiß. Außerdem lasse ich
wieder Tuberkulineinreibungen machen.

Ebenfalls schwer ist unser Verhalten zu normieren, wenn die
Frage auftaucht, ob Appendicitis vorliegt oder nur eine der tuberkulösen Pseudoappendicitiden. Dennoch ist diese Entscheidung von
einschneidendster Bedeutung. Haben wir es mit einer wirklichen
Apendicitis zu tun, so kann über kurz oder lang einmal eine lebensbedrohliche gangränöse Entzündung auftreten, die bei tuberkulöser
Genese nicht so leicht zu befürchten ist. Findet man also eine deutliche Schwellung des Wurmfortsatzes, findet man außer Mc. Burney
auch noch Blumenberg und Rovsing positiv, eventuell auch
Schmerzhaftigkeit an typischer Stelle bei im Hüftgelenk über-
strecktem rechtem Oberschenkel, findet man eine ausgesprochene
Défense musculaire, eventuell abgeschwächten oder fehlenden rechten
unteren Bauchdeckenreflex, dann rate ich auf jeden Fall zur

Operation. Ebenso gehe ich vor, wenn sich der L a n z sche Druckpunkt oder der K-Punkt von K ü m m e l findet. Der Lanzsche Punkt findet sich, wie bekannt, zwischen dem rechten und den linken zwei Dritteln der Verbindungslinie der Spinae iliacae superiores, der K-Punkt von K ü m m e l 1 bis 2 cm unter dem Nabel, in der Mittellinie oder knapp neben derselben. Denn selbst, wenn wir dann nur eine Tuberkulose des Wurmfortsatzes finden, so schadet das nichts. Im Gegenteil. Wir wissen aus den Untersuchungen von B i a l o k u r (1) und S c h l e i s i c k, daß gerade dann eine Appendektomie auch sehr gut auf eine gleichzeitige Lungentuberkulose einwirken kann. Findet sich kein derartiges Zeichen einer lokalen Erkrankung des Wurmfortsatzes und seines peritonealen Überzuges, so daß ich einen irradiierten Appendixschmerz annehmen kann, dann gehe ich mit spezifischer Therapie vor. Ich gebe wieder Einreibungen mit Tuberkulin, wenn die Ursache in einem entzündlichen Primärkomplex liegt oder in einer Pleurite à répétition, ich gebe Injektionen, wenn wir auf den Lungen Zeichen einer Tuberculosis fibrosa densa oder gar einer Phthise finden.

2. Dyspeptisch-atonische Zustände

Auch einfache dyspeptische und atonische Zustände können eine Tuberkulose zur Grundlage haben. Oft wird hier mangels jeder greifbaren Ursache einfach eine Neurasthenie dafür verantwortlich gemacht. Bestehen aber Zeichen einer Tuberkulose im Sinne eines Primärkomplexes oder einer chronisch-recidivierenden Pleuritis sicca, dann denke man an Tuberkulose als Ursache dafür und behandle darnach. Denn P i é r y hat recht, wenn er viele Dyspepsien auf seine Pleurite à répétition zurückführt. Daß eine chronische Magenatonie durch eine Beteiligung der Nervi splanchnici am tuberkulösen Prozeß verursacht werden kann, haben wir oben schon gesehen.

3. Schlingbeschwerden

Eine weitere Möglichkeit zu Masken von seiten des Verdauungstraktes gibt der Oesophagus ab. Hier spielen zunächst Cardiospasmen mit sekundärer Dilatation des Oesophagus eine Rolle, wie ich sie bei schwartiger Tuberkulose des Zwerchfells, speziell um den Hiatus oesophageus herum gesehen habe. Diesbezüglich nur ein Fall eigener Beobachtung.

BEOBACHTUNG 62: Ein 46jähriger Schauspieler F. H. sucht die Klinik Ortner am 8. Februar 1918 auf. Früher war er immer gesund gewesen, doch leidet er schon seit längerer Zeit an einem „Lungenspitzenkatarrh". Vor zirka einem Jahr hatte er heftige Nachtschweiße, verbunden mit starker Abmagerung, wenig Husten, Stechen in den Schultern. Seit zirka einem Monat spürt er bei tiefem Atemholen mäßiges Stechen in den unteren linken Thoraxpartien. Er hustet sehr wenig mit geringem schleimigen Auswurf. Seit 15 Tagen ungefähr magert der Patient rasch ab. Er bemerkt, daß er größere und härtere Bissen nur mit Mühe herunter bringt und hat immer das Gefühl, als ob die Speisen zu wenig eingespeichelt seien. „Es war immer ein Würgen, ein Kampf, so einen Bissen herunter zu bringen." Das Passagehindernis lokalisiert er in der Gegend des Rippenbogenwinkels. Häufig kommt es zum Erbrechen größerer Brocken. Der Zustand wurde immer ärger und seit 1. Februar kann er auch keine flüssige Nahrung mehr herunter bringen. Er hat das Gefühl, als ob seine ganze Speiseröhre verschlossen wäre. Wenn Gase aufsteigen, so gelangt der Bissen herunter, doch muß ihn der Patient sofort erbrechen. Er leidet auch an Aufstoßen von saurem, bitterem Geschmack. Er fühlt nirgends Schmerzen. Seit seiner Erkrankung bemerkt Patient öfter, daß sein Herz sehr langsam schlage, was er früher nie beobachtet hatte. Seit ein paar Tagen ist er heiser. Früher starker Raucher bis 100 Zigaretten im Tag und starker Trinker (vier Liter Wein täglich). Mit 20 Jahren Lues, die aber mit Injektionen und Schmierkuren vollkommen ausgeheilt sein soll. Seit einigen Tagen leidet er an Harnbeschwerden, insbesondere wenn er viel getrunken hat. Es kommt der Urin sehr langsam unter leichten Schmerzen. Zeitweilig Nykturie. Keine Hämaturie. In der letzten Zeit trüber Urin. Seine Befunde ergaben nun ganz normale Temperatur, eine niedrige Pulsfrequenz von 56 bis 64 Pulsen. Das Wichtigste aus dem allgemeinen Status ist folgendes: Ein hochgradig magerer Patient ohne Ödem, das Gesicht eingefallen, fast mumifiziert. Haut ganz trocken. Zunge trocken, schinkenförmig. Seine Spitzenfelder sind beiderseits breit. Links endet der Lungenschall in der Höhe des VII. Brustwirbeldorns. Die basale Dämpfung darunter zeigt deutliches Groccosches Dreieck und eine vier Querfinger hohe Verschleierung bei leichtester Perkussion. Über der Dämpfung abgeschwächter Fremitus, das Vesikuläratmen daselbst stark abgeschwächt. Oberhalb der Dämpfung in der Höhe des VI. Brustwirbeldorns ewas feinblasiges Rasseln hörbar. Über der Lingula der Lunge weiches pleurales Reiben. Ebenso in der Axilla. Die basale Dämpfung steigt etwas in der Axilla an und fällt nach vorne zu wieder ab.

Danach war ein pleuritisches Exsudat mit Sicherheit anzunehmen und die hierauf vorgenommene Probepunktion ergab ein klares, gelbes Exsudat mit positivem Rivalta. Mikroskopisch vorwiegend Lymphozyten neben einzelnen Erythrozyten. Die Röntgenuntersuchung des Oesophagus ergab Passagestörung im Oesophagus an der Cardia. Erweiterung des Oesophagus auf etwa vier Querfingerbreite. Der urologische Befund lautete auf Striktur der Pars pendula urethrae. Patient ist aber imstande, den hochgestellten und cystitischen Urin ganz zu entleeren.

Auf Grund dieser Befunde sandten wir den Patienten am 17. Februar zur Gastrostomie an die Klinik Eiselsberg mit der Diagnose: Pleuritis serosa tuberculosa sinistra. Schwartige Tuberkulose des Zwerchfells mit Konstriktion des Oesophagus. Totale Oesophagusstenose mit Dilatation des Oesophagus. Die Gastrostomie wurde vorgenommen, wobei der Palpationsbefund eher für ein Cardiacarcinom zu sprechen schien. Am 22. Februar schon kam der Patient zur Autopsie. Der Obduktionsbefund von Prof. Wiesner lautete: Ulzeröse Oesophagitis in spindelig erweitertem und muskulär verdicktem Oesophagus. Chronisch hypertrophischer Magenkatarrh. Chronische Tuberkulose der linken Lungenspitze und subakute tuberkulöse Pleuritis linkerseits. Pericarditis tuberculosa externa. Kompression der linken Lunge infolge serös-fibrinösen Ergusses.

Aber auch Traktionsdivertikel des Oesophagus durch geschrumpfte tracheobronchiale Lymphdrüsen können zu Schluckbeschwerden führen. Das lehrt uns folgende

BEOBACHTUNG: 63: Es handelt sich um eine 61jährige verheiratete Pfründnerin A. Z., die am 13. Dezember 1920 meine Abteilung aufsuchte und am 26. März 1921 hier starb. Aus ihrer Anamnese ist für uns von Bedeutung eine Cholelithiasisattacke vor acht Jahren, die nach zwei Jahren vollständig zum Stillstand kam. Dann traten im Frühjahr 1920 Asthmaanfälle auf. Eine seit sieben Wochen bestehende heftige Ischias des linken Beines führt sie dann ins Spital. Hier traten im Verlaufe der Beobachtung, welche eine Miliartuberkulose der Lunge bei Phthisis ulcero-fibrosa cachectisans ergab, noch Schluckbeschwerden in Erscheinung, die nach dem Röntgenbefund des Doz. Haudek durch einen Spasmus des Oesophagus ausgelöst waren, verursacht durch eine Perioesophagitis. Der Obduktionsbefund ergab neben einer subakuten Miliartuberkulose der Lunge, ausgehend von einer alten kleinen Kaverne der linken Lungenspitze eine tuberkulöse Peribronchitis mit Bronchiektasien. Eine schwielige Perioesophagitis und Übergreifen des tuberkulösen Prozesses auf den Oesophagus mit Bildung eines umfangreichen Geschwüres an der Oesophagusvorderwand. Als Ursache der linksseitigen Ischias eine Caries des linken Darmbeins mit Senkungsabzeß gegen das Foramen obturatorium.

D. TUBERKULOSE, HINTER BILDERN EINER AFFEKTION VON DRÜSEN MIT INNERER SEKRETION SICH VERBERGEND

Hatten wir es bisher hauptsächlich mit Masken zu tun, die durch einen Primärkomplex und die ihn begleitende Drüsentuberkulose verursacht waren, so kommen wir jetzt zu Krankheitsformen, die auf eine hämatogen sich verbreitende Tuberkulose zurückgehen. Schon bei der Besprechung der Tuberculosis fibrosa densa hatte ich die pluriglanduläre Insuffizienz gestreift, welche nach mehreren Beobachtungen von mir durch eine derartige hämatogen entstandene

Tuberkulose bedingt war. Siehe auch den Fall von Siredy et Lemaire, wo eine Wirbelcaries mit polyglandulärer Dystrophie zusammentraf. Damit will ich freilich nicht sagen, als ob jede multiple Blutdrüsensklerose im Sinne Faltas durch eine solche Tuberkulose verursacht sein müßte. So hat ja Frisch einen Fall mitgeteilt, wo ein positiver Wassermann und Rückgang der Insuffizienzerscheinungen von seiten der Drüsen mit innerer Sekretion auf eine antiluetische Therapie hin auf Lues als Ursache hinzuweisen scheint, wenn auch daneben noch ausgesprochene Tuberkulinallergie bestand. Auch weisen Merklen, Davaux und Desmoulière ebenfalls auf solche Zustandsbilder bei Syphilis hin. Überhaupt ist dieses Gebiet ätiologisch noch recht wenig bebaut, was wohl zum Teil damit zusammenhängt, daß unsere Kenntnisse über Erkrankungen durch Wegfall oder Änderungen der Inkrete noch recht jungen Datums sind. Dabei sei auch darauf hingewiesen, wie schwer die Veränderungen der endokrinen Drüsen nachzuweisen sind. Denn mit Recht sagt Bruno O. Pribram: „Auch in der Klinik sind wir ja nur in der Lage, die ganz groben Veränderungen an den endokrinen Drüsen (Tumorbildung usw.) nachzuweisen, während wir kein nachweisbares Kriterium über die Schwankungen des Funktionszustandes haben, die wohl die größte Mehrzahl der Fälle betreffen, bei denen wir einen negativen Befund erheben. Wir sind also ausschließlich auf den Zufall angewiesen, der uns bei gröbstnachweisbaren Veränderungen einer Blutdrüse klinisch eine derartige Erkrankung zuführt."

1. Am deutlichsten zeigen sich die dabei in Betracht kommenden Verhältnisse bei der Schilddrüse. Hamburger statuierte 1853 ein absolutes Ausschließungsverhältnis zwischen Tuberkulose und Struma und glaubte durch ein Mittel, welches künstlich eine Struma zu erzeugen imstande sei, eine Phthise heilen zu können. Dieser Glauben erhielt sich lange Zeit. Noch mein Lehrer Neußer hielt daran fest. Man glaubte darnach berechtigt zu sein, bei vorhandener Struma eine Tuberkulose ausschließen zu können. Dieses Leitmotiv schien sehr bedeutungsvoll, um so mehr, als ja gerade der Basedow wegen der Ähnlichkeit der subjektiven Beschwerden mit Tuberkulose: Neigung zu Schweißen, subfebrile Temperaturen, Abmagerung, oft zu Verwechslungen mit Tuberkulose Anlaß gibt. Wenn also durch eine deutlich schwirrende Struma und durch andere Symptome, wie Gräfe, Möbius, Stellwag, Tremor oder durch die Reaktion von Nicholson und Goetsch die thyreotoxische

Ätiologie der Beschwerden sichergestellt sei, glaubte man Tuberkulose ausschließen zu können. Eine derartige Differentialdiagnose war ja auch die Absicht von Nicholson und Goetsch, als sie ihr Verfahren ausarbeiteten. Sie injizierten ½ cm³ Adrenalin. Werden die hyperthyreotoxischen Symptome dadurch gesteigert, so liegt ein echter Hyperthyreoidismus vor; eine unkomplizierte Tuberkulose dagegen reagiere negativ. Im gleichen Sinne formulierte noch mein zweiter Lehrer Ortner (2) in einer eigenen Arbeit die Differentialdiagnose zwischen Tuberkulose und Basedow.

Bald aber mehrten sich die Beobachtungen über Zusammentreffen von Tuberkulose und Basedow, bzw. Struma. Zunächst erkannte man, daß die Lungentuberkulose bei Struma oder Basedowsymptomen häufig sehr gutartig war. Man vergleiche darüber Bialokur (2), Löffler, Hufnagel (1, 2, 3), Saathoff. J. Bauer (4), Massur. Zur Not ließ sich das noch mit der beiden Krankheiten gemeinsamen Wurzel der degenerativen Konstitution erklären, wie J. Bauer (1) das tut. Denn auf diesem Boden entsteht eine strumöse Degeneration, auf dem gleichen Boden aber entwickeln sich gewöhnlich auch mehr gutartige Formen von Tuberkulose. Aber bald erkannte man, daß die beginnende Tuberkulose direkt Strumen und hyperthyreotoxische Symptome hervorzurufen vermöge. So sagt Kocher, daß „das Tuberkulosetoxin zweifellos auf die Schilddrüse wirkt" und „im Anfange einer Tuberkulose, oft noch bevor diese manifest wird, zu Anschwellungen der Schilddrüse und Hand in Hand damit zu Symptomen eines Hyperthyreoidismus führt." Auch Chvostek äußert sich in gleichem Sinne: „Die Symptome des Basedows sind in vielen Fällen die ersten Äußerungen einer Tuberkulose, die dann nur später offenbar wird." Dazu kommen noch die Beobachtungen Nathers, der häufig in exstirpierten Strumen Miliartuberkeln nachweisen konnte, was er freilich für ein einfaches Nebeneinander hält und nur im Sinne einer häufig möglichen gutartigen hämatogenen Aussaat verwertet. Aber immerhin besteht doch sicherlich ein inniger Zusammenhang. Darauf deuten Erfahrungen hin, die ich als langjähriger interner Konsiliarius der Klinik Eiselsberg machen konnte. Da sah ich manchmal nach Strumektomie wegen Basedow oder wegen Trachealkompression eine bösartige Tuberkulose, vielfach in Form einer käsigen Pneumonie manifest werden. Mit einer Narkoseschädigung der Lunge kann das nicht zusammenhängen, weil an dieser Klinik Strumektomien nur in Lokal-

anästhesie gemacht werden. Durch alle diese Beobachtungen werden
die Beziehungen verständlich, die P o n c e t zwischen Struma und
seiner Tuberculose inflammatoire aufgestellt und die anfangs viel
fach einem skeptischen Lächeln begegneten, nur von J. H o l l ó zunächst Bestätigung fanden. Die Sachlage wird noch klarer, wenn man
die Tuberkuloseformen betrachtet, welche sich bei hyperthyreotoxischen Zuständen finden. Ich achte darauf schon seit einer großen
Reihe von Jahren und konnte dabei immer entweder eine Pleurite à
repétition, also die leichteste Form der hämatogenen Tuberkulose
(P o n c e t s Tuberculose inflammatoire, die ich jetzt blande Proliferation nenne), oder eine Tuberculosis fibrosa densa, bzw. einen
proliferierenden Primärkomplex nachweisen. Ja, ich halte die Forme
fruste eines Basedow direkt für ein Charakteristikum derartiger
Tuberkulosefälle und habe auch in vielen Fällen thyreotoxischer
Symptome gute Besserungen von einer Tuberkulintherapie gesehen.
Dasselbe haben übrigens auch A l t h e n und K r o s c h i n s k i beobachtet. Wir müssen also auf Grund der immer zahlreicher werdenden Beobachtungen schließen, daß eine Struma und auch eine Basedowstruma häufig die erste Antwort des Organismus auf eine
Tuberkelbazilleninvasion der Schilddrüse auf dem Blutwege darstellt.
Diese Annahme wird um so wahrscheinlicher, weil wir auch bei der
Syphilis über ähnliche Beobachtungen verfügen. Gleichwie neben
hämatogenen Tuberkuloseformen auch Syphilis die Ätiologie für
eine pluriglanduläre Atrophie abgeben kann, genau so steht es mit
dem Basedow. So beschreibt S t ü m p k e einen Morbus Basedowii bei
schwerer sekundärer Syphilis, der durch eine Neosalvarsankur
günstig beeinflußt wurde. Ich selbst habe ebenfalls die Entwicklung
eines Morbus Basedowii im Verlaufe einer allgemeinen Organssyphilis
(Bronchusgumma, Mesaortitis luetica) gesehen. Ich werde über diesen
Fall noch ausführlich im III. Teil berichten.

Damit wäre auch eine neue, ätiologisch begründete Behandlung
für dieses so häufige Leiden gegeben.*)

---

*) Wegen der noch vielfach bestrittenen Beziehungen zwischen Morbus
Basedowii und Tuberkulose sei es mir gestattet, eine beweisende Beobachtung
dieser Art aus jüngster Zeit hier anzufügen.

Es handelt sich dabei um einen 45jährigen Krankenhausverwalter J. P.,
der erstmalig am 28. Mai 1920 an meiner Abteilung aufgenommen wurde. Sein
Vater war an einer „Myocarditis", seine Mutter an einer Pleuritis gestorben.
Er selbst sei immer gesund gewesen. 1913 wurde bei ihm eine Herzneurose
diagnostiziert. Im Oktober 1919 stellte sich ein Anfall von Herzklopfen mit

Während die akute Überschwemmung der Schilddrüse mit Tuberkelbazillen oder ihrer Toxine zu einer gesteigerten Funktion derselben führt, so zu einfachen Strumen oder auch zu Basedow-

Angstgefühl, Schwäche und Zittern ein, der drei Stunden dauerte. Ein gleicher Anfall im Monate darauf. Schon seit dem ersten Anfall merkte der Kranke ein Größerwerden seiner Schilddrüse und litt seither ständig an Herzklopfen, ohne Tremor, ohne Verdauungsstörungen, mit konstantem Herabgehen seines Körpergewichtes um 10 kg seit Beginn der Herzneurose, so daß es zur Zeit der Aufnahme nur mehr 38 kg betrug. Gleichzeitig machte sich ein Tic convulsiv bemerkbar, er bekam Platzangst und leichte Ermüdbarkeit der Augen.

Bei der Aufnahme bot der Herr die typischen Zeichen eines Basedow. Dabei hatte er ständig subfebrile Temperaturen und zeigte bei der Durchleuchtung eine leichte Trübung der rechten Spitze bei sonstigem Emphysem der Lungen und einem Tropfenherz. Er bleibt bis 23. Juli und verließ nach hydriatischen Prozeduren und nach Arseninjektionen gebessert unsere Anstalt

Ein zweitesmal kommt er zur Aufnahme am 9. Juli 1921. Zu seinen früher geklagten Beschwerden hatten sich seit April noch Anfälle von Herzklopfen mit Ohnmachtsanwandlungen gesellt. In den letzten Wochen war es zu blitzartigen Schmerzen in den Schläfen gekommen, wobei er blaß wurde und die Besinnung zu verlieren glaubte. Immer noch waren die ausgesprochenen Zeichen eines Hyperthyreoidismus vorhanden, so daß wir bei der ersten Diagnose blieben, nur noch mit Angiospasmen verbrämt. Er verläßt uns am 1. August.

Ein drittesmal kommt er am 29. Juni 1923. Die bisherigen subfebrilen Temperaturen stiegen allmählich bis auf 38,4, es war zu Kurzatmigkeit und zu starkem Husten gekommen. Wir fanden nun beiderseits Spitzenfelder von 3 cm, wir fanden bei guter Pleuraverschieblichkeit beiderseitige Spitzendämpfungen mit lateralem Aufsteigen gegen die Schultern, wir hörten allenthalben Pfeifen und Schnurren und an verschiedenen Stellen seines Brustkorbes kleinblasiges trockenes Rasseln. Wir bemerkten, daß die absolute Herzdämpfung von beiden Seiten von Lunge überlagert war, und konstatierten eine harte scharfrandige Milz. Deshalb diagnostizierten wir eine Tuberculosis fibrosa diffusa und die Röntgenaufnahme gab uns vollständig recht. Beiderseits nach unten zu abnehmende Verschattung durch grobe, dichte, zumeist harte Herd- und Strangschatten, oben rechts mehrere, links eine kleine Caverne. Am rechten Zwerchfell eine Zacke.

Wir finden und sehen also die alten Reste wiederholter hämatogener Schübe. Eine daraufhin eingeleitete Tuberkulinkur führt unter rascher Gewichtszunahme zu einem fast völligen Rückgang der thyreotoxischen Erscheinungen. Die für derartige Fälle typische Tuberkulinempfindlichkeit beleuchtet am besten die Dosenfolge, wobei wegen Dauerreaktionen ausfallende Dosen mit 0 bezeichnet werden: 0,002—0,003—0,003—0—0—0—0—0,0002—0,0003—0—0—0—0—0—0—0,0002—0,0003—0,0003—0,0003—0,0003—0,00045—0,00045—0,0007—0,001—0,0015—0,002—0,003—0,0045—0,007—0,01—0,015—0,02—0,03—0,045—0,07—0,1.

bildern Veranlassung gibt, kann eine folgende Atrophie der Drüse, wie sie aus den anatomischen Untersuchungen von K e h l sich mit Sicherheit ergibt, zu Ausfallserscheinungen der Schilddrüse und so zu mehr minder ausgesprochenen Symptomen eines Myxödems bei Tuberkulose führen. Nach P o n c e t und L e r i c h e gehören hieher andauernde Eingenommenheit des Kopfes (Cephalée persistante), Migräneanfälle, fliegende Ödeme, kurzdauernde Steifheit der Gelenke (raideurs articulaires), Atonie der Muskeln und der sehnigen Gebilde, Ichthyosis der Haut, Haarschwund, geistige Apathie usw. Das würde dann direkt zu den Zuständen hinüberführen, die wir bei der multiplen Blutdrüsensklerose finden und die so häufig sich ätiologisch mit einer Tuberculosis fibrosa densa verknüpfen.

2. Daß auch die Nebenschilddrüsen zur Tuberkulose in inniger Beziehung stehen, geht schon aus den Beobachtungen H. S c h l e - s i n g e r s (2) hervor. Dieser Autor fand häufig bei beginnender Tuberkulose das Facialisphänomen positiv und konnte sein erstes Auftreten häufig auf der Höhe einer Tuberkulinreaktion beobachten. Daß dabei nicht nur eine mechanische Nervenüberregbarkeit bei Tuberkulose die Ursache ist, geht wohl auch aus seinen Versuchen hervor, bei chronisch secalevergifteten Patienten durch Tuberkulin- injektionen das Facialisphänomen auszulösen, was in keinem Falle gelang. Vielmehr müssen wohl auch hier weit nähere Beziehungen zur Tuberkulose bestehen. Ich selbst habe viele Fälle gesehen, wo eine ausgesprochene Tetanie das erste Symptom einer Tuberkulose war, und zwar wieder eines proliferierenden Primärkomplexes oder seiner Folgezustände.

3. Daß die N e b e n n i e r e n in innigem Konnex mit der Tuberkulose stehen, ist eine allgemein bekannte Tatsache. Ich habe schon im ersten Teil außer auf den Addison, der ja meist einer totalen Verkäsung der Nebennieren seine Entstehung verdankt, noch auf addisonoide Zustände hingewiesen, die in Solitärtuberkeln einer oder beider Nebennieren ihr anatomisches Substrat finden. Ich habe dort auch auf den Lipoidschwund in den Nebennieren hingewiesen, der sich bei braun pigmentierten Tuberkulösen gelegentlich findet. Das geht übrigens auch aus der Beziehung der Tuberkulose zur multiplen Blutdrüsensklerose hervor, wo sich ebenfalls häufig fibröse Ver- dickungen und Schrumpfungen der Nebenniere nachweisen lassen. S é z a r y s und K i y o k a w a haben diese fibrösen Schrumpfungen der Nebenniere besonders studiert, ebenso L a f i t e et M a s s c a r y

die einfachen Pigmentationen der Tuberkulösen in ihrer Beziehung
zur Nebenniere. Man vergleiche auch die tierexperimentellen Untersuchungen von Sorgo und Habetin. Erwähnt sei hier auch noch
der interessante Fall von Leichtenstern, wo eine verkäste
mesenteriale Lymphdrüse das Ganglion solare zerstörte und dadurch
das typische Bild eines Addison entstand. Auf Grund dieser Beobachtung stellt sich Huismann direkt vor, daß der Sympathicus
überhaupt eine große Bedeutung für die endokrinen Drüsen habe und
so wäre es leicht verständlich, daß eine Mesenterialdrüsentuberkulose
zu allen möglichen Erscheinungen Anlaß geben könne.

4. Daß auch in der Hypophyse gelegentlich Tuberkel
anatomisch gefunden werden, wissen wir aus Obduktionsbefunden
von Simmonds. Auf derartige oder auch unspezifische tuberkulotoxische Veränderungen der Hypophyse führen Hutinel,
Baboneux und Paisseau eine gelegentlich beobachtete auffällige Adipositas bei lymphatischen Kindern zurück. Ob damit oder
mit der Schilddrüse oder eventuell auch mit dem Pankreas die
Glykosurie zusammenhängt, die sich gelegentlich in der Vorgeschichte einer Tuberculosis fibrosa densa findet und die dann später
wieder verschwindet, die also nicht einen echten schweren Diabetes
mit sekundärer Phthise darstellt, läßt sich heutzutage noch nicht
entscheiden. Man vergleiche darüber Claude et Prosak, die diese
Glykosurien auf Hypophysenveränderungen zurückführen. Autopsien
derartiger Fälle fehlen mir bisher vollständig. Erst kürzlich sah ich
den Bruder eines Kollegen, 45 Jahre alt. Es war an einem leichten
Diabetes erkrankt, der aber rasch auf strenge Diät zurückging und
ohne Acidose verlief. Aber trotz Verschwindens seines Zuckers fühlte
sich der Kranke nicht wohl und wurde daher von verschiedenen
Ärzten untersucht, die aber nichts Besonderes in den Lungen feststellen konnten. Eine Röntgenuntersuchung, die hinter dem Rücken
dieser Ärzte auf Veranlassung seines Bruders vorgenommen wurde,
zeigte nun eine ausgedehnte, kleinherdige Tuberkulose der ganzen
Lunge, und der von mir erhobene klinische Befund alle Zeichen einer
recht weit vorgeschrittenen Tuberculosis fibrosa densa mit starkem
Emphysem und hartem Milztumor.

5. Ein letztes Organ mit innerer Sekretion, welches bei Tuberkulose häufig Erscheinungen macht, sind die Keimdrüsen. Ich
habe schon im ersten Teil auf die Pigmentation von Phthisikern hingewiesen, welche an Chloasma uterinum erinnert. Ich habe auch dort

schon erwähnt, daß sehr häufig bei schwerem Verlauf der Tuberkulose ein Ausbleiben der Menstruation das erste Signal der Verschlimmerung sein kann. Sagt doch auch S c h w e r m a n n, daß bei
Frauen eine plötzlich auftretende Amenorrhoe ohne positiven
gynäkologischen Befund auf beginnende Tuberkulose sehr verdächtig sei und eine genaue Untersuchung des Respirationsapparates
vorgenommen werden müsse. Auch W a l t h a r d sagt: „Es kann nicht
genügend hervorgehoben werden, daß bei Menorrhagien, Oligo- oder
Amenorrhoen, wenn sich am Genitale keine erklärende Ursache
findet, der gesamte Organismus auf Tuberkulose zu durchforschen
ist." „Vielfach ist die Menorrhagie ein Frühsymptom der Nierentuberkulose. Sie tritt zu einer Zeit auf, in welcher noch alle übrigen
Symptome fehlen. Man begnüge sich in diesen Fällen von Menorrhagien nicht, das Urinsediment ein einziges Mal zytologisch zu untersuchen. Wer das Urinsediment systematisch acht und mehr Tage nach
Tuberkelbazillen durchmustert, wird frühzeitig eine beginnende
Nierentuberkulose als einzige Ursache der Menorrhagie zu erkennen
vermögen." Bedeutungsvoll sind in dieser Hinsicht auch die Untersuchungen von N o v a k und G r a f f, welche in dem Curettement
von 30 Amenorrhoen sechsmal Tuberkulose der Uterusschleimhaut
fanden. Dabei fällt nun auf, daß die bisher erwähnten Organe mit
innerer Sekretion vor allem bei hämatogen entstandenen Tuberkuloseformen erkranken, daß dagegen die hypogenitalen Symptome
zumeist bei schwerer Phthise, namentlich der galoppierenden, in Erscheinung treten. Ob das nicht mit der abnormen Gefäßversorgung
der Genitalien zusammenhängt? Denn zu Testikel und Ovarien
kommt eine dünne Arterie von hoch oben oft rechtwinkelig von
der Arteria renalis her, so daß Bazillen viel schwerer in dieses Organ
gelangen können. Auch aus meinen Untersuchungen mit W i t t g e ns t e i n über das Schicksal intravenös injizierter Tuberkelbazillen bei
Hunden ging ja hervor, daß wir Tuberkelbazillen in allen möglichen
Organen regelmäßig finden konnten, nur in den Ovarien ließen sie
sich selten und nur gelegentlich nachweisen.

Immerhin machen sich auch bei proliferierender Bronchialdrüsentuberkulose Symptome vom Genitale geltend in Form von Dysmenorrhoe, schmerzhafter Menstruation, Menorrhagie usw. Man vergleiche darüber die Arbeiten von H o l l ó und E i s e n s t e i n, man
vergleiche darüber auch die ausführliche Arbeit von P o n c e t et
L e r i c h e (3). Das anatomische Substrat dafür ist noch nicht sicher

festgestellt, möglich, daß tuberkulöse Pelveoperitonitiden, möglich, daß tuberkulöse Lymphome im Retroperitonealraum und im Douglas die Veranlassung dazu geben. Auf jeden Fall sind sich die meisten Tuberkulintherapeuten darüber einig, daß derartige Beschwerden oft auffällig günstig durch eine spezifische Kur beeinflußt werden. Siehe darüber vor allem K r a e m e r (1) und H a y e k (3).

E. BEGINNENDE TUBERKULOSE, HINTER EINEM RHEUMATISMUS SICH VERBERGEND

1. Wenn ich hier von Rheumatismus als Maske einer Tuberkulose spreche, meine ich damit nicht jenen Rheumatismus, womit wir aus Bequemlichkeit oder weil wir zunächst keine Ursache dafür finden, einen jeden Schmerz an irgendeiner Körperstelle benennen, uns vielleicht mit dem Gedanken abfindend, daß er einer Verkühlung, also einer Kältegelose im Sinne S c h a d e s, seine Entstehung verdankt. Ich meine hier jenen typischen Rheumatismus mit Schmerzen, Schwellung und Rötung der Gelenke, der mit Fug und Recht nach altem Herkommen so genannt wird. Wir sehen nun einen derartigen Rheumatismus sehr häufig im Laufe der Tuberkulose. Über seine Beziehungen zur Resorption eines pleuritischen Exsudates habe ich schon mehrfache Beobachtungen gemacht und darüber schon berichtet. Ich gehe auf diesen t u b e r k u l o t o x i s c h e n R e s o r p t i o n s r h e u m a t i s m u s hier nicht näher ein, weil er bei der pleuritischen Grundkrankheit wohl keine Maske der Tuberkulose darstellt. Aber nicht nur bei exsudativen Formen der Pleuratuberkulose begegnen wir ihm. Wir treffen ihn auch bei den trockenen Pleuritiden an, die ich in diesem Teil als Pleurite à répétition beschrieben habe. Wir begegnen einem Rheumatismus der Gelenke auch bei der Miliaris discreta und der Tuberculosis fibrosa densa, wie ich an den betreffenden Stellen schon auseinandergesetzt habe. Häufig kann nun das Lungenleiden ganz zurücktreten und dafür die aus den wiederholten miliaren Schüben in die Gelenke hervorgehende, chronische, deformierende oder ankylosierende Arthritis das Bild beherrschen. Die Affektion wird dann gewöhnlich als „Gicht" oder „chronischer Rheumatismus" angesprochen. Einen typischen Fall sah ich erst jüngst.

BEOBACHTUNG 64: Am 15. November 1920 wurde ich zu der 56jährigen Frau M. P. gerufen, deren Sohn mit offener, recht weit vorgeschrittener Phthise 'an meiner Abteilung lag. Die Frau war schon lange bettlägerig wegen einer Schwellung und Versteifung beider Kniegelenke und wegen langjähriger ankylosierender „gichtischer" Veränderungen der kleinen Gelenke von Fingern und Zehen. Der Lungenbefund ergab eine typische beiderseitige Tuberculosis fibrosa densa mit frischen Rasselgeräuschen und etwas Zerfall in beiden Oberlappen. Eine Tuberkulintherapie führte eine weitgehende Besserung der Gelenksbeschwerden herbei.

Wir müssen also bei jedem Rheumatismus und gerade bei den Formen, welche nicht mit Endocarditis sich vergesellschaften, an eine Tuberkulose als Ursache dafür denken, und eine genaue Untersuchung der Lungen wird dann entweder einen proliferierenden Primärkomplex, eine miliare Spitzentuberkulose oder eine Tuberculosis fibrosa densa finden lassen. Dabei ist mir wieder aufgefallen, daß auch hier die Syphilis dasselbe Bild erzeugen kann wie die Tuberkulose. Übrigens erwähnt auch R o m b e r g (1) diese Form des syphilitischen Rheumatismus. Er sagt: „Hinziehende Arthritiden finden wir in 9% der Luetiker. Meist polyartikulär, vor allem an den großen Gelenken erscheinen etwas schlaffe Schwellungen durch Gelenksergüsse ohne nennenswerte Beteiligung oder mit nur mäßiger Verdickung der Gelenkskapsel, ohne entzündliche Rötung der überkleidenden Haut, mit lästigen Schmerzen und starker Bewegungshemmung. Gewöhnlich besteht hinziehendes geringes Fieber." Die Form der multiplen Gelenksentzündung ist für Tuberkulose nicht charakteristisch. Immerhin zeichnen sich viele Fälle davon durch Schwellung der regionären Drüsen aus, alle aber durch einen Milztumor, der eben der tuberkulösen Grundkrankheit zukommt.

Unser praktisches Vorgehen ist bei Fällen von Rheumatismus am besten folgendes: haben wir eine Polyarthritis vor uns, ohne Mitbeteiligung des Endocards, ohne Leukozytose im Blut, dann haben wir die Pflicht, eine Wassermannsche Reaktion anzustellen und auf Tuberkulose genau zu untersuchen, eventuell auch bei nicht sehr eindeutigem Befund mit Hilfe spezifischer Reaktionen. Läßt sich eine septische Polyarthritis durch Eitermikroben, läßt sich eine luetische ausschließen, dann empfiehlt sich unbedingt eine Tuberkulintherapie. Denn eine solche zeitigt selbst bei den schwer destruierten alten Formen von tuberkulösem Rheumatismus noch recht gute Resultate; sie leistet bei frischen Fällen dieser Gruppe Vorzügliches, so daß es zum Schaden des Arztes und des Patienten ausschlägt, wenn man derartige chronische Polyarthritiden einfach in Bäder schickt und

symptomatisch behandelt. Die einzig richtige Therapie ist hier eine
kausale Therapie. Man darf sich auch von dem allgemeinen Aussehen
nicht täuschen lassen. Diese Fälle sind ja häufig entsprechend ihrer
Grundkrankheit mager, aber auch ein guter Panniculus darf uns
nicht verleiten, einfach eine uratische Arthritis anzunehmen, denn
gerade der proliferierende Primärkomplex kommt ja selbst bei recht
fetten Patienten zur Beobachtung. Zur Illustration des eben Gesagten
sei es mir gestattet, folgende Krankengeschichte mitzuteilen.

BEOBACHTUNG 65: Die 43 Jahre alte Pfründnerin V. T kam erstmalig
am 20. März 1920 an meiner Abteilung zur Aufnahme. Im Jahre 1914 war sie
mit Schmerzen im rechten Schultergelenk erkrankt, wobei gleichzeitig eine
Rippenfellentzüdung bestanden habe. Einige Monate später trat Schwellung
und Schmerzhaftigkeit des rechten Ellbogengelenks auf. 1915 Erkrankung der
Knie- und Sprunggelenke beiderseits. Atophanbehandlung führt rasch Besserung herbei. 1916 Schwellung des linken Handgelenkes und aller Fingergelenke.
11 Schwefelbäder in Baden bringen Besserung. 1917 ist sie durch 2½ Monate
an einer Universitätsklinik wegen der gleichen Beschwerden. Burrowumschläge,
Heißluft, Argochrominjektionen. Nun liegt sie 1½ Jahre zu Hause. Es kommt
zur Deformierung der Gelenke, zur Versteifung aller Extremitäten, zur Bewe-
gungseinschränkung der Wirbelsäule. Von April 1919 bis Februar 1920 liegt sie
nun auf einer inneren Abteilung. Radiumbäder, Heißluft, Stauung, Atophan,
Milch- und Fibrolysinjektionen, Massage bringen sie doch so weit, daß sie mit
Stöcken herumgehen kann. Aber zu Hause wird sie wieder schlechter und so
kommt sie an meine Abteilung.
Wir finden bei der physikalischen Untersuchung der Lungen beide
Spitzenfelder auf 2 cm verengt, über beiden Spitzen horizontal abschneidende
Dämpfungen, rechts bis zum IV., links bis zum III. Dorn mit etwas unreinem
Inspirium. Die linke Lungenbasis ist unbeweglich mit 4 Querfinger hoher Ver-
schleierung, links vorne infraclavicular und über der Lingula etwas klangloses
inspiratorisches trockenes Rasseln hörbar. Radiologisch nur leicht verschleierte,
inspiratorisch weniger gut sich aufhellende Basis links bei guter Zwerchfell-
beweglichkeit. Wir hatten also den Befund einer Pleurite à répétition vor uns.
Darum nahmen wir einen Poncetschen Rheumatismus an. Wir gehen also zu
Tuberkulin über. Zunächst diagnostische Gaben von 0.2—1,0—4,5, die anstandslos
vertragen werden. Erst 10,0 löst eine leichte Reaktion aus. Nun Weiterbehandlung
mit folgenden Dosen: 10,0—15,0—20,0—30,0—45,0—70,0—100,0—100,0—100,0—
100,0—150,0—200,0—300,0—450,0—450,0—450,0—700,0—700,0—1000,0—1000,0.

Im Juli 1920 kann sie leidlich ohne Stöcke gehen und wird entlassen.
Im Oktober 1922 treten neuerdings heftige Schmerzen in den Knien und in der
rechten Schulter auf, und seit Jänner 1923 ist sie wieder außerstande, zu gehen.
Sie kommt daher am 28. April wieder zur Aufnahme. Der physikalische Lungenbefund ist der gleiche. Die Temperaturen sind aber diesmal erhöht bis 37,5.
Wir beginnen wieder mit einer Tuberkulinkur. Dosenfolge: 0.2—0,3—1,0—4,5—
10,0—15,0—30,0—45,0—70,0—100,0—100,0—100,0—150,0—100,0—10,0—15,0—15,0

—20,0—20,0—30,0—45,0—70,0—70,0—100,0. Wir sehen sie also schon bedeutend empfindlicher gegen Tuberkulin als das erstemal. Am 27. August verläßt sie unsere Abteilung. Den erreichten Erfolg beleuchtet wohl am besten der vom 4. September datierte Brief, dessen Eingangsworte ich daher anführen möchte, zumal ja der Poncetsche Rheumatismus noch viel umstritten ist. „Nur mit schwachen, nichtssagenden Worten kann ich Ihnen den heißesten Dank bringen für Ihre menschenfreundliche Güte, die mich armen, bewegungslosen Krüppel wieder auf die Beine gebracht, meiner Familie die sorgende Hausmutter wieder geschenkt hat. Was wäre aus mir und meinem Haushalt geworden ohne Sie und ohne Ihren Assistenten . . .“

Eine besondere Besprechung verdienen dabei besondere Lokalisationen, so die im Mandibulargelenk, auf welche Holló aufmerksam macht, und auch in den Wirbelgelenken, die tuberkulöse Spondylarthritis: letztere macht sehr lästige Symptome und wird meist verkannt. Gegen eine Spondylitis spricht der fehlende Stauchschmerz vom Kopfe und Schulter aus, spricht auch der röntgenologische Befund, welcher keine Destruktion der Wirbelkörper aufweist. Ich habe diese Form von Rheumatismus bisher hauptsächlich bei der Pleurite à répétition getroffen, und wir müssen also bei allen Wirbelsäulenschmerzen, welche diese Tuberkuloseform begleiten, an eine tuberkulöse Spondylarthritis denken.

Eine weitere besondere Form des chronischen „tuberkulotoxischen“ Rheumatismus stellen chronische Tendovaginitiden dar und die Dupuytrensche Kontraktur, die ich ebenfalls wieder besonders bei der Pleurite à répétition beobachtet habe. Daß bei der Dupuytrenschen Kontraktur auch histologisch in der Aponeurosis palmaris sich Tuberkel finden, beweist der Fall von Exner. Die relative Häufigkeit dieser Ätiologie erhellt auch aus den Erfahrungen Löwensteins (l. c. 403), der bei drei Fällen von Dupuytrenscher Kontraktur nach Alttuberkulin-Injektion derart starke Entzündungen und schmerzhafte Verstärkung der Kontraktur sah, daß nur aus diesem Grunde mit der spezifischen Behandlung ausgesetzt werden mußte.

2. Im Anschluß an den tuberkulösen Rheumatismus muß noch der Ischias gedacht werden, denn auch sie ist sehr häufig tuberkulöser Genese. Sie kann entstehen durch tuberkulöse Drüsen im Becken oder wie in einem meiner Fälle durch verkäste Drüsen in der Incisura ischiadica, die zu einer fortgeleiteten Entzündung des Nervus ischiadicus geführt hatten. Siehe darüber auch die Beobachtung 63. Man muß also auch bei einer Ischias an eine Tuberkulose

denken und seine Untersuchung danach einrichten, wenn nicht ein ausgesprochenes Kältetrauma des Nerven vorliegt oder eine traumatische Zerrung des Nerven ausgeschlossen werden kann.

F. NERVÖSE ERKRANKUNGEN, HINTER DENEN SICH EINE TUBERKULOSE VERBIRGT

1. Hier verdient zunächst einmal die Neurasthenie, die Nervosität unsere Beachtung. Schon in der Einleitung meines Buches habe ich auf das Vage dieses Begriffes hingewiesen, der wohl nicht mehr sagt, als wenn wir jeden Schmerz, den wir nicht deuten können, als „rheumatisch" bezeichnen. Die Nervosität verdankt eben ihre Entstehung entweder einer angeborenen Minderwertigkeit des Zentralnervensystems oder einer Erschöpfung desselben durch körperliche und geistige Übermüdung, durch Überarbeitung oder Sorgen, durch gestörte Nachtruhe usw. Liegen aber derartige, aus der Anamnese leicht zu erhebende Momente nicht vor, dann muß man an eine innere Störung des Körpergleichgewichtes denken. Sie kann die Folge sein einer allgemeinen Syphilis, sie kann die eines anderen schweren, konsumierenden Leidens sein, wie eines Carcinoms, eines Diabetes, einer Störung der Inkrete usw. usw., sie kann und wird aber auch sehr häufig durch eine beginnende Tuberkulose verursacht. Daß vielfach als nervös angesprochene Magenschmerzen und Magenbeschwerden entweder durch ein Ulcus duodeni oder durch eine beginnende Tuberkulose bedingt sind, habe ich schon in diesem Kapitel gezeigt. Ich habe das auch für die sogenannte Herzneurose dargetan. Es gilt aber nicht nur für Organbefunde, die wir mangels eines genauen Einblicks bisher als nervös bezeichneten, es gilt auch für eine allgemeine Neurasthenie in gleichem Maße. Das ist von eminent praktischer Bedeutung. Denn gerade durch eine ätiologische Umgrenzung der Neurasthenie bekommen wir für unser therapeutisches Handeln wirksame Waffen in die Hand. Die Patienten werden nicht mehr für sich selbst und noch mehr für den behandelnden Arzt zur lästigen Qual. Es kann also die Neurasthenie direkt die Folge einer tuberkulösen Infektion darstellen. Es kann aber auch in anderen Fällen wieder so sein, wie dies Hayek zum Ausdruck bringt, daß angeborene Neurastheniker mit ihrem labilen Nervensystem viel eher und in bedeutend erhöhtem Maße auch auf eine tuberkulöse Infektion hin reagieren, wie sie das auf jede Noxe tun. So sagt Hayek (l. c. 305) sehr treffend: „Nach meinen Erfahrungen kommen auffallend viele

Neurastheniker in den Anfangsstadien der Lungentuberkulose zur
Behandlung, also in einem Stadium, wo meist rasch wieder positive
Anergie zu erzielen ist und wo das unrichtige, anaphylaktisierende
Verfahren die bestehenden anaphylatoxischen Erscheinungen noch
verstärkt. Und warum der Neurastheniker auffallend häufig so früh
zur Behandlung kommt, ist leicht zu erklären. Neurasthenie bedeutet.
ja erhöhte Erregbarkeit auf äußere und innere Reize, die beim Nerven-
gesunden noch unter der Beobachtungsschwelle bleiben. Ein Neurastheniker wird daher viel früher auf die leise Mahnung anaphyla-
toxischer Reize — die ersten Zeichen aktiver Tuberkulose — reagieren als ein Nervengesunder." Das deckt sich ungefähr mit dem,
was Hollo zur Erklärung der Bevorzugung von Frauen in der
Gruppe der juvenilen Tuberkulose ausagt (siehe oben pag. 119).

2. Eine besondere Besprechung verdient der Kopfschmerz.
Es hat erst jüngst Frisch (2) sehr schöne Beobachtungen darüber
mitgeteilt und er kommt auf Grund seiner Untersuchungen und der
Röntgenuntersuchungen Schüllers bei seinen Fällen zur Ansicht,
daß ein Kopfschmerz häufig als erstes Symptom der Tuberkulose in
Erscheinung tritt, bedingt durch eine Meningitis serosa, sei es durch
eine gutartige Miliartuberkulose der Meningen oder durch tuberkulotoxische Einflüsse auf die Hirnhäute. Für letztere scheinen besonders die Fälle zu sprechen, bei denen er ganz analog zu meinen
Beobachtungen über den tuberkulösen Rheumatismus konstatieren
konnte, daß nach Resorption von tuberkulösem Exsudat aus dem Peritoneum oder der Pleura der tuberkulöse Kopfschmerz zuerst in Erscheinung tritt. Wichtig scheint mir auch seine Feststellung, daß zwischen röntgenologisch feststellbarer Hirndrucksteigerung und Liquordruck bei der Lumpalpunktion kein Parallelismus, sondern geradezu
ein gewisser Antagonismus besteht. Frisch erklärt das wohl mit
Recht dadurch, daß bei Verlegung des Foramen Magendi der Liquordruck bei der Lumbalpunktion erniedrigt erscheint, die Röntgenuntersuchung dann aber naturgemäß sehr beträchtliche Hirndrucksteigerung ergeben muß und umgekehrt.

3. Zuletzt seien noch psychische Störungen erwähnt, hinter
denen sich eine Tuberkulose verstecken kann. Ich gehe dabei auf die
verschiedenen psychiatrischen Bilder nicht ein, die eine tuberkulöse
Meningitis im Inkubationsstadium bieten kann. Was aber eine besondere Auseinandersetzung erheischt, ist die Beziehung der Tuberkulose zur Dementia praecox. Zunächst herrscht Ein-

stimmigkeit darüber, daß bei dieser Krankheit die Tuberkulose unverhältnismäßig häufiger anzutreffen ist als bei anderen Geisteskrankheiten in Irrenanstalten. So bringt L ö w folgende Zahlen: bei Sektionen von Dementia praecox 59·65% Tuberkulose, bei Epilepsie 27·18 bis 8·6%, bei progressiver Paralyse 11·304%, bei der senilen Demenz 10%. Auf Grund analoger Befunde kommt W o l f e r direkt zum Schluß, daß die Dementia praecox durch eine Toxinwirkung der Tuberkelbazillen entstehe.

Tatsächlich habe auch ich schon auffallend viele Fälle von Dementia praecox unter meinem Tuberkulosenmaterial gesehen. Die Tuberkuloseform entspricht dann zumeist einer hämatogenen Form der Tuberkulose, vor allem der Tuberculosis fibrosa densa. Als typisches Beispiel sei der Fall eines Kollegen erwähnt, der sich auch als Dichter einen Namen gemacht hat und den ich seit dem ersten medizinischen Semester kenne.

BEOBACHTUNG 66: Ein jetzt 45jähriger phil. Dr. II. M. Seine Mutter zeigt vereiterte Halslymphome. Er selbst hatte in der Kindheit eine schwere fieberhafte Bronchialdrüsentuberkulose. Mit 24 Jahren hatte er einen ausgesprochenen tuberkulösen Rheumatismus fast sämtlicher Gelenke, mit 27 Jahren ein Erythema nodosum an den Tibien. Jetzt ist er schwer dement in einer Irrenanstalt.

Gegen die tuberkulöse Genese scheint nun zu sprechen, daß man bei den Autopsien derartiger Fälle außerdem noch auffällig viele infantilistische Veränderungen der Genitalien findet. So konstatiert das L. F r ä n k e l in 72% der Fälle. Er kommt daher zur Meinung, daß die Basis der Krankheit eine Blutdrüsenerkrankung sei mit starker Hypofunktion der Keimdrüsen. In diesem Sinne sprechen ja auch die Ergebnisse des A b d e r h a l d e n schen Dialysierverfahrens bei dieser Krankheit. Tatsächlich sind auch durch Hodentransplantationen bei derartigen Kranken recht bemerkenswerte Erfolge erzielt worden. Dennoch läßt sich zwischen beiden Auffassungen eine Brücke schlagen. Wir müssen dabei auf die experimentellen Untersuchungen von M a r e o z z i und von E s m o n e t verweisen, welche Tuberkelbazillen in die Arteria spermatica brachten und dadurch eine ausgesprochene entzündliche Reaktion im Hoden auslösen konnten, der dann eine erhebliche Sklerose dieses Organs folgte. Dann wäre uns verständlich, wie ein proliferierender Primärkomplex auf dem Umwege über eine sekundäre Hodenatrophie zur Dementia praecox führen könnte. Daß das bei der großen Fülle derartiger

Tuberkuloseformen so selten vorkommt, hat seinen Grund in der abnormen Gefäßversorgung des Hodens. auf die ich schon oben eingegangen bin, hat wohl auch seinen Grund darin, daß auch noch die Vererbung der schizoiden Veranlagung eine wesentliche Rolle dabei spielt. Freilich können die Verhältnisse auch so liegen, daß gerade Menschen mit schizothymem Körperbau im Sinne Kretschmers vermöge ihrer besonderen Körperkonstitution vor allem zu hämatogen proliferierenden Tuberkuloseformen disponiert sind, und daraus die relative Häufigkeit dieser Tuberkuloseformen bei Dementia praecox sich erklärt. Dasselbe könnte ja auch für die schon im ersten Teil geschilderte Beauté phthisique gelten. Hier erhebt sich ebenfalls die Frage: Ist dieses eigentümliche Aussehen die Folge der phthisischen Veränderungen in der Lunge oder ist es schon praeexistent, und sind Individuen von derartigem Körperbau eben besonders für bronchogen sich ausbreitende Tuberkulosen disponiert? In diesem Sinne scheinen wenigstens Feststellungen jüngster Zeit zu sprechen, wo wir eine typische Beauté phthisique durch Monate in Beobachtung hatten, ohne daß sich je irgendein Anhaltspunkt für eine ältere oder frischere Tuberkuloseinfektion gezeigt hätte. Wo da die Wahrheit liegt, werden wohl erst Dauerbeobachtungen derartiger Fälle klären.

4. Anhangsweise sei in diesem Rahmen erwähnt, daß auch viele Augenleiden das erste Zeichen einer beginnenden Tuberkulose, wieder von den proliferierenden Formen derselben. sein können, namentlich in der Form der Pleurite à repétition. Das habe ich oben schon gestreift. Ich möchte an dieser Stelle nur darauf hinweisen, daß nach unseren heutigen Kenntnissen selbst Glaskörperblutungen (Stock, C. v. Heß), Chorioiditiden (C. v. Heß), die sympathische Ophthalmie (Hirsch), einzelne Fälle von genuiner Opticusatrophie (Oloff), ja nach einigen frappanten Beobachtungen Schnaudigls auch einige Fälle von Myopie auf eine Tuberkulose zurückzuführen sind. Doch verzichte ich, darauf näher einzugehen. weil derartige Erkrankungen Sache der betreffenden Fachspezialisten sind und daher für uns Internisten nicht so sehr als Tuberkulosemasken in Betracht kommen.

Aus demselben Grunde muß ich es mir auch versagen, die Ohrerkrankungen zu besprechen, welche als Maske der Tuberkulose in Betracht kommen. Daß auch hierüber die Akten noch lange nicht geschlossen sind, beweisen mir auch die histologischen Untersuchungen O p p i k o f e r s, der das Cholesteatom als Folge einer chronischen Tuberkulose des Mittelohrs ansieht.

G. ERKRANKUNGEN DES HARNTRAKTS ALS MASKE EINER BEGINNENDEN TUBERKULOSE

1. A l b u m i n u r i e: Daß es eine tuberkulöse Albuminurie gibt, habe ich schon im ersten Teil auseinandergesetzt und dort habe ich auch das Bild umrissen, unter dem sich dieses Leiden gewöhnlich zeigt. Wir finden in der Ambulanz, bzw. in der Sprechstunde ziemlich beträchtliche Mengen von Eiweiß im Urin. Dieses verschwindet aber rasch nach einigen Tagen Bettruhe und läßt sich dann noch einige Zeit durch einen Orthostaseversuch neuerdings hervorrufen. Aber schon nach wenigen Tagen gelingt auch das nicht mehr. Die Albuminurie ist verschwunden. Setzt neuerdings die Berufsschädlichkeit ein, dann tritt sie wieder in gleicher Weise auf. Dieser zyklische, von einer längeren körperlichen Arbeit abhängige Verlauf scheint mir am meisten charakteristisch dabei zu sein. Dabei läßt sich meist nichts anderes als ein proliferierender Primärkomplex nachweisen. Darum wird es auch verständlich, warum Untersuchungen an liegendem, bzw. sich schonendem Material, wie D i e t l sie vornahm, zu keinem eindeutigen Ergebnis über diese Frage und auch nicht über die Frage der Chondroiturie bei Tuberkulose kommen konnten.

Aber nicht nur eine einfache Albuminurie ohne Zylinder und ohne sonstige Formelemente kann eine Tuberkulose zur Grundlage haben. Es gibt auch direkt herdförmige Nephritiden, welche einer Tuberkulose ihre Entstehung verdanken. M ü l l e r - D e h a m und K o t h n y haben das Bild dieser „tuberkulotoxischen Nephritis" näher gekennzeichnet. Ich selbst habe mehrere Fälle davon gesehen und bei ihnen auch mit spezifischer Therapie gute Erfolge erzielt. Bei allen meinen Fällen aber handelt es sich um eine proliferierende Bronchialdrüsentuberkulose oder einen ihrer Folgezustände.

BEOBACHTUNG 67: Der letztbeobachtete Fall betrifft einen zirka 40jährigen Kollegen aus Südungarn, der einen blutigen Urinabgang an sich bemerkte, ohne sich krank zu fühlen. Es wurde eine Nephritis konstatiert, und er kam deshalb nach Wien. Hier wurde von einem Internisten eine follikuläre Angina gefunden und als Ursache dafür angesehen. Darum Exstirpation der Tonsillen. Die histologische Untersuchung ergab nun überraschenderweise eine Miliartuberkulose dieser Tonsillen. Er kam daher auf meine Abteilung, wo ich ihn durch Monate hindurch in Beobachtung hatte.

Derartige Beobachtungen zeigen, daß diese herdförmige hämorrhagische Nephritis bei Tuberkulose vor allem bei hämatogenen Formen auftritt und sie machten es mir wahrscheinlich, daß sie doch nicht nur rein toxisch bedingt ist, sondern einer miliaren Eruption im Nierenparenchym ihre Entstehung verdankt. Doch kann ich gegenwärtig noch nichts Definitives darüber sagen, weil mir bei der Gutartigkeit des Leidens jede autoptische Kontrolle fehlt.

Daß auch Nephrosen, speziell die Amyloidnephrose, bei Tuberkulose häufig sind, ist bekannt. Doch kommen diese Fälle hier nicht in Betracht, denn das Lungenleiden bietet dabei meist so deutliche Zeichen der fibrös-kavernösen Destruktion, daß man von einer Maske der Tuberkulose nicht sprechen kann.

Ob auch Nephrosklerosen in Beziehung zur Tuberkulose stehen, wie Schönberg meint, vermag ich noch nicht zu sagen. Möglich ist es für die blande Nierensklerose, die man so häufig bei Leuten sieht, bei denen die Autopsie alte schwielige Herde vom Typus der Tuberculosis fibrosa densa aufdeckt. Übrigens hat Josserand bereits 1893 die Frage aufgeworfen, ob die Herrschaft des Tuberkelbazillus sich nicht so weit ausbreiten werde, daß er auch ein Kapitel der Arteriosklerose bildet. Seit Kenntnis der prächtigen Untersuchungen Liebermeisters über gelegentliche Tuberkelbazillenfunde in der Wand arteriosklerotischer Gefäße schenke ich auch dem Verhalten der Gefäßwand bei verschiedenen Tuberkuloseformen meine besondere Aufmerksamkeit, und da zeigt sich immer deutlicher, daß wir vorzeitig rigiden Gefäßen vor allem bei den proliferierenden Formen begegnen, während die nicht proliferierenden, darunter auch die fibrös-käsigen Phthisen, bis in ein hohes Alter ganz zarte Gefäße aufweisen. Seither dient mir dieses Symptom genau so wie der harte, scharfrandige Milztumor als Fingerzeig für eine chronische, hämatogene Tuberkulose, und das mit gutem Erfolg. Solche Beobachtungen machen es doch wahrscheinlich, daß da innige Beziehungen vorliegen, daß wirklich wenigstens die vorzeitige Arteriosklerose, vor allem Hamburgers Arteriofibromatose in vielen Fällen durch wiederholt im Blute kreisende Tuberkelbazillen verursacht sein dürfte. Daß die klinischen Symptome einer blanden Nierensklerose durch hämatogene Tuberkeleruption im Nierenparenchym hervorgerufen werden können, lehrt meine Beobachtung 25.

2. Sicheren Boden betreten wir wieder, wenn wir uns einem

chronischen urethralen Ausfluß und einem chronischen cystitischen Befund zuwenden, hinter dem sich häufig eine Tuberkulose der Prostata oder der Nieren verbirgt. Freilich kann die so häufige Prostatatuberkulose ganz symptomlos verlaufen, wie D e y c k e (l. c. 260) und L ö w e n - s t e i n (l. c. 140) betonen. In anderen Fällen wieder haben wir einen chronischen urethralen Ausfluß, der jeder Behandlung trotzt, und worin sich keine Gonokokken finden, wie G ö t z e l be- schreibt. Da muß man an Prostatatuberkulose denken. In anderen Fällen machen sich die Erscheinungen eines chronischen Blasen- katarrhs geltend, der häufig wieder gegen jede lokale Behandlung sich refraktär erweist. Dann liegt ebenfalls wieder eine Tuberkulose sehr nahe, und L e m b k e verlangt mit Recht im Interesse einer mög- lichst günstigen Prognose einer Nierentuberkulose, daß jeder Blasen- katarrh auf eine etwaige Tuberkulose untersucht werden sollte.

BEOBACHTUNG 68: Diesbezüglich war mir die Krankengeschichte eines Gymnasialkollegen sehr lehrreich, den ich über 20 Jahre unter Beobachtung hatte. Der zur Zeit seines Todes 43 Jahre alte jur. Dr. Th. L. war von Jugend an wegen einer chronischen Otitis schwerhörig gewesen. Während seines Hoch- schulstudiums erkrankte er an einem Harnröhrenausfluß, der bald von einer Striktur gefolgt war. Dabei ließen sich niemals Gonokokken auffinden. Er wurde chirurgischerseits mit Bougierung behandelt und die Striktur soweit gedehnt, daß er keine Miktionsbeschwerden mehr hatte. Aber dauernd blieb ein cystitischer Harnbefund. Endlich nach jahrlangem Verlauf hörte die Eiter- trübung des Urins vollständig auf. Allmählich aber stellten sich starke Emphy- sembeschwerden ein, und, als ich ihn während seiner Kriegsdienstleistung wieder- sah, bot er das Bild einer typischen Phthisis ulcero-fibrosa cachectisans mit starker Emphysembronchitis und Zerfallserscheinungen in der Lungenspitze. Tuberkelbazillen im Auswurf. Im Jahre 1920 gesellte sich eine reibende Peri- carditis dazu, und dann starb er an meiner Abteilung. Die Autopsie ergab nun eine alte Tuberkulose der rechten Niere mit ganz verödetem Ureter. Eine strikturierende Narbe in der Pars prostatica urethrae, und einige Kalkherde in der Prostata. In der Lunge das typische Bild einer Tuberculosis fibrosa densa mit kleinen Kavernen. Eine fibrinös-eitrige Pericarditis vom Typus eines Cor villosum.

3. Hatte in dem letzterwähnten Falle die Tuberkulose lange Zeit unter der Maske einer Harnröhrenstriktur und dann später einer vorübergehenden chronischen Cystitis sich versteckt gehalten, so kann in anderen Fällen wieder das Bild einer N e p h r o l i t h i a s i s vorge- täuscht werden. Über einen derartigen Fall, bedingt durch eine Pleu- ritis diaphragmatica links habe ich schon in einer früheren Arbeit berichtet (siehe W. N e u m a n n, 3, Beobachtung 27). Daß auch eine

Mesenterialdrüsentuberkulose derartige Bilder hervorrufen kann, wissen wir aus den Beobachtungen von G i h r e l s. Wir müssen also auch bei Zuständen von Nierenkoliken an Tuberkulose denken, namentlich dann, wenn der Urin auch nach einem Anfall niemals Erythrozyten im Sediment aufweist.

H. TUBERKULOSE, UNTER DER MASKE EINER EINFACHEN ANÄMIE, bzw. CHLOROSE, ODER UNTER DEN ZEICHEN EINER UNTERENTWICKLUNG SICH VERBERGEND

Auch eine gewöhnliche Anämie sowie sonstige damit gewöhnlich in Zusammenhang gebrachte Krankheitszeichen können eine beginnende Tuberkulose verbergen. Das geschieht sogar recht häufig. Mit Recht schildert v. H a y e k die aktive Bronchialdrüsentuberkulose, also den einfachen aktiven Primärkomplex, in folgender Weise: „Das Kind verliert seine Lebhaftigkeit, wird auffallend teilnahmslos, zeigt keinen Appetit mehr, wird launisch in der Auswahl der Speisen, klagt über Kopfschmerzen und verschiedene Unlustgefühle. Es beginnen die Schulferien, das Kind kommt von der Stadt in die gesunden Verhältnisse eines Landaufenthaltes, wird wieder froh und blüht wieder auf. Die gewöhnliche Erklärung dafür ist sehr verschiedenartig, entweder Schulanämie, Überbürdung in der Schule, auch Launenhaftigkeit usw., im besten Falle Tuberkulosedisposition. Fast niemals aber die richtige Diagnose aktive Bronchialdrüsentuberkulose. Denn es handelt sich da um chronische anaphylatoxische Erscheinungen, die unter günstigen Lebensverhältnissen, nach Stärkung des Durchseuchungswiderstandes wieder schwinden." Auch H o l l ó entwirft von der extrapulmonalen juvenilen Tuberkulose, also von dem einfachen aktiven Primärkomplex das dementsprechende Bild: „Die Krankheitsbilder sind bei jungen Leuten nicht weit über die Pubertät, besonders bei Mädchen (Frauen) um die 20er Jahre häufig. Das kranke Mädchen macht am häufigsten den Eindruck des chlorotischen und blassen, etwas pastösen, eher dick wie mager; viele von ihnen zeigen eine ausgesprochene lymphatische Konstitution." Auch bei der Pleurite à repétition kann eine Anämie im Vordergrund der Erscheinungen stehen, wie P i é r y schon in seiner grundlegenden Arbeit darüber schreibt. Bei den innigen Beziehungen, welche die Chlorose zum weiblichen Keimapparat zeigt, ist es auch verständlich, wieso es auf diesem Boden zu weiteren Konsequenzen kommen kann.

So verweisen P o n c e t et L e r i c h e auf den Infantilismus, auf Abnormitäten des Wachstums und der Entwicklung, wie verspätetes Eintreten der Menstruation, Ausbleiben der schon eingetretenen Regel. Sie verweisen auf physische und psychische Folgen sexueller Rückständigkeit, der konsekutiven Unterentwicklung der Gebärmutter. Die Autoren zeigen, wie hoffnungslos es ist, wenn ein derartig unentwickeltes Weib, dessen Ovarialfunktion durch eine tuberkulöse Infektion in der Entwicklungsperiode gestört wurde, Mutterfreuden erwartet. Sie verweisen auch auf jene Erscheinungen, die zutage treten, wenn die Funktion der Ovarien in einem späteren Lebensabschnitt durch eine tuberkulöse Infektion gestört wird. Als solche werden angeführt: Abnormität der Menses, Mangel des Muttergefühls, Mangelhaftigkeit der Milchbildung, spontaner Abortus Von diesem letzteren vertreten sie die Meinung, daß nebst Syphilis die Tuberkulose der häufigste Grund dafür sei. In ähnlichen Gedankengängen bewegen sich auch die trefflichen Ausführungen K r a e m e r s (1, pag. 349 bis 371).

*

Wir sehen also eine übergroße Fülle von Krankheitsbildern, welche eine Tuberkuloseinfektion maskieren können. Dabei ist diese Aufzählung nicht einmal vollständig, und mit fortschreitender Erkenntnis wird dieses Kapital sicher noch einen größeren Umfang annehmen müssen, noch weitere Kreise ziehen. Aber ich wollte nur hier Tatsachen bringen, die schon halbwegs sichergestellt sind, und mich von jeder Spekulation möglichst frei halten. Gerade dieses Kapitel zeigt so recht, daß nicht der ein Lungenspezialist ist, der die Perkussion der Lungenspitze bis ins kleinste Detail beherrscht oder in der Auskultation der Lungengeräusche über große Erfahrung verfügt. Zum Lungenspezialisten gehört ein Arzt, der in allen Sätteln gerecht ist, denn die Tuberkulose verschont eben kein Organ. Allenthalben im Körper können sich die ersten Äußerungen der heimtückischen Krankheit bemerkbar machen.

VI. KAPITEL

SYSTEMATISCHE ÜBERSICHT ÜBER DIE VERSCHIEDENEN TUBERKULOSEFORMEN

(Versuch eines natürlichen Systems der Tuberkulose)

Siehe darüber W. Neumann 9, 12, 13, 14, 10, 15, 11.

Mit dem Bisherigen hätte ich so ziemlich alle Formen erschöpft, unter welchen sich das proteusartige Bild der beginnenden Lungentuberkulose dem beobachtenden Kliniker darstellen kann. Auf den ersten Blick könnte einen die Fülle der Krankheitsbilder verwirren und es unmöglich erscheinen lassen, da einen leitenden Faden zu finden, der aus diesem Wirrsal herausführt. So erging es auch mir, als ich das erstemal die Bardsche Einteilung studierte. Die Sache wird aber schon dadurch viel einfacher, daß einige dieser Krankheitsbilder viel häufiger sind als andere. Es wäre eine sehr verdienstliche Aufgabe, wenn ein einheitliches, nach diesen Gesichtspunkten durchgearbeitetes Material ohne Auslese auf die prozentuelle Häufigkeit der verschiedenen Formen durchgesehen würde. Eine solche Häufigkeitsstatistik zu geben, bin ich aber heute noch nicht imstande. Was darüber bekannt ist, habe ich bei den verschiedenen Krankheitsformen schon gebracht. Noch einfacher wird die Sachlage, wenn man auf dieses von Bard und Piéry durch rein klinische Beobachtung aufgestellte Schema die grundlegenden Forschungen Rankes anwendet, wie ich das im Vorausgehenden schon tat. Dann wird diese Einteilung der Tuberkulose sehr durchsichtig und klar und reduziert sich auf mehrere, leicht übersehbare Gruppen.

Wir haben danach zuerst den Primärkomplex vor uns, bestehend aus dem primären Lungenherd, den lymphogen entstandenen regionären Erkrankungen der bronchopulmonalen und der tracheobronchialen Lymphdrüsen. Solche Primärkomplexe kommen nicht nur der Kindheit zu, kommen auch bei Erwachsenen zur Beobachtung (Ranke), kommen auch in vielfacher Zahl beim selben Individuum vor (Ghon). Klinische Erfahrungen an Familienmitgliedern offener Tuberkulosen lehren uns auch, daß sie, auch durch größere Zeitintervalle getrennt, an gleichen Kranken zur Beobachtung kommen, wenn der erstmalig gesetzte Primärkomplex nicht groß genug war, um eine dauernde Umstimmung des Organismus zu verursachen. Es kommen auch primärherdenähnliche Reinfekte dann vor, wenn die Reinfektion nicht massiv genug ist, einen ausgedehnten bronchopneumonischen Tuberkuloseherd zu erzeugen, der den Entwicklungsgang zur Verkäsung nimmt, wie dies der phthisischen Reinfektion zukommt. Dann treten der Reihe nach auch bei Erwachsenen immer wieder sekundäre und tertiäre Herde auf, die sich von einem echten Primärkomplex nur dadurch unterscheiden, daß die Mitbeteiligung der Lymphdrüsen des Abflußgebietes eine immer geringgradigere wird. (Siehe darüber W. Neumann, 13 und 14.) Je nach der Virulenz der eingedrungenen Keime, je nach der Resistenz des befallenen Individuums lassen sich da schon mehrere Typen unterscheiden.

Ich unterscheide zunächst den **einfachen Primärkomplex**, den günstigsten Fall. Der Primärherd ist klein, zeigt wegen der geringen Zahl und der geringen Virulenz der eingedrungenen Erreger nur eine geringe perifokale Entzündung und keinen Einbruch in die Blutbahn. Ist die Reaktion des Organismus auf diese geringste Infektion so minimal, daß keine Temperatursteigerungen zustande kommen, dann kann ein derartiger Primärkomplex ganz unbemerkt bleiben, objektiv und subjektiv. Er verrät sich objektiv höchstens durch umschriebene Adhäsionen der Lungenbasen, wenn der Primärherd diaphragmal gelegen ist, oder durch Erscheinungen einer einfachen abortiven Spitzentuberkulose, wenn er in den Spitzenpartien seinen Sitz hat, wo sich vermöge der geringen räumlichen Ausdehnung auch kleine Herde durch Dämpfung und Atmungsveränderungen verraten können. Eine derartige Spitzenlokalisation des Primärherdes unter dem Bilde einer abortiven Tuberkulose scheint nach meinen Erfahrungen und auch nach den Feststellungen G. Grubers besonders dann zu erfolgen, wenn wir eine primäre Infektion bei einem Erwachsenen vor uns haben. Diese Spitzenherde der Erwachsenen werden sich bei halbwegs oberflächlichem Sitz durch Dämpfungen verraten, werden auch bei geringgradiger perifokaler Entzündung die Spitzenpleura mitbeteiligen und dann zu ausgedehnten Spitzendämpfungen Veranlassung geben. Sitzen sie in der Tiefe des Spitzenparenchyms oder auch sonstwo in der Lunge, dann dürfte dadurch das Krankheitsbild entstehen, welches Bard als oberflächliche spezifische Bronchitis gekennzeichnet hat. Diesbezüglich muß ich auf meine Ausführungen bei dieser speziellen Krankheitsform verweisen. Mit unmerklichen Grenzen geht dieser einfache, nicht aktive Primärkomplex in einen einfachen aktiven Primärkomplex über, wo wir subfebrile Temperaturen verzeichnen, wo wir Abmagerung haben und namentlich die oben schon genau geschilderten Masken der Chlorose, Anämie und Unterentwicklung.

Ist die perifokale Entzündung ausgesprochen, dann haben wir den entzündlichen Primärkomplex vor uns. Es kommt zu pleuralen Reizungen an der Stelle des Primärherdes, es kommt also zu den Erscheinungen einer Pleuritis diaphragmatica mit ihren oft falsch gedeuteten Ausstrahlungen. So können wir dann die Erscheinungen einer Abdominaltrias vor uns haben, eines Ulcus ventriculi, eines Ulcus duodeni, einer Cholecystitis oder einer Appendicitis, wie ich das oben schon auseinandersetzte. Bei mediastinalem Sitz haben wir Beeinflussungen des Herzens, eine Mediastinopericarditis also, eine Herzneurose usw. Ist die perifokale Entzündung sehr ausgesprochen, so kann es zu einer idiopathischen serösen Pleuritis, zu einer interlobären Pleuritis kommen. Nach Abheilung eines derartigen Exsudates bleibt unter Umständen eine Rippenfellschwarte zurück und gibt das Bild der Tuberculosis postpleuritica fibrosa, denn die Randpartien der Lunge werden mit in den Entzündungsprozeß einbezogen und verdichtet. Wenigstens lehren mich klinische Erfahrungen, daß ein derartiger Folgezustand auch bei den recht gutartigen exsudativen Pleuritiden des Primärkomplex möglich ist. Häufiger ist ein derartiger Ausgang in Tuberculosis postpleuritica fibrosa bei oberflächlichen, kleinen, phthisischen Herden, besonders bei solchen nach Aspiration gegen die Basis zu. Sitzt der entzündliche Primärherd in den Lungenspitzen, dann kommt es bei Sitz in der Tiefe zu den Erscheinungen einer abortiven Spitzentuberkulose mit begleitenden schmerzhaften Bronchialdrüsensymptomen. Sitzt der Spitzenherd oberflächlich, subpleural, dann bilden sich Erscheinungen einer Spitzenpleuritis aus, mit vorwaltenden Schmerzsymptomen. In beiden Fällen haben wir daneben noch Spinalgie, spontane Schmerzen zwischen den Schulterblättern. Durch starke perifokale Entzündung der tracheobronchialen Lymphdrüsen kommt es zu serösen Ergüssen ins Pericard von flüchtiger Natur, es kommt zu trockenen Pericarditiden, es kommt zu accidentellen, kratzenden Geräuschen an der Herzbasis. Durch Fortleitung der perifokalen Entzündung der rechtsseitigen tracheobronchialen Lymphdrüsen auf die Pleura kann es wieder zu einer Pleuritis exsudativa rechts kommen.

Gelangen nun vom Primärkomplex aus Bazillen in die Blutbahn, dann haben wir drei Möglichkeiten zu unterscheiden. 1. Die eingedrungenen Bazillen sind so massenhaft oder so virulent, oder die

Konstitution des betreffenden Individuums ist so schwach, daß das schwere Krankheitsbild der allgemeinen Miliartuberkulose entsteht. Hier haben wir je nach dem Einbruch in die Aorta oder in Lungenvenen zunächst mehr abdominelle Bilder vor uns oder vorwaltend die Erscheinungen einer tuberkulösen Meningitis und nur spärliche Lungenerscheinungen oder wir haben bei Einbruch in eine periphere Körpervene oder in den Ductus thoracicus Vorwalten der Lungenerscheinungen und daneben erst in spärlichem Ausmaße die Miliartuberkulose der übrigen Körperorgane. Diesbezüglich sei auf den Abschnitt der allgemeinen Miliartuberkulose verwiesen. 2. Ist der Einbruch ein geringfügiger, dann entsteht dadurch zunächst das Bild dessen, was ich virulent prolifcrierenden Primärkomplex nenne. Eine derartige Proliferation liegt in der natürlichen Entwicklung der Krankheit bei starker primärer Infektion, kann aber auch bei geringgradiger Infektion sekundär verursacht sein durch irgendwelche Schädigungen, welche das Filter der tracheobronchialen Drüsen undicht machen. Daher rührt der unheilvolle Einfluß von Masern, Keuchhusten oder Rubeolen auf eine latente Tuberkulose. Bei Erwachsenen scheinen dasselbe auch unspezifische infektiöse Bronchitiden auslösen zu können, denn auch dadurch kommt es zu einer Schwellung der Bronchialdrüsen und sekundärer Schädigung dieser Schutzwehr. In diesem Sinne scheinen auch nach eigenen klinischen Beobachtungen Anginen zu wirken. Wenigstens sah ich sehr häufig Proliferation entstehen im Anschluß an eine typische Angina. Beobachtungen G. Fischers bei Nasopharyngitiden der Kinder haben übrigens ergeben, daß es hier häufig zu Schwellungen der tracheobronchialen Drüsen komme. Eine derartige Proliferation kann bei einem einfachen oder bei einem entzündlichen Primärkomplex erfolgen. Das klinische Hauptmerkmal ist die Mitbeteiligung der Milz. Es tritt ein harter, scharfrandiger Milztumor auf. Der erste Bazilleneinbruch wird nicht so selten vom Organismus mit einem typhusähnlichen Fieber beantwortet, welches dem klinischen Bilde der Typhotuberkulose von Landouzy entspricht. Die später erfolgenden Einbrüche verlaufen weniger stürmisch. Aber auch hier kommt es noch häufig zu Fieberattacken, die sich klinisch vor allem dadurch kennzeichnen, daß die subjektiven Allgemeinbeschwerden im Verhältnis zur objektiv gemessenen Fieberhöhe recht geringfügig sind. Ein weiteres Kennzeichen der Proliferation sind irgendwo im Körper entstandene metastatische, chirurgische Tuberkulosen.

Machen sich bei einem derartigen proliferierenden Primärkomplex Lungensymptome geltend, dann haben wir je nach der Art der Lungenherde verschiedene Typen zu unterscheiden.

a) Es kommt zu einer frischen Aussaat in den Lungenspitzen wie an sonstigen Stellen der Lunge und des übrigen Körpers. Wir haben das Bild der diskreten Miliartuberkulose vor uns. Ihre verschiedenen Erscheinungsformen habe ich bei dem betreffenden Abschnitt schon geschildert. Wir sehen, daß die Krankheit auftreten kann als Ephemera, als Wachstumsfieber, Ermüdungs- und Überanstrengungsfieber, als gastrisches Fieber und als Typhotuberkulose. Wir sehen weiter, daß sie sich als gutartige Polyserositis und als Polyarthritis äußern kann. Sie kann unter dem Bilde einer Mikropolyadenopathie verlaufen, als Erythema nodosum und induratum und als Tuberkulid, sie kann sich als Meningitis serosa, als Albuminurie durch Solitärtuberkel der Nieren, als braune Pigmentation, also als Addisonoid, verraten bei Beteiligung der Nebennieren usw.

b) Durch Wiederholung der Schübe in die Lungenspitze hinein entsteht dann das Bild der Tuberculosis fibrosa densa. Es zeigen nämlich die wiederholten Schübe nach meinen Beobachtungen eine außerordentliche Beharrlichkeit insofern, als sie sich den einmal gesetzten Herden immer wieder auflagern. Dabei zeichnen sich nun nach den richtigen Beobachtungen Rankes gerade jene Lungenherde durch Entwicklung großer Knoten aus, welche von peripheren tuberkulösen Herden aus entstehen. Es ist dies verständlich, weil hier die Lunge bei einem venösen Einbruch das erste Filter der Tuberkelbazillen darstellt. Als Maske dieser Tuberkuloseform haben wir vor allem die Störungen der inneren Sekretion kennen gelernt, dann den chronischen Rheumatismus, den tuberkulösen Kopfschmerz, die allgemeine Neurasthenie und eventuell auch die Dementia praecox. Leider erschien das schöne Buch Liebermeisters erst nach Abschluß meiner Arbeit und konnte hier nicht mehr volle Berücksichtigung finden.

c) Sind die Lungenherde nicht in den Spitzen zusammengedrängt, sondern diffus über das ganze Lungenparenchym zerstreut, so entwickelt sich aus der Miliaris discreta keine Tuberculosis fibrosa densa, vielmehr macht dann erst nach längerer Dauer das konsekutive

Emphysem Erscheinungen und wir haben dann das Bild der Tuber-culosis fibrosa diffusa vor uns.

d) Sind die Herde von vornherein pleural gelegen und hat sich so der Krankheitsverlauf noch weiter abgeschwächt, oder sind von vornherein die eingedrungenen Bazillen sehr gering an Zahl, dann kommt es zur blanden Proliferation, vor allem zum Bilde der Pleurite à repétition. Dabei sind aber nicht nur die Lungenherde von milderer Verlaufsart, so daß sie oft an eine unspezifische Entzündung denken lassen; auch die sonstigen Organmetastasen bieten dann das Bild der unspezifischen Tuberkulose, der Tuberculose inflammatoire von Poncet. Wir sehen diese unspezifische Tuberkulose namentlich an den Augen, wir sehen sie auch an den Gelenken. Hier sind ver-schiedene Masken wieder ungeheuer häufig. So kommen derartige Kranke wegen einer Herzneurose zum Arzt oder sie bieten die Erschei-nungen der Abdominaltrias, von Anämie oder Unterentwicklung. Häufig zeigen derartige Kranke Erscheinungen einer einfachen Struma oder eines Hyperthyreoidismus oder sie klagen über ständigen, bzw. periodisch recidivierenden Kopfschmerz; sie kommen wegen allge-meiner Neurasthenie. Wir haben hier oft reine Mitralstenosen oder eine Mitralinsuffizienz, wir haben hier auch tuberkulöse Albuminurie und sehr häufig einen tuberkulösen Rheumatismus.

Alle bisher betrachteten Fälle zeichnen sich durch eine relative Gutartigkeit aus und werden daher von Holló unter dem Namen der juvenilen Tuberkulose zusammengefaßt, ein Name, der hier ganz glücklich gewählt erscheint. Die Zusammenfassung unter einem Namen erscheint mir auch deshalb ratsam, weil diese Fälle auch eine ganz andere Therapie verlangen, wie die später zu beschreibenden Phthisen. Denn Holló hat Recht, wenn er sagt, daß juvenile Tuber-kulosen durch eine einfache Sanatoriumskur, also durch eine Liege- und Mastkur weit weniger Besserung erfahren, als die Gruppe der isolierten Phthisen. Bei diesen Fällen muß vielmehr unbedingt eine spezifische Therapie Platz greifen, um Dauererfolge zu erzielen. Bei Phthisen kann auch eine Mastkur allein, äußerlich wenigstens, glän-zende Resultate zeitigen. Es ist das ein wichtiger Gesichtspunkt, weil er unsere Überlegungen leiten muß, wohin wir einen gegebenen Fall von Tuberkulose schicken sollen. Fälle von Phthisen kann man und soll man in ein Sanatorium weisen, Fälle von juveniler Tuberkulose aber würde ich nur dann in ein Sanatorium oder in eine Heilanstalt schicken, wenn ich weiß, daß dort eine spezifische Kur mit Konsequenz und Sachkunde durchgeführt wird. Nur ist Hollós Charakteristikum dieser Form, die absolute Bazillenfreiheit des Auswurfes, nicht ganz zuverlässig. Wir haben ja schon oben gehört, daß die Tuberculosis fibrosa densa nicht so selten Tuberkelbazillen im Auswurf erkennen läßt, und dennoch gehört sie noch zweifellos zu dieser Krankheitsgruppe. Ich habe auf ein anderes, diesen Formen gemeinsames Merkmal aufmerksam gemacht und daher diese Gruppen in meiner vorliegenden Arbeit als Lungentuberkuloseformen bei begleitender chirurgischer Tuberkulose zusammengefaßt, für die Pleurite à répétition dabei noch auf die Unspezifität der metastatischen Herde aufmerksam machend. Die besondere Gutartigkeit dieser Gruppe von Tuberkulosen gegenüber den Phthisen, ihren Symptomenreichtum speziell in den Formen der verschiedenen Tuberkulosemasken faßt Holló mit folgenden Worten zusammen: „Ihre Zugehörigkeit zum Generalisationsstadium wird durch den hämatogenen Ursprung ihrer Lokalisationen, das Überwiegen der Drüsenerkrankung bei freibleibendem Lungenparenchym und durch Giftüberempfindlichkeit dokumentiert, die sich anatomisch in der perifokalen Entzündung, klinisch aber in dem mit reichen subjektiven Beschwerden durchwebten Verlauf, besonders aber in der chronischen Subfebrilität kundgibt. Für die Milde der Krankheit spricht der Mangel jeder Progression, die ganz geringfügige Generalisation, die sich kaum auf einige intrathorakale, eventuell Halslymphdrüsen erstreckt, hie und da einzelne Stellen der Pleura, des Lungeninterstitiums angreift und nur ausnahmsweise entferntere, unschuldigere, haematogene Metastasen z. B. Tuberkulide erzeugt." Die Mannigfaltigkeit ihrer klinischen Symptomatologie charakterisiert er mit folgenden Sätzen: „Diese Gruppe ist reichhaltiger, abwechslungsreicher und, wenn wir die ganz schweren Phthisiker nicht mitbetrachten, dem Aussehen nach auch kränker. Hier sehen sie die bleichen, schlappen Astheniker, die durchsichtigen Chlorotischen, die beseelten ‚Brustkranken' mit den eingefallenen Wangen und abstehenden Schulterblättern, die unruhigen und erhitzten Subfebrilen; hier finden sich die ewig Müden, die Erschöpften, die Beschwerdeführenden, die Heiklen, die Schlaflosen, die schlechten Esser, die ohne Grund Mageren, die Reizbaren, die mit Rückenschmerzen, Herzbeschwerden — und die übrigen Lieblinge des Anstaltsarztes." Das ist die Gruppe, die sich unter mannigfachem Namen bisher in der Literatur herumgetrieben hat. Wenn ich dabei wieder Holló folge, unter den Namen „Prätuberkulose, Hilustuberkulose,

Tuberkulosedisposition, aktiv latente Tuberkulose, Bronchialdrüsentuberkulose, Tuberkuloseintoxikation usw. usw. Meist wird sie aber Lungenspitzenkatarrh genannt (fälschlicherweise natürlich)". Die relative Gutartigkeit dieser Tuberkuloseform ergibt sich auch aus immunbiologischen Gründen. Wir brauchen nur das auf unser Thema anzuwenden, was L ö w e n s t e i n (l. c. 251) sagt: „Nach Ansicht des Verfassers kommt es im natürlichen Verlauf der Tuberkulose nur dann zur Entwicklung einer Immunität, wenn wirklich Tuberkelbazillen in die Zirkulation kommen. Die Forschungen der letzten Jahre haben ja bewiesen, daß das Ereignis des Eindringens von Tuberkelbazillen in die Blutbahn durchaus nicht selten ist und durchaus nicht den Ausbruch einer Miliartuberkulose zur Folge haben muß. Man hat auch im Anfangsstadium der Tuberkulose Tuberkelbazillen im Blute gefunden; alle Untersucher sind sich darüber einig, daß bei dieser Bazillämie aber keineswegs eine infauste Prognose zu stellen ist, vielleicht sogar ist das Gegenteil der Fall, daß gerade jene Fälle zur Ausheilung neigen, bei denen eine kurzdauernde Generalisierung vorgekommen ist." So glaube ich denn auch durch meine Ausführungen der Forderung Genüge geleistet zu haben, welche derselbe Autor Seite 163 seines Buches aufstellt: „Hier wären neue Untersuchungen besonders am Platze, denn wir müssen die Diagnose Bazillämie früher stellen, bevor noch die neuen Tuberkuloseherde offenbar geworden sind. Gewiß wird sich ein klinisches Krankheitsbild für die Bazillämie ebenso umgrenzen lassen, wie ich es seinerzeit für die Diagnose der Geflügeltuberkulose beim Menschen skizzieren konnte . . . . Wenn es heute auch schon sichergestellt ist, daß sehr häufig Tuberkelbazillen in der Blutbahn kreisen, ohne daß dadurch eine Miliartuberkulose eingeleitet wird, wenn wir auch heute schon wissen, daß ein positiver Bazillenbefund im Blute durchaus keine Schlüsse auf eine besondere Malignität des tuberkulösen Prozesses zuläßt, so fehlt doch heute noch die klinische Verarbeitung dieser Tatsache; es ist der nächsten Zeit vorbehalten, die Klinik der Tuberkulose von dem Gesichtspunkte der Septikämie zu studieren."

Schon der Sammelname „juvenile Tuberkulose" H o l l ó s für diese Krankheitsgruppe zeigt, daß diese benignen hämatogenen Disseminationen des Primärkomplexes ein Zeichen der sekundären Tuberkulose sind, also vor allem in der Jugend vorkommen. Wie kommt es nun, daß wir dieser Krankheitsform in manchen Fällen bis in das späte Alter hinein begegnen, mit immer neuen miliaren

Schüben. Die Bedingungen, welche es bewirken, daß der Primärkomplex nicht vollständig zur Ausheilung kommt, sondern immer wieder proliferiert, kennen wir noch nicht genau. Bisher sind mir zwei Momente dabei aufgefallen. Zunächst findet man speziell bei alten Luetikern, also bei Leuten mit einer Tabes, mit einer Mesaortitis luetica usw. auf dem Sektionstisch sehr häufig diese Form der Tuberkulose, ja wir sind in der letzten Zeit an meiner Abteilung zur Überzeugung gekommen, daß ein Fieber bei einem derartigen, alten Syphilitiker fast mit Sicherheit auf eine miliare Tuberkeleruption zu beziehen ist, selbst dann, wenn es sich durch eine antiluetische Therapie, wie Modenolinjektion z. B. günstig beeinflussen läßt. Die alte Lues scheint die Abwehrfähigkeit des Organismus derart zu beeinflussen, derart zu schwächen, daß ein bestehender Primärkomplex nicht mehr zur Abheilung kommen kann. Wir wissen ja auch, daß eine luetische Infektion bei bestehender Phthise zu rascher Propagation, zu einem galoppierenden Verlauf dieser Krankheit führt. Es wird dies auch aus den Plasmauntersuchungen von Sachs und Oettingen verständlich, auf die hier nur verwiesen sei. Ein zweites Moment ist ein Status thymicolymphaticus im Sinne von Bartel. Schon Bartel hatte ja in seinen mühsamen statistischen Zusammenstellungen nachgewiesen, daß bei der Sektion seiner Lymphatiker sich Tuberkulose häufig als Nebenbefund, nicht als Todesursache ergab. Tuberkulosen als Nebenbefund sind nun meiner Erfahrung nach vor allem diese verschiedenen Krankheitsformen des proliferierenden Primärkomplexes. Wir hätten also hier wieder einen Defekt in der Abwehrleistung des Organismus vor uns, welcher es nicht zum Abschlusse, nicht zur völligen Heilung des Primärkomplexes kommen läßt und so zur Bildung der Tuberculosis fibrosa densa Anlaß gibt. Hier spielt also eine wohl angeborene, bei der Syphilis eine erworbene Mangelhaftigkeit der Abwehrleistungen das ursächliche Moment.

Die schwerste Form der Ausgänge des proliferierenden Primärkomplexes ist die Tuberculosis fibrosa densa. Über die tödlichen Komplikationen dieser Erkrankung von seiten des Gehirns, des Darms, der Nebenniere usw. habe ich ausführlich gesprochen. Sie kann auch noch terminal von einer allgemeinen Miliartuberkulose abgelöst werden. Für gewöhnlich besteht sie aber bis in das hohe Senium fort. Mit der Abnahme der Vitalität der Gewebe schließt sich aber dann das Bild der Phthisis ulcero-fibrosa cachectisans an. Es kommt zu den bisher ausschließlich hämatogenen Metastasen noch eine bronchogene Weiterverbreitung dazu. Unter besonders ungünstigen äußeren Verhältnissen kann dieses Ereignis auch schon in jüngeren Jahren eintreten. Namentlich häufig sah ich das im und nach dem Krieg unter dem Einflusse der mangelhaften Ernährung und der ungewohnten Strapazen. Den durch bloße Kachexiesymptome angedeuteten Übergang zwischen der Tuberculosis fibrosa densa und der Phthisis ulcero-fibrosa cachectisans ohne deutliche Infiltrationserscheinungen nenne ich Phthisis fibrosa densa. Sind die Zerfallserscheinungen stark im Vordergrund, dann haben wir die Phthisis cavitaria ulcerosa vor uns.

Besondere Verlaufsformen des Primärkomplexes, die nur gelegentlich auftreten, sind die tuberkulöse Peribronchitis cum Bronchiektasia, die häufig durch eine Kombination mit Syphilis und höhergradiger Anthrakose bedingt ist. Manchmal kommt es zum direkten Einbruch verkäster Bronchialdrüsenmassen in einen Hauptbronchus und dann zum Bilde der akuten tuberkulösen Bronchopneumonie.

Ist gleich beim Setzen der Primärinfektion diese eine sehr massige, dann kann es sofort nicht nur zur hämatogenen Proliferation kommen, sondern auch zu bronchogenen Herden. Wir haben dann die generalisierte Tuberkulose Rankes vor uns, die Pubertätsphthise Beizkes. Wir haben diese Form unter dem Namen der Phthisis caseosa besprochen. Das Charakteristikum dafür ist gleichzeitiges Verhandensein von Lymphdrüsentuberkulose und von bronchogenen Herden. Ein derartiges Nebeneinander kann auch im späteren Verlaufe eines nicht zum Abschlusse gekommenen Primärkomplexes, besonders einer Tuberculosis fibrosa densa vorkommen, wenn besonders hohe Anforderungen an den Organismus gestellt werden. Deshalb tritt dieses Ereignis besonders häufig zur Zeit der Pubertät auf, kann sich aber auch außerhalb dieser Zeit an große körperliche Überanstrengung anschließen. Diese Generalisation kommt vor allem bei ganz jugendlichen Individuen vor, aber auch bei jenen Erwachsenen, wo die Lymphwege nicht durch eine vorhergegangene Anthrakose undurchgängig geworden sind. Wir sehen diese Tuberkuloseform daher besonders bei Leuten, die aus staubfreier Landluft in die Stadt kommen. Das ist die Tuberkulose der Dienstmädchen, der Studenten usw. Wir sehen sie ebenso, wie Gruber zeigen konnte, bei den Tuberkulosen der Neger. Bei dieser käsigen Phthise haben wir einen akuten Verlauf, wir haben die Neigung zu spontanem

Pneumothorax, es kommt häufig zu allgemeiner Miliartuberkulose oder zu tuberkulöser Meningitis, weil eben bronchogene und hämatogene Dissemination gleichzeitig vorliegt. Ist aber der Primärherd zur Abheilung gekommen, sind die Lymphwege verödet durch Anthrakose und durch abgeheilte Tuberkulose, und stellen sich nun neuerdings massive Infektionen ein, dann kommt es zur Entwicklung der isolierten Phthise im Sinne Rankes, der Phthisis fibro-caseosa communis im Sinne Bards. Sie kann sich aber auch nach einem unbemerkten Primärkomplex und einer unbemerkt gebliebenen Generalisationsperiode dadurch entwickeln, daß immer wieder neue additionelle Infektionen einsetzen, bevor es noch zur völligen Ausheilung des Primärkomplexes gekommen ist. Es zeigt dann diese Tuberkuloseform eine Mischung der Eigenheiten der käsigen Phthise und der fibrös-käsigen Phthise insofern, als sich auch noch Lymphdrüsentuberkulose vorfindet, die Herde aber und der ganze Krankheitsverlauf doch mehr ein chronischer, nicht so galoppierender ist. Man sieht diese Form häufig bei Kindern, deren Eltern an Tuberculosis fibrosa densa leiden. Man vergleiche auch darüber, was O. Müller nach Erfahrungen in Kriegslazaretten über additionelle Infektionen bei Erwachsenen sagt. Sind dagegen die sich addierenden, immer wiederkehrenden Infektionen nur ganz spärlich, dann entsteht daraus nach meinen Erfahrungen das Bild einer chronisch recidivierenden tuberkulösen Pleuritis. Wegen der Entwicklung der gewöhnlichen Phthise nach Abheilung eines Primärkomplexes entsteht auch ihr eigenartiges klinisches Krankheitsbild. Holló schildert das in seiner, schon vielfach zitierten, trefflichen Arbeit wie folgt: „Das klinische Bild entspricht den von Ranke festgestellten anatomischen und immunbiologischen Eigenheiten dieser Krankheit. Die Giftunempfindlichkeit, deren anatomisches Kriterium das Fehlen der perifokalen Entzündung ist, offenbart sich im Krankensaal durch das subjektive Wohlbefinden der Patienten, die Verbreitungsweise durch andere bronchiale Metastasen aber korrespondiert mit dem attackeartig unberechenbaren klinischen Verlauf.“

Aus der gewöhnlichen Phthise entwickelt sich entweder bei weiterer Progression durch immer neue bronchogene Schübe die ausgesprochene und endlich die desperate Phthise. Bei Ausheilung der ersten Herde entsteht je nach der Größe der Herde und je nach der Größe der entstandenen Zerfallsherde wieder eine abortive Spitzentuberkulose, welche hier aber zum Unterschied von

der infolge eines Primärherdes der Lungenspitze keine Bronchial-
drüsen- und auch sonst keine Schmerzsymptome aufweist. Oder es
entsteht bei größeren Herden eine sekundär-fibröse Phthise oder gar
eine stationäre Kaverne. Aus der sekundärfibrösen Phthise und der
abortiven Tuberkulose kann unter Umständen bei zu geringer Schonung eine K o n g e s t i v t u b e r k u l o s e werden. Dieselbe kommt
gewöhnlich zur Resorption, kann aber auch zur Induration führen
und so zur P n e u m o n i a h y p e r p l a s t i c a f i b r o s a Anlaß
geben. Aus der stationären Kaverne kann sich durch eine Aussaat
über die Pleura hin die P h t h i s i s f i b r o - c a s e o s a c o r t i c a l i s
ausbilden. Aus der inzipienten oder konfirmierten gewöhnlichen
Phthise entwickelt sich bei massenhafter Aspiration gegen die Basis
zu, wie das nach Hämoptoe oder bei körperlichen Überstrengungen
der Fall ist, die g e l a t i n ö s e P n e u m o n i e. Wenn sie mit starkem Pleuraexsudate verläuft, haben wir das Bild der tuberkulösen
P l e u r o p n e u m o n i e vor uns. Bei ihrer Rückbildung kann
auch wieder eine Fibro-caseosa corticalis entstehen. Geht das gelatinöse Exsudat in Verkäsung über, so haben wir die k ä s i g e P n e u-
m o n i e vor uns. Geht sie in Bindegewebsinduration über, dann entsteht wieder das Bild der h y p e r p l a s t i s c h e n, f i b r ö s e n
t u b e r k u l ö s e n P n e u m o n i e. Endet eine umschrieben gebliebene käsige Pneumonie nicht tödlich, so geht daraus eine s t a t i o-
n ä r e K a v e r n e hervor.

Der besseren Übersicht halber seien die einzelnen Zusammen-
hänge der verschiedenen Tuberkuloseformen in einer Tabelle genetisch zusammengestellt. Dabei soll durch das den Namen der betreffenden Formen vorgesetzte Zeichen ○ die Gruppe der juvenilen
Tuberkulose, durch das Zeichen □ die Gruppe der isolierten Phthisen,
durch das Zeichen △ die akuten, zum Tode führenden Erkrankungen
an Tuberkulose und durch ⬚ die Gruppe der Alterstuberkulosen
gekennzeichnet werden. Punktierte Striche zwischen den einzelnen
Formen deuten an, daß sich die nächste Form durch regressive Veränderungen daraus entwickelt, volle Striche, daß sich progressiv
fortschreitende Veränderungen dabei abspielen.

VERZEICHNIS DER BENÜTZTEN LITERATUR

Albrecht, Zur klinischen Einteilung der tuberkulösen Prozesse in der Lunge. Frankfurt. Zeitschr. f. Path. I, 1907, 361 ff.

Althen, Struma und Alttuberkulin. Münchn. med. Woch. 1920, 22.

Amelung, Grippe und Lungentuberkulose. Münchn. med. Woch. 1919, Nr. 46.

Amrein (1), Klinik der Lungentuberkulose. Bern, 1917, Francke, p. 29.

— (2), Aktuelle Tuberkulosefragen. Kor.-Bl. f. Schweiz. Ärzte 1918, Nr. 32.

Aschoff, Zur Nomenklatur der Phthise. Zeitschr. f. Tub. XXVII, 1—4.

Ausset et Breton, Recherche de la bacillémie tuberculeuse au cours de typobacillose de l'enfance. C. R. soc. biol. 76, pag. 70.

Baboneux et Paisseau, Sur quelques cas d'obésité infantile. Caz. du hôp. 10. Sept. 1910, Nr. 104.

Bacmeister (1), Lehrbuch der Lungenkrankheiten. Leipzig 1916, Thieme, pag. 35.

— (2), Die Nomenklatur und Einteilung der Lungentuberkulose vom Standpunkt des Praktikers. Deutsch. med. Woch. 1918, Nr. 13.

Baer G., Über extrapleurale Pneumolyse mit sofortiger Plombierung bei Lungentuberkulose. Münchn. med. Woch. 1913, 29.

Bäumler, Zur Diagnose der durch gewerbliche Staubinhalation hervorgerufenen Lungenveränderungen. Münchn. med. Woch. 1900, pag. 525.

Ballin, Ein Beitrag zur Differentialdiagnose der tuberkulösen und käsigpneumonischen Lungenphthise. Berl. klin. Woch. 1920, 31.

Bandelier und Roepke, Lehrbuch der spezifischen Diagnostik und Therapie. 9. Aufl. 1918; 10. Aufl. 1920.

Barbier, Un cas d'endocardite tub. Bull. soc. med. hôp. 1918.

Bard, Formes cliniques de la tuberculose pulmonaire. Génève 1901, Kandy.

Barot, Diagnostique clinique de la tuberculose pulmonaire à periode de germination. Arch. med. d'Angers. 5. Jän. 1907.

Bartel J. (1), Status thymico-lymphaticus und Status hypoplasticus. Wien 1912, Deuticke, pag. 43.

— (2), Über Morbidität und Mortalität des Menschen. Wien 1911, Deuticke.

Bauer J. (1), Konstitutionelle Disposition zu inneren Krankheiten. Berlin 1917, Springer.

— (2), Über organabbauende Fermente im Serum bei endemischem Kropf. Wien. klin. Woch. 1913, Nr. 16.

— K., Durchbruch einer verkästen Lymphdrüse in den Arcus aortae. Wien. klin. Woch. 1912, 34.

B a y l e, Recherches sur la phthisie pulmonaire. 1810.

B e i t z k e, Vortrag auf dem Deutschen Tuberkulosenkongreß zu Bad Elster. Ref. Münchn. med. Woch. 1921, Nr. 23.

B e r k a, Über Latenz der Tuberkelbazillen. Čarspie lekarna českych 1919, Nr. 15. Ref. Zentralbl. f. d. ges. Tuberkuloseliteratur X, 1920.

B e r t i e r, Tachycardie et arhythmie paroxystique tuberculeuse. Sem. med. 1910, pag. 167.

B i a l o k u r (1), Über rechtzeitige Entfernung des erkrankten Wurmfortsatzes als wichtiger Faktor bei der Behandlung der Lungenphthise. Zeitschr. f. Tub. XVII, 1911.

— (2), Basedowsymptome als Zeichen tuberkulöser Infektion und ihre Bedeutung für Diagnose und Therapie der Lungenschwindsucht. Zeitschr. f. Tub. XVI, 1910, pag. 567.

B l u m e n b e r g, Ein neues diagnostisches Symptom bei Appendizitis. Münchn. med. Woch. 1907, S. 1177.

B o c h a l l i, Grippe und Lungentuberkulose. Münchn. med. Woch. 1919, Nr. 12.

B o l l e, Zur Kenntnis der symptomenarmen, wahrscheinlich auf dem Blutwege entstandenen Form der chronischen Lungentuberkulose (zerstreut kleinherdige Tuberkulose.) Zeitschr. f. Tub. XXXIII.

B r a i l l o n, La tuberculose subaigu de l'endocarde. Bull. soc. med. hôp. 1918.

B r e c k e, Beobachtungen über Pleuritis sicca. Med. Korr.-Bl. d. württemberg. ärztl. Ver. 1911, 50.

B r o w n L., Diagnostic theses in pulmonary tuberculosis. Journ. of Am. med. Assoc. 1915. Ref. Tuberkuloseliteratur in den Kriegsjahren von Köhler.

B ü t t n e r - W o b s t, Über das Fraenkel-Albrechtsche Schema zur Einteilung der chronischen Lungentuberkulose. Münchn. med. Woch. 1916, Nr. 32.

v. B u h l, Lungenentzündung, Tuberkulose und Schwindsucht. München 1872.

B u r n a u d, Note sur les rapports du retrécissement mitrale avec la tuberculose pulmonaire. Rev. med. de Suisse Romande 1918, Bd. 38, Nr. 3.

C e e l e n, Über tuberkulöse Schrumpfniere. Virch. Arch. 1915, Bd. 219.

C e p p e l i n i, Die Erkrankung der tracheobronchialen Lymphdrüsen bei Schülern. L'Attualità medica. Juli 1918. Ref. Internat. Zentralbl. f. d. ges. Tub.-Forsch. 1920.

C h v o s t e k, Morbus Basedow. Berlin 1913, Springer.

C l a u d e et P r o s a k, La glycosurie hypophysaire chez l'homme et l'animal tuberculeux. C. R. soc. biol. 1913, t. 74, Nr. 10, pag. 529—532.

C o b e t, Zur Diagnostik des infizierten Hämothorax beim Lungenschuß. Münchn. med. Woch. 1918.

C r e i s c h e r, Grippe und Lungentuberkulose. Deutsch. med. Woch. 1919, Nr. 12.

D e l a C a m p (1), Die klinische Diagnose der Bronchialdrüsentuberkulose Erg. d. inn. Med u. Kinderh. I. 1908.

— (2), Militärärztliche Sachverständigentätigkeit. 2. Teil, herausg. v. C. Adams, Jena 1917.

— (3), Die klinische Diagnose der Vergrößerung intrathorakaler Drüsen. Med. Klin. 1906.

D'Espine. La diagnostique précoce de la tuberculose des ganglions bronchiques chez les enfants. Tuberculosis 1907, Nr. 5.

Deutsch, Grippe und Lungentuberkulose. Münchn. med. Woch. 1919, Nr. 17.

Deycke, Praktisches Lehrbuch der Tuberkulose. 1920. Springer.

Dietl, Über Chondroiturie bei Lungentuberkulose. Wien. klin. Woch. 1921, 12.

Duken, Beitrag zur klinischen und röntgenologischen Diagnostik der Bronchopneumonie im Kindesalter. Münchn. med. Woch. 1920, Nr. 3.

Durozier, Des poumons dans la maladie bleue. Union medicale 1891, 3. ser. t. LI.

Edelmann, Lungenerweiterung — ein häufiger Luesbefund. Wien. klin. Woch. 1919, 49.

Ehrmann, Zur Diagnostik der Erkrankungen der Lungenspitze. Berl. klin. Woch. 1914, Nr. 33, pag. 1596.

Eliasberg und Neuland (1), Die epituberkulöse Infiltration der Lunge bei tuberkulösen Säuglingen u. Kindern. Jahrb. f. Kinderh. Bd. 39, H. 2.

— — (2), Zur Klinik der offenen Tuberkulose und gelatinösen Infiltration der kindlichen Lunge. Jahrb. f. Kinderh. Bd. 94, H. 2.

Empis, zit. nach Piéry, l. c. pag. 576.

Esmonet, Etude sur la tuberculisation experimentale du testicule. Trav. de chir. anatomo-cliniques de Hartmann, 2. ser., pag. 300.

Exner, Über eine Tuberkulose der Aponeurosis palmaris unter dem Bilde der Dupuytrenschen Kontraktur. Wien. klin. Woch. 1921, 21.

Falta W., Erkrankungen der Drüsen mit innerer Sekretion im Handbuche von Mohr und Stähelin, Bd. IV.

Faschingbauer, Doppelseitiger, mantelförmiger Pneumothorax bei bullösem Lungenemphysem. Wien. klin. Woch. 1919, Nr. 32.

Fiori, Über einen durch Zerreißung alter pleuritischer Verwachsungen entstandenen Pneumothorax. Il Policlinico 1915, Ref. Zentralbl. f. d. ges. Tuberkuloseliteratur 1920, XIV.

Fischer G., Die Ursache des protrahierten Fiebers bei atypisch verlaufenden Nasopharyngitiden. Mon. f. Kinderh. XIX.

Fishberg, Abortive pulmonary tuberculosis. Med. Record, 1913, Vol. 83, Nr. 21.

Fleischner, Lobäre und interlobäre Lungenprozesse. Fortschr. a. d. Geb. d. Röntgenstrahlen, Bd. XXX.

Fowler, De la localisation des lésions de la phthisie. Traduit par Tussau, Paris 1882. Zit. nach Piéry, l. c. pag. 426 ff.

Fränkel Albert (1), Über die akuten Formen der Lungentuberkulose. Berl. klin. Woch. 1898, Nr. 16.

— (2), Spezielle Pathologie und Therapie der Lungenkrankheiten. 1904, Urban u. Schwarzenberg.

— Albr. (1), Über Lungentuberkulose vom militärischen Standpunkt aus. Münchn. med. Woch. 1916, Nr. 31.

— — (2), Über die Einteilung der chronischen Lungentuberkulose. Verh. d. deutsch. Kongr. f. inn. Med. 1910, pag. 179 ff.

F r ä n k e l L., Der Genitalbefund bei Dementia praecor usw. Mon. f. Geb. u. Gyn., Jahrg. 1919, H. 6.

— und T r o j e, Über die pneumonische Form der akuten Lungentuberkulose. Zeitschr. f. klin. Med. XXIV.

F r e u n d l i c h, Ein Beitrag zur Differentialdiagnose der käsigen Pneumonie und produktiven Tuberkulose nach der Balintschen Methode. Berl. klin. Woch. 1921, 15.

F r i s c h A., (1), Beitrag zur Klinik der pluriglandulären Insuffizienz. Med. Klin. 1921.

— (2), Über tuberkulösen Kopfschmerz. Beitr. z. Klin. d. Tuberkulose, 49. Bd., 1921.

G a b r i l o w i t s c h, Über klinische Formen der chronischen Lungentuberkulose. Zeitschr. f. Tub. XI, 1907.

G e r b e r, Ein Frühsymptom der Erkrankungen der Aorta und des Herzens. Münchn. med. Woch 1919. 22.

G e r h a r t z (1), Die Abgrenzung der Lungentuberkuloseformen nach klinischen, hauptsächlich röntgenologischen Zeichen. Brauers Beitr. XXXIV, 1915.

— (2), Taschenbuch der Diagnostik und Therapie der Lungentuberkulose. 2. Aufl., Wien 1914, Urban u. Schwarzenberg.

G h o n, Der primäre Lungenherd bei der Tuberkulose der Kinder, Wien 1912, Urban u. Schwarzenberg.

G i h r e l, Die Mesenterialdrüsentuberkulose. Deutsch. med. Woch. 1919. Nr. 4.

G j e s s i n g, Über Tuberkulose als Ätiologie bei der sogenannten Febris uveoparotidea. Klin. Monatsbl. f. Augenh. Bd. 20, 1918.

G ö t z e l A., Die Tuberkulose der Prostata. Prag. med. Woch. 1914, pag. 481.

G o l d s c h e i d e r (1), Diagnose der Lungentuberkulose. Deutsch. med. Woch. 1918, Nr. 4.

— (2), Die Perkussion der Lungenspitzen. Berl. klin. Woch. 1907, pag. 1276 ff. und 1309 ff.

G r a n c h e r, Diagnostic précoce de la tuberculose pulmonaire. Journ. de med. et de chir. 10. avril 1903.

G r a ß m a n n, Zur prognostischen Wertigkeit und Behandlung der praktisch wichtigsten Herzarhythmien. Münchn. med. Woch. 1920, Nr. 2.

G r a u (1), Ergebnis der Heilstättenbehandlung und Volksheilstätten. Ther. Monatsh. 1913, Nr. 401.

— (2), Die statistische Bewertung von Tuberkulosefällen in klinischen Berichten. Zeitschr. f. Tub. XXIX, H. 3.

— (3), Betrachtungen zur Influenzafrage. Münchn. med. Woch. 1918, Nr. 49.

— Über das Krankheitsbild der zerstreutherdigen, wahrscheinlich auf dem Blutwege entstandenen Fälle von Lungentuberkulose. Zeitschr. f. Tub. XXIX, H. 6.

— (5), Zur Entstehung der Pleuritis exsudativa bei Tuberkulose. Deutsch. med. Woch. 1918, Nr. 46.

— (6), Sekundärerscheinungen der Lungentuberkulose. Deutsch. med. Woch. 1919, Nr. 32.

G r ö b e r, Ein Beitrag zur klinischen Diagnostik der intrathorakalen Erkrankungen. Dcutsch. Arch. f. klin. Med. 1905, 82.

G r u b e r (1), Über das Zustandekommen des peptischen Geschwürs. Münchn. med. Woch. 1919, Nr. 35.

— (2), Altes und Neues über Tuberkulose. Berlin 1920, Hirschwald.

G u i l l e r y, Experimenteller Beitrag zu den Beziehungen zwischen Phlyktänen und Tuberkulose, nebst Bemerkungen über abazilläre Tuberkulose. Münchn. med. Woch. 1921, Nr. 6.

G u t h, Beobachtungen bei 130 Fällen epidemischer Grippe. Wien. klin. Woch. 1919, Nr. 6.

H a g a, Über das Vorkommen und den Nachweis von Tuberkelbazillen im strömenden Blut. Veröffentl. d. Robert Koch-Stiftung zur Bekämpfung der Tuberkulose. Bd. 22, H. 1, Leipzig, Thieme.

H a g e n, zit. nach K u t h y und W o l f f - E i s n e r, l. c., pag. 199.

H a m b u r g e r, Vorschläge zur Heilung der Lungensucht, gestützt auf jahrelange Beobachtung eines merkwürdigen Verfahrens der Naturheilkräfte. Zit. nach P r e d ö h l, l. c. pag. 103. Dresden u. Leipzig 1843.

H a m b u r g e r F., Über Spätformen der Tuberkulose. Münchn. med. Woch. 1912, Nr. 12.

v. H a n s e m a n n, Über typische und atypische Lungenphthisen. Berlin, klin. Woch. 1911, Nr. 1.

H a s s e l w e n d e r und B r ü g e l, Fortschr. d. Röntgenstr. 1917.

H a u d e k und S c h l e s i n g e r, Röntgenuntersuchung bei Grippekranken. Wien. klin. Woch. 1919, Nr. 36, pag. 907.

H a w e s, Amer. Journ. of med. sc. 1915.

v. H a y e k (1), Die praktische Bedeutung der Immunität für Prognose und Bekämpfung der Tuberkulose. Ergeb. d. hyg. Bakteriol. usw. von Weichhardt. Bd. III, 1919.

— (2), Studie zur Influenzaepidemie und ihre Beziehungen zum Verlauf der Tuberkulose. Wien. klin. Woch. 1919, Nr. 8.

— (3), Das Tuberkuloseproblem. 1920.

H e i n e, Müllers Arch. f. Physiol. 1819, pag. 296.

H e i n z, Über ätherische Öle und deren praktische Verwertbarkeit. Münchn. med. Woch. 1921.

H e ß v. C., Die praktisch wichtigsten tuberkulösen Erkrankungen im Auge. Münchn. med. Woch. 1920, 46.

H i l d e b r a n d t, Thoraxschüsse und Bauchdeckenspannung. Berl. klin. Woch. 1907, pag. 553.

v. H i p p e l, Tuberkulinbehandlung der Augentuberkulose. v. Gräfes Arch. Bd. 59.

H i r s c h, Gibt es eine sympathische Ophthalmie? Deutsch. med. Woch. 1921.

v. H o e ß l i n, Bemerkungen zu Untersuchungen des Brustkorbes. Münchn. med. Woch. 1921, pag. 1312.

H o f m a n n, Erkrankungen des Mediastinum. 1891, pag. 65 ff.

H o l l e n b a c h, Pseudoappendizitis, hervorgerufen durch Tuberkulose der Mesenterialdrüsen. Deutsch. med. Woch. 1921.

Holló J. und E., Experimentelle Analyse der subfebrilen Temperaturen und ihre Ergebnisse. Berl. klin. Woch. 1918, Nr. 27.

Hollo, Klinisch-diagnostische Zweiteilung der chronisch-tuberkulösen Lungen-krankheiten des Erwachsenen. Brauers Beitr. 45.

Hollos J., Der tuberkulöse Ursprung der Basedowschen Krankheit. Buda-pesti orvosi ujság 1913. Zit. nach Weiß, l. c.

Hollos und Eisenstein (1), Die tuberkulöse Ätiologie der Dysmenorrhöe. Gyn. Rundsch. 1907, 20.

— — (2), Tuberkulose und Menstruation. Zentralbl. f. Gyn. 1908, Nr. 44.

Hoppe-Seyler im Handbuch der Tuberkulose von Schröder und Blumen-thal, Leipzig 1915.

Huchard, La pleurésie diaphragmatique sèche. Gaz. med. de Paris 1892, LXIV.

Huebschmann, Über primäre Herde, Miliartuberkulose und Tuberkulose-immunität. Münchn. med. Woch. 1922, 48.

Hufnagel (1), Basedow im Anschluß an tuberkulöse Erkrankungen. Münchn. med. Woch. 1908, Nr. 46.

— (2), Über Schilddrüsenerkrankungen auf tuberkulöser Grundlage bei Ein-stellungsuntersuchungen. Münchn. med. Woch. 1912, 25.

— (3), Therapeutische Hautimpfungen mit Alttuberkulin. Münchn. med. Woch. 1919, 25.

Huismann, In einer Diskussionsbemerkung. Münchn. med. Woch. 1919, pag. 1504.

Hutinel (1), Revue de la tuberculose. 1910, Februar.

— (2), zit. nach Weiß, l. c.

v. Jagić, Zur Perkussion der Lungenspitzen. Wien. klin. Woch. 1920, 31.

Joseph, Zur Kenntnis des fieberlosen Verlaufes der akuten allgemeinen Miliartuberkulose. Deutsch. med. Woch. 1891, Nr. 28.

Josserand, L'arteriosclerose à l'hôpital de la Croix-Rouge. Lyon med. 26. III. 1893.

Jousset, Diagnostic de la granulée. La clinique, 3. mai 1907.

Kach, Über seltene Komplikationen bei der Pneumothoraxbehandlung. Beitr. z. Klin. d. Tub. 1919, 40.

Kayser-Petersen, Über die Beziehungen zwischen Grippe und Tuber-kulose mit besonderer Berücksichtigung der Untersuchung zentraler Lungenlappentuberkulose nach Grippe. Münchn. med. Woch. 1919, 44.

Kehl, Anatomische Untersuchungen an Schilddrüsen von Phthisikern. Virch. Arch. 1914, CCXVI, pag. 386.

Keppler und Erken, Diagnostische Irrtümer bei der Mesenterialdrüsen-tuberkulose. Med. Klin. 1919, 17.

Kirch (1), Über das Vorkommen mediastinaler (manubrialer) Dämpfungen bei Grippe. Münchn. med. Woch. 1920, Nr. 18.

— (2), Zur Klinik der Concretio und Accretio cordis. Arch. f. inn. Med. Wien 1920.

— (3), Über einen Befund von okkultem Blut bei tuberkulösem Darm-geschwür. Med. Klin. 1920, 48.

Kirch (4), Liquordiagnostische Erfahrungen usw. Arch. f. inn. Med. IV. Bd.,
     Wien 1922.
— (5), Zur Klinik der Tuberkulose. Brauers Beitr. Bd. 40.
Kirch und Szigeti, Zur Frage des sogenannten Neutralisationsphänomens
     bei Tuberkulose. Beitr. z. Klin. d. Tub. 1920, 45.
Kiyokawa, Die Nebennieren bei Tuberkulose. Frankf. Zeitschr. Bd. XXIX,
     1923.
Klein, Viel Operieren, künstlicher Abortus und Geburtenrückgang. Münchn.
     med. Woch. 1918, Nr. 42.
Kleinschmidt, Die Spätfolgen der Brustverletzungen. Med. Klin. 1919,
     Nr. 43.
Kocher, Morbus Basedow im Handbuch von Kraus und Brugsch.
Köhler, Kritischer Beitrag zur Diagnose der Lungentuberkulose. Münchn.
     med. Woch. 1913, Nr. 35/36.
Köllner, Über die Beziehungen zwischen dem sogenannten Ekzem der Augen
     und der Tuberkulinempfindlichkeit der Haut. Münchn. med. Woch. 1919, 39.
König, Tuberkulose der Knochen. Berlin 1904, Hirschwald.
Kolisko, Plötzlicher Tod aus natürlicher Ursache. Dietrichs Handb. d. ärzt.
     Sachverständigentätigkeit. II. Bd., Wien 1913.
Koranyi, Über den Perkussionsschall der Wirbelsäule und dessen diagno-
     stische Verwertung. Zeitschr. f. klin. Med. Bd. 60, 1906.
Kothny und Müller-Deham, Haemorrhagische Nephritis und Tuber-
     kulinüberempfindlichkeit. Wien. Arch. f. klin. Med. Bd. II, H. 3.
Kraemer (1), Ätiologie und spezifische Therapie der Tuberkulose. Enke,
     Stuttgart, 1912.
— (2), Bronchialdrüsendämpfungen im Interscapularraum usw. Brauers Beitr.
     1909, XIV.
Kraus, Berechtigte Indikationen der inneren Medizin für den künstlichen
     Abortus. Kapitel Tuberkulose. Berl. klin. Woch. 1910, Nr. 1.
Kretschmer, Körperbau und Charakter. Springer 1922.
Kreuzfuchs und Schuhmacher, Die topographischen Verhältnisse der
     Interlobärpleuritis. Wien. klin. Woch. 1921, 26.
Kroschinski, Die Pondorffsche Kutanbehandlung. Münchn. klin. Woch.
     1921, 6.
Kümmel, Über Appendizitis. Münchn. med. Woch. 1921, 1328.
Küß, De l'hérédité parasitaire de la tuberculose humaine. Paris 1898.
Kulenkampff, Zur allgemeinen Diagnostik der Baucherkrankungen.
     Deutsch. med. Woch. 1920, 14/15.
Kuthy, Über die Tuberkulose der Lungenwurzelgegend. Gyógyászat 1913,
     11. Ref. Internat. Zentralbl. f. d. ges. Tub.-Forsch. 1916, Nr. 5.
Kuthy und Wolff-Eisner, Die Prognosestellung bei der Lungentuber-
     kulose. 1914, Urban u. Schwarzenberg.

Lacassagne et Martin, Les adhérences pleurales tuberculeuses et leur
     rôle dans la mort subite. Congr. intern. Washington 1901.
Lafitte et Masscary, Pigmentations simples des tuberculeux. Soc. med.
     hôp. 13. Nov. 1903.

Landouzy (1), De la fièvre bacillaire prétuberculeuse à forme typhoide: typhobacillose. Sem. med. 3 juin 1891.

— (2), Appendicite aigue. Rev. de med. 1916, Bd. 35, pag. 114.

Legroux, zit. nach Piéry, l. c., pag. 514.

Leichtenstern, Über Verkäsung des Plexus solaris, zit. nach Huis-mann.

Leichtweiß, Grippe und Tuberkulose. 1919, Nr. 29.

Lembke, Ergebnisse der klinischen Untersuchung und Erfolg der Operation bei 37 Fällen von Nierentuberkulose. Zeitschr. f. urol. Chir. 1917, Nr. 1.

Liebe, Die Lichtbehandlung (Heliotherapie) in den deutschen Lungenheil-anstalten. Denkschr. Beitr. z. Klin. d. Tub. 1919, VIII. Suppl.-Bd.

Liebermeister, Die Tuberkulose. Berlin 1921.

Ljungdahl, Zur Ätiologie und Pathogenese des spontanen Pneumothorax. Arch. f. klin. Med. 126, 1918, pag. 224.

Löffler, Diskussionsbemerkung im Ärztlichen Verein in Frankfurt a. M. Ref. Münchn med. Woch. 1921, 17, pag. 532.

Löw, Über Tuberkulose in Irrenanstalten. Allgem. Zeitschr. f. Psychiatr., 73. Bd., H. 5.

Löwenstein (1), Vorlesungen über Tuberkulose. Jena 1920.

— (2), Die Tuberkulose als Organsystemerkrankung. Wien, klin. Woch. 1923, 31.

Löwenstein und Pickert, Deutsch. med. Woch. 1908, Nr. 52; 1909, Nr. 23 u. 38.

Lorey, Über den Wert der Röntgenuntersuchung bei der Lungenunter-suchung. Tuberkulosefortbildungskurs des Eppendorfer Krankenhauses, II. Bd., 1914.

Lubarsch, zit. nach Löwenstein, l. c., pag. 149.

Mackenzie, Lehrbuch der Herzkrankheiten. Übersetzt von Grohe, Berlin 1910.

Mader, Beitrag zur Auskultation des Herzens und der großen Gefäße. Wien. med. Woch. 1903, 1.

Mareozzi, Action des poisons de la tuberculose sur la parenchym de testi-cule. Ann. des mal. des organs genito-urinaire. 1907, tome XXV, pag. 974.

Marchand, Zur pathologischen Anatomie und Nomenklatur der Lungen-tuberkulose. Münchn. med. Woch. 1922, 12.

Marfan, Phthisie pulmonaire in Traité de méd. de Bouchard et Brissaud 1893, vol. IV. Zit. nach Piéry, l. c., pag. 439.

Massur, In welchen Beziehungen stehen Schilddrüsenveränderungen zur Entstehung und zum Verlauf der chronischen Lungentuberkulose? Brauers Beitr. XXXIX, 1918.

Matthes, Lehrbuch der Differentialdiagnose innerer Krankheiten. Berlin 1919, Springer.

Mayer, Experimentelle und klinische Mitteilungen über die nach Pneumo-thoraxoperation auftretenden Pleuraergüsse. Beitr. z. Klin. d. Tub. XXIX, 1919.

Merklen, Duvaux et Demouiliere, Les asthenies par troubles poly-glandulaires d'origine syphilitique. Presse med. 1921, Nr. 14.

17*

M e t z g e r, Über Bewegungstemperatur bei Lungentuberkulosen. Zeitschr. f. Tub. XXIX.

M i c h e l, Die Tuberkulose des Auges. Zit. nach D i m m e r. Wien. klin. Woch. 1922, 19.

M i l l e r L. S., Studies on tuberculous infection. II. A description of plastic models (reconstruction) of a conglomerate tubercle and the surrounding structures in a human lung. Am. Rev. of Tub. April 1914, Bd. III, Nr. 2.

M ö l l e r, Lehrbuch der Lungentuberkulose. Wiesbaden 1910, Bergmann, pag. 68.

M o r o (1), Über den diagnostischen Wert der negativen Tuberkulinreaktion in der Kinderpraxis. Münchn. med. Woch. 1918, Nr. 5.

— (2), Über rektale Hyperthermie im Kindesalter. Mon. f. Kinderh. 1912.

M ü l l e r H., Über kardiopulmonäre Geräusche. Volkmanns Samml. 1904, Nr. 500/501.

M ü l l e r O t t f r., Zur Frage der additionellen Tuberkuloseinfektion im Alter der Erwachsenen. Ther. d. Gegenw. 1921.

M ü l l e r - D e h a m und K o t h n y, Über tuberkulotoxische Nephritiden. Wien. klin. Woch. 1920, Nr. 22, pag. 261.

N ä g e l i und G ä l t z, zit. nach M a t t h e s, l. c., pag. 132.

N a t h e r, Zur Pathologie der Schilddrüsentuberkulose. Mitt. a. d. Grenzgeb. XXXIII, 1921.

N a u n y n, Klinik der Cholelithiasis. Leipzig 1892.

N e i s s e r, Über Sondenpalpation der Bronchialdrüsen bei gewissen leichtesten Formen der Tuberkulose. Deutsch. Arch. f. klin. Med. 86, 1905.

N e i s s e r und B r ä u n i n g, Über Lungentuberkulosoid. Berl. klin. Woch. 1910. Nr. 16.

N e u g a r t e n, Lungenverwachsungen und Lungenentzündung. Mon. f. Unfall-heilk. 1920, Nr. 10.

N e u m a n n W. (1), Beitrag zur spezifischen Behandlung der Tuberkulose. I. Brauers Beitr. 1910, XVII.

— (2), Beitrag zur spezifischen Behandlung der Tuberkulose. II. Brauers Beitr. 1918, XXXIX.

— (3), Die Phrenikusdruckpunkte und ihre Bedeutung usw. Brauers Beitr. Bd. 45, 1920.

— (4), Zur Symptomatologie der Spondylitis dorsalis. Mitt. a. d. Grenzgeb. 1918.

— (5), Anwendung der Immunitätsforschung auf die Klinik der Tuberkulose usw. Wien. klin. Woch. 1912, Nr. 22.

— (6), Die Arbeitsfähigkeit Tuberkulöser mit besonderer Berücksichtigung der Lungentuberkulose. Enquete für Kriegsbeschädigte, Wien 1921.

— (7), Die Indikationsstellung zu chirurgischen Eingriffen bei der Lungentuberkulose. Wien. med. Woch. 1920, 16 u. ff.

— (8), Zur Klinik und Therapie nichttuberkulöser chronischer, infiltrativer Lungenprozesse usw. Wien. klin. Woch. 1923, 14/15.

— (9), Die verschiedenen Formen der tuberkulösen Apicitis. Med. Klin. 1920, 45/46.

— (10), Die Bedeutung der Anamnese usw. Med. Klin. 1922, 52.

— (11), Die Frühdiagnose der Tuberkulose. Tuberkulose-Fürsorgeblatt Wien, März 1923.

N e u m a n n W. (12), Wie erkennt man die beginnende Tuberkulose der Lungen?
Wien. klin. Woch. 1920, 51.
— (13), Hausarzt und Tuberkulose. Med. Klin. 1922, 37.
— (14), Klinik der Tuberkulose. Wien. klin. Woch. 1922, 42.
— (15), Klinische Erfahrungen über Tuberkulose und Schwangerschaft. Med.
Klin. 1922, 13/14.
N e u m a n n W. und R. M a t s o n, Über Lungentuberkuloseformen mit aus-
schließlichem Vorkommen Muchscher Granula. Brauers Beitr. z. Klin. d.
Tub. XXIV.
N e u m a n n W. und H. W i t t g e n s t e i n, Das Verhalten der Tuberkelbazillen
in den verschiedenen Organen nach intravenöser Injektion.
Beitr. z. Klin. d. Tub. XIII.
N i c h o l s o n und G o e t s c h, The differentiation of early tuberculosis and
hyperthyreodism by means of the adrenalin test. Am. Rev. of Tub.
April 1919, III, Nr. 2.
N i c o l (1), Über eine neue Einteilung und Nomenklatur der Lungenphthisen.
VII. Suppl.-Bd. Brauers Beitr. z. Klin. d. Tub. 1914.
— (2), Die Entwicklung und Einteilung der Lungenphtisen. Brauers Beitr.
z. Klin. d. Tub. XXX.
N o b e c o u r d, Endocardite chronique tub. de l'enfant. Paris med. 1919,
42, pag. 305.
N o v a k und G r a f f, Beitrag zur Klinik und pathologischen Anatomie der
Amenorrhoe. Zeitschr. f. Geb. u. Gyn. 1921, 83.

O l o f f, Über die sogenannte Embolie der Arteria centralis retinae.
Münchn. med. Woch. 1911, Nr. 41.
O p p i k o f e r, Über die Entstehung des Mitelohrcholesteatoms auf dem Boden
der Mittelohrtuberkulose. Schweiz. med. Woch. 1920, 44.
O r t n e r (1), Zur Kenntnis der interlobären Empyems nebst Bemerkungen usw.
Med Klin. 1961, pag. 815.
— (2), Über Herzschmerz und Schmerzen in der Herzgegend. Jahrb. f. ärztl.
Fortbild. 1911.
— (3), Über Morbus Basedow. Wien, med. Woch. 1915, 1.

P a l, Zur Pathogenese der herzbeschleunigenden Nerven. Med. Klin. 1917, Nr. 36.
P a l l a r d, De la granulie discrète. Thèse Génève, 1901.
P a r r i s i u s, Was leistet die Bewegungstemperatur für die Frühdiagnose der
Lungentuberkulose? Zeitschr. f. Tub. XXIX.
P a w e l e t z, Zur klinischen Einteilung und Nomenklatur der Lungentuber-
kulose Zeitschr. f. Tub. XXX, 1919.
P e t r u s c h k y (1), Spinalgie als Frühsymptom tuberkulöser Infektion.
Münchn. med. Woch. 1903, Nr. 9.
— (2), Deutsches Fürsorgeblatt 1918.
— (3), Grundriß der spezifischen Diagnostik und Therapie der Tuberkulose.
Leipzig 1913.
P i é r y (1), La tuberculose pulmonaire. Paris 1910, Doin.
— (2), La pleurite à répétition. Presse méd. 1906, Nr. 71.

Piéry et Arbez, Les tuberculoses multiples et le parallelisme etc. Congr. intern. de tub. Paris 1905, pag. 608.

Poncet et Leriche (1), Tuberculose inflammatoire et corps thyroides. La clin. 30. sept. 1910.

— — (2), Tuberculose inflammatoire des glandes vasculaires sanguines. Bull. de l'Acad. de med. 27 juin 1911.

— — (3), Tuberculose inflammatoire de l'appareil utéroannexiel. Bull. Acad. de med. 7 juin 1910.

Porges O. (1), Demonstration i. d. Ges. d. Ärzte in Wien, Ref. Wien. klin. Woch. 1916, Nr. 48, pag. 1540.

— (2), Demonstration i. d. Ges. f. inn. Med. Wien. klin. Woch. 1912. Nr. 25, pag. 985.

Potain, Des accidents gastriques chez les tuberculeux. Sem. med. 1895, Nr. 55.

Pottenger (1), Spasm of the chest muscles as a physical sign of disease of the lung. Journ. of the med. science, Mai 1909.

— (2), Some practical suggestions for the facilitating of an earlier diagnosis in tuberculosis. New York med. Journ. 3. IX. 1910.

Powell and Hartley, On diseases of the lung and pleurae. London 1911, Lewis.

Predöhl, Die Geschichte der Tuberkulose. Hamburg und Leipzig 1888, Voss.

Pribram Bruno, Hypophyse und Raynaudsche Krankheit. Münchn. med. Woch. 1920, 45.

Ranke (1), Primäraffekt, Sekundär- und Tertiärstadien der Lungentuberkulose. Deutsch. Arch. f. klin. Med. Bd. 129.

— (2), Die Tuberkulose der verschiedenen Lebensalter. Münchn. med. Woch. 1913, Nr. 39.

— (3), zit. nach Holló, l. c.

Reiche (1), Zur Entstehung und zum Verlauf der Lungentuberkulose im Kriege. Münchn. med. Woch. 1920, Nr. 5.

— (2), Über Umfang und Bedeutung der elterlichen Belastung bei Lungenschwindsucht. Münchn. med. Woch. 1911, Nr. 38.

— (3), Reinfektion und Immunität bei Tuberkulose. Med. Klin. 1916, Nr. 40.

— (4), Zum Kapitel von der hereditären Belastung bei Lungenschwindsucht. Med. Klin. 1918, 1.

Reinhold, zit. nach Kuthy und Wolff-Eisner, l. c. pag. 199.

Reitter, Vagotonischer Magen und Tuberkulose. Wien. klin. Woch. 1917, Nr. 20.

Renaut, Un mot sur les formes pneumiques de la tuberculose. Etud. exp. et clin. sur la tuberc. T. II, pag. 189, 1888.

Ribbert, Über die Einteilung der Lungentuberkulose. Deutsch. med. Woch. 1918, Nr. 13.

Richmann, Grippe und Lungentuberkulose. Münchn. med. Woch. 1919, Nr. 2.

Riedinger, Peripleuritis in Deutsche Chirurgie, Bd. 42.

Römer, Kritisches und Antikritisches zur Lehre von der Phthisiogenese. Beitr. z. Klin. d. Tub. XXII, pag. 301.

Rößle, Bedeutung und Ergebnisse der Kriegspathologie. Jahrb. f. ärztl. Fortbildung 1919, Nr. 1.

Rollier, zit. nach Hayek (3).

Romberg (1), Über die inneren Erkrankungen bei Syphilis, besonders über Aortitis syphilitica. Münchn. med. Woch. 1918, Nr. 45.

— (2), Die Diagnose der Formen der Lungentuberkulose. Münchn. med. Woch. 1914, 1833 ff.

Rosenbach, Die Erkrankungen des Brustfelles. Wien 1894, pag. 118.

Rosthorn und Fraenkel, Tuberkulose und Schwangerschaft. Deutsch. med. Woch. 1906, Nr. 17.

Saathoff, Thyreose und Tuberkulose. Münchn. med. Woch. 1913, Nr. 5.

Sachs und Öttingen, Zur Biologie des Blutplasmas. Münchn. med. Woch. 1921, Nr. 12.

Sahli, Klinische Untersuchungsmethoden. 1909, 5. Aufl.

Schade, Untersuchungen zur Erkältungsfrage. III. Münchn. med. Woch. 1914, 8.

Schleisick, Die Bedeutung der Appetitlosigkeit bei Lungenkranken und ihre Behandlung. Zeitschr. f. Tub. XVI, 1910.

Schlesinger H. (1), Die Krankheiten des höheren Lebensalters. Urban und Schwarzenberg.

— (2), Krankheiten der Lunge in Diagnostische und therapeutische Irrtümer und deren Verhütung. 8. Heft, Thieme, 1919.

— (3), Secalevergiftung und Tetanie. Wien. klin. Woch. 1918, Nr. 15.

Schmieden, Die Diagnose und operative Behandlung der Mesenterialdrüsentuberkulose. Vortr. i. ärzt. Verein am 17. November 1919, Frankfurt a. M. Ref. Internat. Zentralbl. f. Tub.-Lit. 1920.

Schmincke, Die anatomischen Formen der Lungentuberkulose. Münchn. med. Woch. 1920, 14.

Schnaudigl, Weitere Erfahrungen mit der Chrysolganbehandlung tuberkulöser Augenerkrankungen. Münchn. med. Woch. 1921, 19.

Schönberg, Die Beziehungen der Tuberkulose zu Schrumpfungsprozessen in Lunge und Nieren. Schweiz. Korr.-Bl. 1917, 50.

Scholz, Die Formen der durch Tuberkulose verursachten Sepsis. Berl. klin. Woch. 1918, 48.

Schröder, Heilwirkung trockener Pleuritiden nach mißglücktem künstlichem Pneumothorax. Internat. Zentralbl. f. d. ges. Tub.-Forsch. 1919, XIII.

Schütt, Beitrag zur Klinik der infektiösen Thrombosen. Münchn. med. Woch. 1920, 45.

Schut, Eine neue Einteilung der Lungentuberkulose. Wien. klin. Woch. 1912, Nr. 22.

Schwermann, Die Amenorrhoe, ein Frühsymptom der Frauentuberkulose. Med. Klin. 1919, Nr. 18.

Sezary, Recherches anatomo-pathologiques cliniques et experimentales sur les surrenalités sclereuses. Thèse Paris 1909, Nr. 411.

Sgalitzer, Zur Diagnostik paravertebraler Abszeßbildung durch Röntgenuntersuchung. Mitt. a. d. Grenzgeb. XXXI, 1919.

Singer Grete, Über das Neutralisationsphänomen bei aktiver und inaktiver Tuberkulose. Jahrb. f. Kinderh. 1918.

Singer Gustav, Autonome und vegetative Magenstörungen und ihre Beziehungen zur Lungentuberkulose. Wien. klin. Woch. 1917, 20.

Siredy et Lemaire, Mal de Pott survenu dans l'enfance. Bull. soc. med. hôp. 1914, pag. 341.

Sluka, Über die Häufigkeit der Spitzentuberkulose im Kindesalter. Wien. klin. Woch. 1914.

Stock, zit. nach Löwenstein, l. c. 395 und Dimmer. Wien. klin. Woch. 1922.

Straub und Otten, Einseitige, vom Hilus ausgehende Lungentuberkulose. Beitr. z. Klin. d. Tub. XXIV, 1912, pag. 283.

Stümpke, Morbus Basedowii mit schwerer sekundärer Syphilis. Deutsch. med. Woch. 1918, pag. 35.

Stuhl (1), Tuberkulinbehandlung der tuberkulösen Pleuritis exsudativa. Deutsch. med. Woch. 1919, Nr. 49.

— (2), Weiterer Beitrag zur Tuberkulinbehandlung der Pleuritis exsudativa tuberculosa. Münchn. med. Woch. 1921.

Sukiennikow, Topographische Anatomie der bronchialen und trachealen Lymphdrüsen. I. D. Berlin 1903. Berl. klin. Woch. 1903, 14/15.

Tachau, Temperaturmessungen bei Lungentuberkulose, Münchn. med. Woch. 1916, Nr. 32.

Tauszk, Die klinischen Formen der senilen Lungentuberkulose. Pester mediz.-chir. Presse 1913.

Teissier (1), Albuminurie prétuberculeuse et albuminurie paratubercul. Sem. méd. 1909.

— (2), Clinique medicale de la Charité, herausg. von Potain, 1894.

Teleky, Zur Epidemiologie der Tuberkulose. Deutsch. med. Woch. 1919, 15.

Tendeloo, Pathologische Anatomie im Handbuch der Tuberkulose von Brauer, Schröder und Blumenfeld.

Tripier, Etudes anatomo-cliniques, zit. nach Piéry. Steinheil 1909, pag. 329.

Tuffier et Loewy, Über die chirurgische Behandlung der Lungentuberkulose. Paris med. 1914, 10.

Turban und Gerhardt, Zeitschr. f. Tub. 1907, XI, pag. 507.

Unverricht, Die Gefährlichkeit der Altersphthise. Deutsch. Tuberkulose-Fürsorgeblatt 1919, VI.

Vollhard und Fahr, Die Brightsche Nierenkrankheit, Klinik, Pathologie und Atlas. Springer 1914.

Wallgren, Über die Prognose der tuberkulösen Lymphome mit besonderer Berücksichtigung der Lungentuberkulose. I. D. Upsala 1918. Ref. Internat. Zentralbl. f. Tub.-Forsch., 1918.

Walthard, Der Einfluß von Allgemeinerkrankungen des Körpers auf die weiblichen Genitalorgane. Münchn. med. Woch. 1918, 37.

Walz, Pleuritis obliterans und Influenzapneumonie. Münchn. med. Woch. 1919, 19.

Wideroe Sophus, Über therapeutische Hautimpfungen mit Alttuberkulin.
    Münchn. med. Woch. 1919, 28.
Wiese, Lungentuberkulose und Grippe. Zeitschr. f. Tub. XXX.
Wolfer, Die tuberkulöse Genese der Dementia praecox. Zeitschr. f. d. ges.
    Neur. u. Psychiatr., 52. Bd.

Zadek, Weiterer Beitrag zum Verlauf der Lungentuberkulose im Krieg.
    Münchn. med. Woch. 1919, 42.
Zondeck und Kaminer, Herzbeutelveränderungen bei Lungenschüssen.
    Deutsch. med. Woch. 1916, 22.
Zweig W., Die Abdominaltrias. Arch. f. Verdauungskrankh. Bd. XXVII, 2.

Additional information of this book

(Der Formenkreis der Tuberkulose; 978-3-662-01928-3)

is provided:

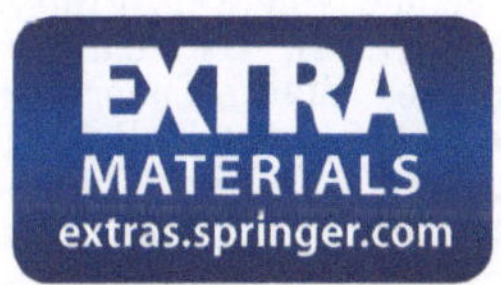

http://Extras.Springer.com

Das Tuberkulose-Problem. Von Privatdozent Dr. med. et phil. H e r m a n n v. H a y e k in Innsbruck. Dritte u. vierte neu bearbeitete Auflage. Mit 48 Abbildungen. 1923. 2·90 Dollar; gebunden 3·45 Dollar

---

Lungen-Tuberkulose. Von Dr. O. A m r e i n, Chefarzt am Sanatorium Altein, Arosa. Z w e i t e, umgearbeitete und erweiterte Auflage der „Klinik der Lungentuberkulose". Mit 26 Textabbildungen. 1923.
1·45 Dollar ; gebunden 1·80 Dollar

Tuberkulose, ihre verschiedenen Erscheinungsformen und Stadien sowie ihre Bekämpfung. Von Dr. G. L i e b e r m e i s t e r, leitender Arzt der Inneren Abteilung des Städtischen Krankenhauses Düren. Mit 16, zum Teil farbigen Textabbildungen. 1921. 2·90 Dollar

---

Praktisches Lehrbuch der Tuberkulose. Von Professor Dr. G. D e y c k e, Hauptarzt der Inneren Abteilung und Direktor des Allgemeinen Krankenhauses in Lübeck. Z w e i t e Auflage. Mit 2 Textabbildungen.
(Fachbücher für Ärzte. Band V.) 1922. Gebunden 1·70 Dollar
Die Bezieher der „Klinischen Wochenschrift" haben das Recht, die „Fachbücher für Ärzte" zu einem dem Ladenpreis gegenüber um 10% ermäßigten Vorzugspreis zu beziehen.

Die Lungenphthise. Ergebnisse vergleichender röntgenologisch-anatomischer Untersuchungen. Von S i e g f r i e d G r ä f f, a. o. Professor der pathologischen Anatomie, Heidelberg, und L e o p o l d K ü p f e r l e, a. o. Professor der inneren Medizin, Freiburg i. Br. Mit 221 Bildern, 10 photographischen Tafeln und 8 Stereoskopenbildern in besonderem Bande, sowie 3 farbigen Bildern im Text. 1923. 11·55 Dollar; gebunden 12·95 Dollar

---

Atlas von Körperdurchschnitten für die Anwendung in der Röntgentiefentherapie. Zusammengestellt von Dr. H a n s H o l f e l d e r, Privatdozent für Chirurgie und Radiologie, Oberarzt an der Chirurgischen Universitäts-Klinik Frankfurt a. M. Mit einem Geleitwort von Dr. V i k t o r S c h m i e d e n, o. ö. Professor für Chirurgie, Direktor der Chirurgischen Universitäts-Klinik Frankfurt a. M. Mit 38 durchsichtigen Tafeln u. 32 Bestrahlungsplänen. Erscheint im März 1924.

Praktischer Kursus der Diagnose und Therapie der Lungentuberkulose. Von Dr. H. U l r i c i, Ärztl. Direktor des Städtischen Tuberkulose-Krankenhauses Waldhaus, Charlottenburg in Sommerfeld, Osthavelland. In Vorbereitung.

Atmungs-Pathologie und -Therapie. Von Dr. L u d w i g H o f b a u e r. Erste Medizinische Universitätsklinik in Wien. Mit 144 Textabbildungen. 1921.

Jahresbericht über die gesamte Tuberkuloseforschung und ihre Grenzgebiete. Zugleich bibliographisches Jahresregister des Zentralblattes für die gesamte Tuberkuloseforschung. Herausgegeben und redigiert von der Schriftleitung. Erster Band: B e r i c h t ü b e r d a s J a h r 1 9 2 1. 1923. 5·60 Dollar

Wiener klinische Wochenschrift

XXXVII. Jahrgang

Begründet von weil. Hofrat Professor **H. v. Bamberger**

Organ der Gesellschaft der Ärzte in Wien

Schriftleiter: Professor **Dr. J. Kyrle**

Verlag von **Julius Springer** in Wien VI

Probenummern stellt der Verlag gerne zur Verfügung. Näheres über die Bezugsbedingungen durch jede Buchhandlung oder den Verlag.

Klinische Wochenschrift

Schriftleitung:

C. v. Noorden, C. Posner, A. Gottstein, V. Salle, P. Jungmann

Fachbeiräte:

O. Bumke, H. Dietlen, R. Doerr, W. Heubner, W. Hueck, J. Jadassohn, R. Th. v. Jaschke, W. Lange, K. Ludloff, M. v. Pfaundler, V. Schmieden, K. Wessely

Verlag von **Julius Springer** in Berlin und **J. F. Bergmann** in München und Wiesbaden

Probenummern stellt der Verlag gerne zur Verfügung. Näheres über die Bezugsbedingungen durch jede Buchhandlung oder den Verlag.